AF337305

TRAITÉ

DES FISTULES

VÉSICO-UTÉRINES,

VÉSICO-UTÉRO-VAGINALES, ENTÉRO-VAGINALES

ET RECTO-VAGINALES

OUVRAGES DE M. JOBERT (DE LAMBALLE)

TRAITÉ DE CHIRURGIE PLASTIQUE. Paris, 1849, 2 vol. in-8, et Atlas de 18 pl. in-fol., gravées et coloriées d'après nature.   50 fr.

Ouvrage couronné par l'Institut de France.

Les sujets traités sont : Des cas qui réclament l'autoplastie, des préparations auxquelles il convient de soumettre les parties intéressées dans l'opération. — Des parties qui doivent entrer dans la composition du lambeau et des tissus propres à le former. — Des méthodes autoplastiques. Application pratique, autoplastie crânienne, faciale et de l'appareil de la vision. — De la rhinoplastie ou réparation du nez, de la réparation des joues, de la bouche (stomatoplastie). De la trachéoplastie, de la thoracoplastie. — Autoplastie des membres supérieurs. Autoplastie du canal intestinal et des hernies. Autoplastie des organes génitaux de l'homme (testicule, fistule urinaire, périnée). Autoplastie des organes génito-urinaires de la femme, vice de conformation des grandes et petites lèvres, oblitération de la vulve et du vagin. Autoplastie de l'urètre et de la vessie chez la femme; Fistules vésico-vaginales.

RECHERCHES SUR LA DISPOSITION DES NERFS DE L'UTÉRUS, et application de ces connaissances à la physiologie et à la pathologie de cet organe (Mémoire inséré parmi ceux des Savants étrangers de l'Académie des sciences de l'Institut). Paris, 1843, t. VIII, in-4°, p. 386 à 420, avec 4 planches.

ÉTUDES SUR LE SYSTÈME NERVEUX. Paris, 1838, 2 vol. in-8.

DES PLAIES D'ARMES A FEU, Mémoire sur la cautérisation, et Description d'un spéculum à bascule. Paris, 1833, in-8.

TRAITÉ DES MALADIES CHIRURGICALES DU CANAL INTESTINAL, comprenant les vices de conformation, les plaies, les hernies, les hémorrhoïdes. Paris, 1829, 2 vol. in-8.

MÉMOIRE SUR LES PLAIES DU CANAL INTESTINAL. Paris, 1826, in-8.

RECHERCHES SUR L'APPAREIL ÉLECTRIQUE du Gymnote et de la Torpille.

Paris. — Imprimerie de L. MARTINET, rue Mignon, 2.

TRAITÉ
DES FISTULES

VÉSICO - UTÉRINES,

VÉSICO-UTÉRO-VAGINALES, ENTÉRO-VAGINALES

ET RECTO-VAGINALES,

PAR

A. J. JOBERT (DE LAMBALLE),

Docteur en médecine, Chirurgien de l'Hôtel - Dieu,
Chirurgien du Prince président de la République,
Commandeur de la Légion d'honneur, chevalier de l'ordre du Lion néerlandais
et de celui de Charles III,
Membre de l'Académie nationale de médecine,
Professeur agrégé de la Faculté de médecine de Paris, ancien Prosecteur,
Membre correspondant de l'Académie impériale de St.-Pétersbourg,
Membre de la Société de biologie, de la Société anatomique, etc.

Avec **10** figures intercalées dans le texte.

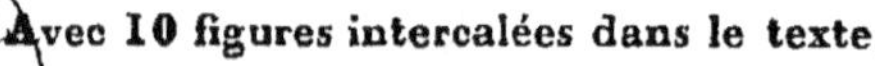

A PARIS,

CHEZ J.-B. BAILLIÈRE,

LIBRAIRE DE L'ACADÉMIE NATIONALE DE MÉDECINE,
RUE HAUTEFEUILLE, 19;

A LONDRES, CHEZ H. BAILLIÈRE, 219, REGENT STREET;
A NEW-YORK, CHEZ H. BAILLIÈRE, 290, BROADWAY;
A MADRID, CHEZ C. BAILLY-BAILLIÈRE, CALLE DEL PRINCIPE, 11.

1852.

A

M. POINSOT

SÉNATEUR,

MEMBRE DE L'ACADÉMIE DES SCIENCES, ETC.

A MES AMIS

M. LE DOCTEUR L. J. BÉGIN,

CHIRURGIEN-INSPECTEUR, PRÉSIDENT DU CONSEIL DE SANTÉ DES ARMÉES,
MEMBRE DE L'ACADÉMIE NATIONALE DE MÉDECINE, ETC

M. LE DOCTEUR CONNEAU,

MÉDECIN DU PRINCE PRÉSIDENT DE LA RÉPUBLIQUE,
DÉPUTÉ AU CORPS LÉGISLATIF.

INTRODUCTION.

Les recherches que je publie en ce moment font suite à mon *Traité de chirurgie plastique* (1), et en sont, pour ainsi dire, un complément (2). Elles sont relatives à plusieurs espèces de lésions que je n'avais pu étudier que d'une manière incomplète lors de cette publication, les fistules vésico-utérines, vésico-utéro-vaginales et recto-vaginales. Dans les fistules vésico-utérines, la *vessie communique* avec la *cavité de l'utérus*, et l'urine ne s'écoule par le vagin qu'après avoir parcouru le canal de communication. Ici la *cloison* est *intacte*, et il existe seulement une perforation entre la *vessie* et la *matrice*. Les fistules vésico-utéro-vaginales, *superficielles* et *profondes*, se font remarquer, il est vrai, par une altération partielle, mais néanmoins *complexe de la vessie, du vagin et du col de l'utérus.*

(1) 2 vol. in-8, Paris, 1849.

(2) J'aime à citer comme complément des travaux modernes sur l'autoplastie, et comme ayant paru depuis la publication de mon traité, le remarquable travail sur les fistules du cou, de M. le docteur Roux, de Saint-Maximin, qui a déjà fait de si curieuses applications de l'autoplastie à la réparation des lèvres.

Les fistules vésico-utérines et vésico-utéro-vaginales, dont je m'occuperai d'abord et qui sont l'objet
principal de ces recherches, méritent à plus juste
titre le nom de fistules que les solutions de continuité qui n'affectent que la cloison vésico-vaginale.
Tantôt, en effet, on les voit offrir un trajet assez
long et dont le conduit utérin lui-même fait partie ;
d'autres fois cette voie anormale parcourue par les
urines se fait plus ou moins obliquement dans
l'épaisseur des tissus, et aboutit ensuite à une sorte
de sac où ce produit de sécrétion s'amasse comme
dans un réservoir avant d'être versé dans le vagin.

Les difficultés d'un sujet inexploré, mon désir de
ne présenter au lecteur que des données suffisamment positives et précises, m'empêchèrent alors
d'aborder l'exposition de cette partie importante de
l'autoplastie des organes génito-urinaires.

Heureusement des faits nombreux et variés se sont
offerts à mon observation depuis cette époque, et ils
m'ont conduit désormais à des résultats assez certains
pour qu'il m'ait paru de mon devoir de les livrer au
public.

Dans ces études nouvelles, comme dans celles qui
les ont précédées, l'examen et l'expérimentation sur
le cadavre ont toujours devancé l'application chirurgicale ; en sorte que je suis en droit de dire, sans
crainte d'être démenti, que tous les procédés dont
j'ai armé le chirurgien contre des infirmités aussi
cruelles et aussi désespérantes étaient déjà fondés

sur le raisonnement et l'expérimentation, lorsque je les ai appliqués sur le vivant.

Je sais depuis longtemps les attaques réservées à quiconque essaie une voie nouvelle, surtout lorsqu'il atteint le but ; mais, si j'ai dû peu m'émouvoir des accusations d'audace, de témérité même, dont j'ai été l'objet à l'occasion des tentatives autoplastiques les plus rationnelles et les plus heureuses ; si les faits me paraissent avoir fait bonne justice des objections calculées d'avance et soutenues par d'intraitables mauvais vouloirs, je n'ai pas moins d'empressement à en appeler en toute occasion au lecteur impartial et au praticien compétent ; je leur laisse donc, encore une fois, et avec la plus entière confiance, à décider si, dans toutes les opérations autoplastiques pour lesquelles cet ouvrage offrira des exemples et des préceptes, je n'ai pas toujours marché à la lumière de ce flambeau précieux et sûr que les connaissances anatomiques approfondies prêtent au chirurgien. C'est par une étude minutieuse des organes contenus dans le bassin, de leur structure, et de leurs rapports, que j'ai été amené à porter avec assurance, mais sans *témérité*, le bistouri sur des points considérés comme inaccessibles ; que j'ai pu faciliter l'application des instruments sur des organes profonds en leur faisant opérer un déplacement, une sorte de locomotion, et en épargnant au sujet opéré ces dissections douloureuses et ces écoulements dangereux de sang artériel et veineux. Je n'hésite pas à dire que c'est aux

circonstances dont je parle, surtout aux ménage-
ments apportés à la dissection, qu'est due, à la suite
d'opérations si délicates et si difficiles en apparence, l'absence de fièvre et même de tout traumatisme.

Je crois donc être en droit d'affirmer que les procédés opératoires pour les diverses espèces de fistules
dont je m'occupe dans ce travail, et contre lesquelles
la chirurgie était complétement impuissante et dés-
armée, sont dès à présent formulés avec une précision rigoureuse, et que la science est en possession
de préceptes fixes, fondés à la fois sur l'anatomie,
la physiologie et l'expérience.

L'étude et le traitement de ces fistules m'ont conduit à plusieurs résultats intéressants pour la physiologie pathologique. Rien, par exemple, n'est plus
curieux à suivre que le rétablissement des fonctions
de la poche urinaire, après la guérison de ces pertes
énormes de substance qui avaient entraîné de si
graves lésions de la vessie, du vagin et de l'utérus.
L'expérience m'a appris que, malgré de pareils désordres, le rétablissement des fonctions de l'organe
pouvait être espéré et promis aux malades, et c'est
avec une véritable admiration que le chirurgien assis-
tera aux modifications à l'aide desquelles le réservoir
urinaire, réduit aux proportions d'une coquille de
noix, reprendra ses dimensions et son action après
sa réparation.

J'ai vu constamment, pour ma part, la fistule étant

guérie, la vessie s'agrandir, et au bout d'un temps variable, permettre avec la même facilité qu'autrefois l'accumulation des urines dans son intérieur. Les malades se plaignent momentanément, il est vrai, d'envies plus ou moins fréquentes d'uriner; mais cette incommodité tient le plus souvent à une excitation trop vive de la muqueuse vésicale, causée par la présence d'un liquide irritant, avec lequel elle avait perdu l'habitude d'être en contact; aussi la voie normale se rétablissant, l'incommodité cesse-t-elle. Il en est de même encore dans les cas où la vessie a subi réellement elle-même une perte de substance très notable (1).

Un des préceptes généraux qui ressortiront de ce travail est celui de laisser à demeure une sonde dans la vessie, afin de prévenir, en empêchant l'urine d'y séjourner, l'action trop irritante de ce liquide sur les lèvres de la plaie. On évite ainsi, en outre, la déchirure de celles-ci, qui résulterait si facilement des contractions que la vessie devrait nécessairement opérer pour expulser l'urine accumulée. Il est cependant des cas exceptionnels dans lesquels la vessie est

(1) Il est encore un cas dans lequel on observe l'incontinence d'urine après l'opération : c'est lorsque le col de la vessie a perdu de son ressort, ce qui peut provenir de l'introduction et du séjour prolongé de grosses sondes; elle n'est alors que passagère. Cette incontinence peut être antérieure à la fistule, comme cela se voit assez fréquemment chez les femmes dont le col vésical a été fortement comprimé par la tête de l'enfant.

si vivement impressionnée par la sonde, qu'on est forcé de ne l'introduire que lorsque le besoin d'uriner se fait sentir.

Il fallait une époque aussi fertile que la nôtre en assertions étranges pour que l'on osât écrire et enseigner que l'urine n'a qu'une action peu ou point irritante, par la raison que l'on voit certaines plaies se cicatriser malgré son contact. Je ne m'arrêterai pas à réfuter ce paradoxe; il n'a pas, que je sache, trouvé crédit auprès d'un seul homme ayant observé la marche des plaies des organes génitaux qui restent baignés par l'urine. On sait que ces blessures, quand elles guérissent, mettent beaucoup plus de temps à se cicatriser que celles qui sont soustraites au contact de ce liquide.

Ne pourrait-on pas, en exagérant encore le même paradoxe, affirmer que l'action des matières fécales sur les plaies est entièrement innocente, sous prétexte que l'on voit, malgré le contact de ces matières, des surfaces vulnérées guérir en finissant par se couvrir d'une membrane protectrice qui, en raison de son mode de sensibilité, cesse d'éprouver leur action irritante ?

Au mépris de ces sophismes, tout chirurgien qui voudra guérir promptement une plaie des organes génitaux ou du tube digestif, devra soigneusement éviter le passage des liquides et des matières dont il s'agit sur les surfaces saignantes ; et ce qui est vrai du contact de ces corps avec les surfaces saignantes ou suppurantes l'est encore bien davantage de leur passage à travers des ouvertures anormales qu'il s'agit de fermer.

Dans les réparations de la vessie qui vont nous occuper, on constatera ce résultat digne d'intérêt, que tantôt elle est réparée avec elle-même en faisant changer le vagin de place, et tantôt en appliquant directement les points de suture sur les parois de la *poche urinaire, après avoir ravivé les lèvres de la fistule et dilaté le col de l'utérus.* Ce travail est aussi appelé à prouver que le col peut coopérer à la guérison en le maintenant en contact avec la cloison au moyen de la suture. Ces réparations faites avec une des lèvres du museau de tanche rendue saignante, relevée sous forme de lambeau et adaptée à l'ouverture accidentelle, ont été exécutées devant des hommes qui font honneur à la science : MM. Rayer, Lallemand, Andral, Louis, Jules Cloquet, Bégin, Rigal de Gaillac, Arnott, célèbre chirurgien anglais, etc. Il faut noter, en outre, que le museau de tanche peut servir de lambeau et s'agglutiner, lorsqu'il n'en reste plus que de faibles traces, avec les restes de la cloison vésico-vaginale préalablement ravivés. On observa même aussi que ce qui demeure de la cloison peut être fixé sur le col utérin, lorsque l'insertion du vagin y a été détruite, ou sur une fente transversale qu'on y a pratiquée.

On verra que toutes ces opérations, devenues nécessaires pour oblitérer les fistules vésico-utérines et vésico-utéro-vaginales, ont toujours été suivies ou précédées d'incisions, afin de relâcher la suture et de faire cesser tout tiraillement dangereux. Ces plaies d'une innocuité remarquable, quoiqu'elles comprennent l'épaisseur du vagin, des tissus environnants, des ligaments larges, sont suivies d'une cicatrisation rapide, et, sous ce rapport, elles ressemblent parfaitement à celles que l'on exécute si fréquemment dans l'intérieur de la bouche. A quoi tiennent ces heureux résultats ? Ils sont évidemment dus à l'absence de dissections étendues, et au ménagement du péritoine, que j'ai soin de respecter.

Une idée mère a dominé mes recherches autoplastiques ; elle me paraît d'autant plus concluante qu'elle est entièrement justifiée par l'expérience, l'expérimentation et l'observation. Cette pensée dominante consiste dans la *réparation de la perte de substance* qui accompagne les gangrènes superficielles et profondes, soit des organes creux, d'où il résulte *des perforations et des fistules*, soit des organes pleins, d'où *des brides, des cordes inodulaires*, etc.

La réparation des organes me semble devoir rouler sur cette idée, et c'est ce qui m'a fait établir en règle et en principe que le chirurgien *devait s'occuper avant tout de réparer la perte de substance d'une manière quelconque :* aussi ai-je démontré, je crois, qu'on ne pouvait qu'éprouver un mécompte en se comportant autrement, c'est-à-dire en voulant, dans des circonstances semblables, refaire seulement l'organe par le ravivement et la suture. *Là évidemment se trouve l'élément du problème à résoudre.* C'est pour n'avoir pas compris le mécanisme de la formation des nombreuses difformités du corps et celui de l'établissement des fistules graves, dont il s'agit dans cet ouvrage, que l'on a pratiqué beaucoup d'opérations sans réussite. C'est là le principe qui m'a guidé dans l'application de méthodes autoplastiques nouvelles, et c'est pour l'avoir quelquefois négligé que j'ai échoué en présence de difformités qui ne me paraissaient pas exiger une grande attention. Que d'insuccès ne voit-on pas après les opérations, pour avoir dédaigné certains préceptes et pour avoir voulu éviter un débridement utile et nécessaire!

Ce principe ne me paraît pas avoir trouvé d'exception.

C'est ainsi que, reconnaissant autrefois la nécessité de réparer la perte de substance dans les fistules vésico-vaginales, j'avais proposé de tailler un lambeau aux dépens de la fesse, pour fermer ces ouvertures contre nature. Deux fois l'élytroplastie a triomphé de ces lésions. C'est bien la même idée qui m'a conduit à réparer les pertes de substance faites à la vessie par des procédés autoplastiques aussi sûrs qu'efficaces. Ici je ne me propose plus d'emprunter les moyens de réparation à des tissus éloignés, mais bien au déplacement de l'organe lésé lui-même. C'est à cette réparation que j'ai donné le nom *d'autoplastie par glissement ou par locomotion.*

Le lecteur qui étudiera pas à pas la marche que j'ai suivie et le développement de mon idée fondamentale comprendra tout de suite que le principe n'a pas changé, et que les procédés mis à exécution seuls ont varié. La méthode est simple et le problème reçoit une solution complète par une remarquable simplification des procédés d'abord complexes.

Les opérations variées qui ressortent de ce principe doivent toujours être calculées d'après l'étendue de la lésion, la gravité des complications, et la structure des organes.

Ceux qui ont lu mon *Traité de chirurgie plastique* et qui se sont tenus au courant de mes recherches, savent que j'ai, dans les cas où le vagin ne pouvait pas être détaché du col de l'utérus, conseillé d'inciser la cloison vésico-vaginale devant et derrière la fistule, sur les côtés de celle-ci, de pratiquer même des incisions dans l'épaisseur du museau de tanche, de détruire les brides par des sections profondes, prolongées dans une étendue suffisante pour relâcher les tissus et faire cesser tout tiraillement; que j'ai détaché les petites lèvres, une partie des grandes lèvres même pour réparer une perte de substance survenue au col de la vessie; que j'ai refait l'urètre et le col vésical, et que j'ai cerné avec le bistouri l'urètre, comme on le pratique pour la taille par la méthode de Celse et de Lisfranc. Ainsi j'ai attaqué tous les points de la circonférence du vagin, tantôt en le découpant transversalement en arrière et en avant, tantôt dans le sens antéro-postérieur, tantôt dans différents sens à la fois, et c'est ce que je me suis trouvé obligé de faire dans des circonstances où le tissu inodulaire ne permettait aux chairs qu'un relâchement difficile. Que de formes n'ai-je pas données à ces incisions, depuis celle d'un croissant, d'un fer à cheval, d'un cercle presque complet, jusqu'à la ligne droite et oblique, qui offre le plus grand degré de simplicité !

Je suis convaincu que les médecins auxquels je parle en ce moment ont dû être frappés de l'étendue de ces incisions ; ceux qui ont assisté aux opérations ont été étonnés de la mobilité de ces organes et de la facilité avec laquelle on rapprochait les lèvres de la fistule. La vessie ne tenait plus que par sa partie antérieure, son sommet et quelques adhérences. Le bistouri, d'un seul trait, a parcouru toutes les parties du vagin, depuis le voisinage de son insertion au col de l'utérus jusqu'entre les petites lèvres, le clitoris et le méat urinaire, en circonscrivant l'urètre et la vessie dans une incision presque circulaire. Des médecins français et étrangers, justement appréciés par le monde médical, ont été, à différentes époques, témoins d'opérations autoplastiques pratiquées sur les organes génito-urinaires. C'est ainsi que MM. Bouillaud, Trousseau, Mêlier, Aubert-Roche, Roche, Guizard, Delavalade, Testelin, Emery, Gimelle, Malgaigne, Conneau, Vernois, H. Roger, Forget, Trumet, Rozé, Niobey, Follin, Letixerand, etc., ont été

à même de juger ces méthodes autoplastiques, et
d'apprécier le degré de mobilité que l'on pouvait
donner aux organes. Par exemple, MM. Mêlier,
Roche, Forget, Vernois, Aubert-Roche, n'ont-ils
pas vu, il y a déjà bien des années, réparer une
perte de substance considérable, faite à la vessie par
une gangrène survenue pendant l'accouchement, au
moyen d'un déplacement circonférentiel obtenu à
l'aide d'incisions qui avaient circonscrit l'urètre, le
col de la vessie et les restes de la poche urinaire
tout entière (1). Les honorables confrères que je viens
de nommer, et une foule d'autres qui ne sont pas
compris dans cette énumération, n'ont-ils pas été témoins d'un grand nombre de ces autoplasties vésicales
dans lesquelles la première partie des voies urinaires
avait été cernée avec le bistouri, afin d'effacer la
fistule par le rapprochement de ses lèvres.

Le lecteur apprendra, dans le courant de ce travail, que les incisions ont été faites sur la paroi postérieure du vagin, dans le voisinage du rectum,
afin de détruire des brides qui ont toujours des
connexions directes ou indirectes avec les lèvres de
la fistule, qu'elles tendent et qu'elles tiraillent. Nombre
de fois j'ai dû inciser à droite, à gauche et en arrière, dans le voisinage de l'anus, ces tissus cicatriciels qui se roulent en corde, et qui imitent des arcs,
des brides, des bosselures saillantes, tendues, les-

____

(1) Cette opération fut pratiquée sur une Égyptienne, en 1847.

quelles entourent par leurs extrémités la fistule, dont le pourtour se relâche après leur division.

Ce n'est qu'avec une excessive prudence, et avec la plus entière connaissance de l'organisation locale, que l'on doit entamer le conduit vulvo-utérin et les tissus qui l'entourent, et il faut surtout se garder d'écouter certains avis irréfléchis, qui veulent qu'on incise la paroi postérieure du vagin pour faciliter la manœuvre, et qu'on dissèque à droite et à gauche les parties molles.

Que dire de l'incision périnéale proposée pour agir plus facilement sur la fistule vésico-vaginale?

Une semblable dilatation comme moyen préliminaire est loin d'être inoffensive, puisqu'elle augmente la somme des douleurs, qu'elle expose à des accidents, et qu'enfin elle ne remplit pas le but qu'on se propose ; sans aider l'opérateur, elle l'embarrasse par la douleur excessive qu'elle détermine dans un point où une compression continue doit être exercée, et par le sang qu'elle fournit.

On serait tenté de croire que les médecins instruits qui proposent une incision dilatatrice pareille n'ont pas une idée suffisante de l'action du *spéculum univalve*, lequel déprime la cloison recto-vaginale, et permet à l'œil de distinguer dans les replis les plus cachés du vagin les ouvertures anormales qui peuvent s'y rencontrer.

Une vive lumière, un spéculum univalve et des leviers permettent toujours au chirurgien de manœuvrer et de conduire à bien les opérations les plus délicates faites dans la région dont il s'agit.

Je dois dire que, jusqu'à présent, à moins que le vagin n'ait été réduit à l'état de cordon fibro-cartilagineux très épais et au diamètre d'un tuyau de plume à écrire (cas dans lequel, lorsque tous les tissus sont ainsi confondus, il n'y a pas d'opération à entreprendre), j'ai pu, quelle que fût son étroitesse, pratiquer l'opération avec sûreté et sans trop de lenteur.

Les procédés opératoires les plus précieux, de même que les véritables conquêtes de la science, sont le produit des faits. Pour ma part, c'est en faisant sans cesse appel à l'observation que je suis arrivé d'abord à établir sur le cadavre, et à pratiquer ensuite sur le vivant, les méthodes de traitement que j'aurai à exposer ailleurs.

J'ai commencé par étudier et suivre avec attention la formation des fistules vésico-utérines et vésico-utéro-vaginales, et c'est en mettant à profit la règle de conduite que je me suis imposée que j'ai entrepris des recherches anatomiques approfondies sur les organes qui sont le siége de ces lésions. C'est seulement lorsque l'anatomie, la physiologie et l'expérimentation sur le cadavre m'ont eu démontré les avantages et l'innocuité d'un procédé opératoire, que je me suis cru autorisé à le mettre en usage sur le vivant. C'est ainsi que l'observation et l'expérience, qui corrigent et modifient tant de choses, ont démontré la curabilité de lésions que je croyais, il y a peu d'années, inattaquables même par l'autoplastie. Les fistules dont je vais entretenir le lecteur me paraissaient tellement graves que, pendant très longtemps, j'ai hésité à tenter des opérations dont je n'osais me promettre aucun succès. En l'absence de ce sentiment raisonné, sans lequel, quant à moi, je ne saurais porter l'instrument tranchant sur mes semblables, ni le désespoir ni les prières des malheureuses femmes affectées de pareilles lésions n'avaient pu me décider à faire aucune tentative de traitement chirurgical. Tout me semblait repousser l'opération, et les dispositions anatomiques, au premier abord, ne révélaient rien qui y fût favorable ; elles semblaient même indiquer que l'agglutination et la réunion n'étaient que difficilement possibles. Mais la réflexion, une étude plus attentivement poursuivie, l'observation de ce qui se passe après de certaines opérations, et les changements que subissent les liquides, ont, en m'instruisant davantage, modifié mes idées, et m'ont conduit à la pratique des opérations que je ferai connaître.

Ne voulant pas donner à ces recherches une étendue trop considérable, je laisse pour une publication ultérieure les résultats que m'ont fournis de nouvelles études sur la migration des lambeaux, et sur le mode suivant lequel la circulation s'y opère. De nouvelles tentatives sur mes méthodes par inflexion ne me paraissent plus laisser rien à désirer quant à l'utilité pratique et à l'importance de ces innovations, qui méritent, à juste titre, le nom de méthode, et non celui de procédé. En passant, j'aurais voulu énumérer les faits, afin de tenir le lecteur au courant; mais je ne puis qu'enregistrer celui d'une jeune fille affectée d'une atrésie complète de la vulve, qui se trouvera à la fin du volume sous la forme d'appendice.

J'aurais désiré ajouter quelques considérations sur la réunion par première intention, mal appréciée de nos jours, suivant moi, et sur le régime en général ; mais ce n'est ni le lieu ni le moment d'entrer dans de pareils développements, et je dois par conséquent me soumettre aux exigences de la méthode et aux rigueurs de la nécessité.

Je me réserve de traiter ailleurs ces importantes questions, et j'espère que l'amour du travail, ce don précieux de la Providence, me sera conservé comme un moyen de repousser beaucoup de pensées tristes et amères.

TRAITÉ

DES FISTULES

VÉSICO-UTÉRINES,

VÉSICO-UTÉRO-VAGINALES ET RECTO-VAGINALES.

PREMIÈRE PARTIE.

DES FISTULES VÉSICO-UTÉRINES.

Le mot *fistule* est parfaitement applicable à la lésion dont il s'agit. L'urine parcourt, en effet, un trajet assez long avant de tomber dans le vagin. Ce liquide traverse d'abord l'ouverture de communication établie entre la vessie et le conduit utérin, et remplit ensuite ce dernier canal, d'où elle s'écoule de haut en bas pour parvenir dans le vagin, qui lui sert de réservoir. Plus loin je reviendrai sur la manière dont l'urine s'épanche dans ce conduit.

Cette fistule peut exister à des hauteurs différentes du conduit utérin, et son siége, ainsi que sa forme, dépend du point où la cause productrice de la fistule a porté d'abord son influence, et du mécanisme de sa formation.

1

ARTICLE PREMIER.

SIÉGE DES FISTULES VÉSICO-UTÉRINES.

Les fistules ont leur siége au-dessus de l'insertion du vagin, et établissent une communication entre la portion *sus-vaginale* du col et la partie correspondante de la vessie.

Le plus ordinairement la fistule doit intéresser la partie de la vessie et du col utérin qui est dépourvue de péritoine, et lorsque la cause qui y a donné lieu a agi dans une étendue assez considérable pour atteindre cette membrane séreuse, le siége de la fistule se trouve nécessairement plus élevé.

Les fistules vésico-utérines n'intéressent ordinairement que la portion du col de la matrice sur laquelle la partie correspondante de la vessie repose. Mais il peut arriver que l'altération soit plus sérieuse et plus profonde, et que les deux parois opposées du conduit utérin soient détruites à la fois, et alors, comme on peut le prévoir, il doit exister une double fistule qui mérite le nom de vésiço-utérine et d'*utéro-abdominale*, puisqu'en effet il existe une double communication établie entre la muqueuse vésicale et le péritoine. Tel était le fait rapporté par M. le professeur Stoltz, de Strasbourg.

Il est impossible que les choses ne se passent pas de la sorte si l'on réfléchit que le col de l'utérus, en arrière, ne peut pas être détruit sans qu'il y ait communication avec la cavité péritonéale. Et comment pourrait-il en être autrement, le péritoine tapissant le col de l'utérus dans ce sens et la paroi postérieure du vagin, où il forme un cul-de-sac en se répandant sur elle?

Cette circonstance donne beaucoup de gravité aux accidents qui surviennent à la suite d'une semblable altération. On peut en avoir une idée par le fait que M. Stoltz a publié,

ARTICLE II.

ANATOMIE PATHOLOGIQUE DES FISTULES VÉSICO-UTÉRINES.

Les altérations que l'on rencontre dans ces fistules sont plus ou moins nombreuses, et ne sont pas également importantes à signaler.

1º Tantôt ces fistules, résultat d'une perte de substance, sont arrondies. Cette forme s'est présentée à moi; le fait rapporté par M. le professeur Stoltz en est un exemple. Ce trou plus ou moins rond est unique ou double. Dans le fait que j'ai été à même d'observer, l'ouverture était unique, et dans celui qui a été cité par M. le professeur Stoltz, il y avait un double orifice.

2º D'autres fois les ouvertures sont comme frangées, plus ou moins irrégulières, et présentent une sorte de froncement.

3º Ailleurs une membrane tapisse cette ouverture, et rend la communication permanente entre la vessie et le col utérin.

Fig. 1 (1).

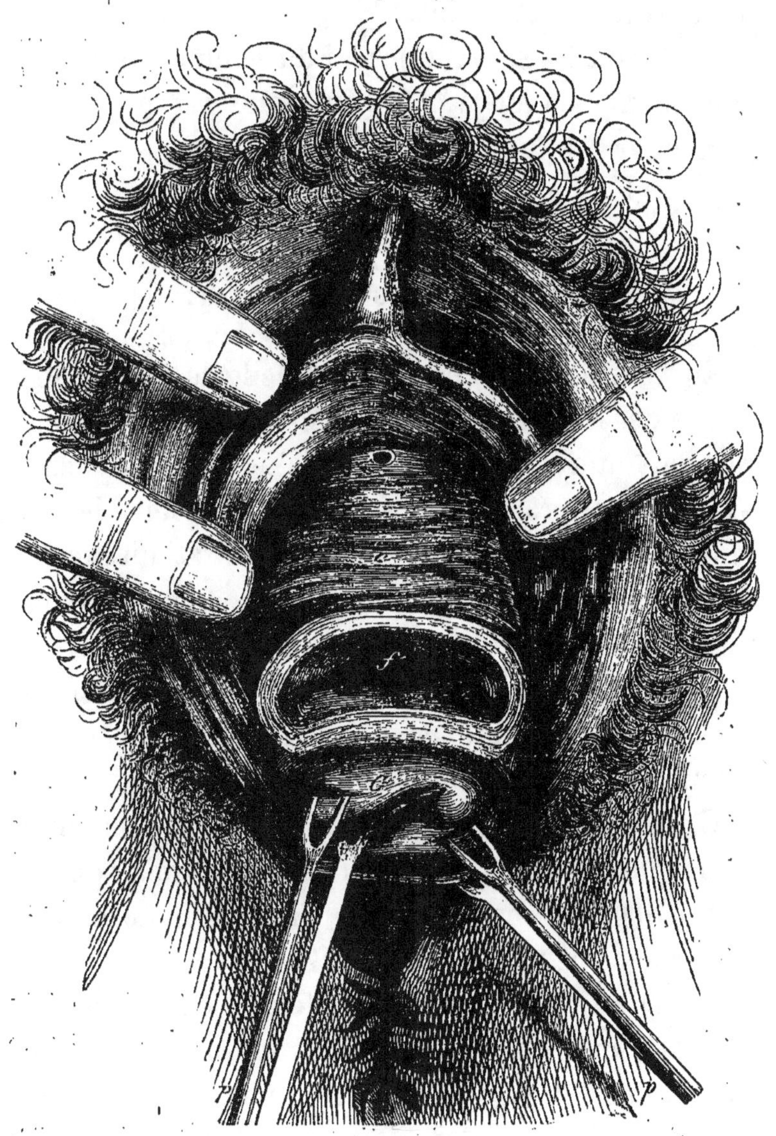

(1) La figure 1re donne l'idée de la communication établie entre la vessie et le col utérin. — *f*, fistule. — C, museau de tanche. — *pp*, pinces de Museux. — *e*, cloison vésico-vaginale.

4° Tantôt le museau de tanche est sain, tantôt il est détruit partiellement.

5° Suivant les cas, l'intérieur du conduit utérin est plus ou moins rouge, plus ou moins vasculaire; il peut offrir des indurations.

ARTICLE III.

CAUSES DES FISTULES VÉSICO-UTÉRINES.

En consultant les faits, il est facile de voir que les causes des fistules vésico-utérines exercent leur action de l'utérus vers la vessie. Je ne connais aucun exemple qui prouve le contraire. Il pourrait bien se faire, cependant, que le temps démontrât qu'exceptionnellement les causes productrices de ces fistules pussent exercer leurs effets de la vessie vers l'utérus.

Jusqu'à présent toutes ces fistules ont été déterminées par des causes mécaniques; mais leur mode d'action a été bien différent.

C'est toujours à la suite des accouchements laborieux que ces fistules ont paru, et je ne connais qu'un fait en dehors de cette opinion; j'aurai soin de le rapporter dans ce travail.

Est-ce par une pression directement exercée par la tête de l'enfant sur les organes que ces fistules se produisent, et est-il nécessaire d'un vice de conformation du bassin pour que cet accident survienne? Je ne le crois pas. Mais il me semble qu'une largeur excessive de la vessie et une étroitesse de la portion

utérine du vagin, et même du museau de tanche,
contribuent à la production des fistules vésico-utérines. La pression de la tête peut parfaitement alors,
en pressant fortement ces parties, les frapper de
mort, et c'est ordinairement sur la paroi antérieure
que porte ce désordre, et rarement sur la paroi rectale
du col utérin.

Il peut cependant arriver que le mécanisme de la
formation de ces fistules soit différent, et je crois
dès à présent devoir exposer en passant ce point de
doctrine.

Lorsque la tête de l'enfant agit sur le col de l'utérus au-dessus de l'insertion du vagin, deux choses
peuvent arriver : ou bien il se fait une déchirure, et
alors un épanchement a lieu dans le ventre, d'où
une péritonite; ou bien une escarre se forme, intéressant le péritoine. Deux résultats peuvent alors se
produire : 1° le travail d'inflammation n'est pas local,
une péritonite diffuse survient et la mort de la malade arrive; 2° le travail éliminatoire se localise,
l'escarre peut être rejetée par le col ou par la vessie,
et la malade conserve seulement une fistule.

Les causes dont je viens de parler n'ont agi qu'en
déchirant ou en gangrenant les tissus. D'autres causes
matérielles peuvent agir autrement, sans toutefois
que leur action puisse être considérée comme une
action purement mécanique, quoique ces causes ne
déterminent la fistule qu'en pressant et en exerçant
sur les tissus une résistance plus ou moins violente.

Ainsi une éponge, un corps laissé à demeure dans l'intérieur du col pendant un temps variable, peut provoquer l'inflammation, le ramollissement organique et la perforation utéro-vésicale.

Les instruments dont on se sert pour broyer le crâne, les fragments d'os, peuvent-ils produire une fistule vésico-utérine? L'observation est muette. On conçoit la possibilité de la production de la fistule par ce mécanisme; mais, comme l'observation, je m'abstiendrai de me prononcer sur ce sujet.

Il ne sera pas sans intérêt de rapporter, à la fin de cette partie de l'étiologie des fistules vésico-utérines, l'opinion de l'habile professeur Stoltz, de Strasbourg.

« Les causes générales des fistules vésico-utérines, dit-il, sont un certain degré d'étroitesse ou de déformation du bassin, ou le trop grand volume de la tête du fœtus. Le contact prolongé de cette dernière avec les parties molles, sans défaut de rapport bien appréciable entre le volume de la tête et les dimensions du canal pelvien, peut encore en rendre raison.

» La tête du fœtus est le plus souvent arrêtée dans l'excavation pelvienne, au-dessus du détroit inférieur. Alors elle a presque toujours franchi l'orifice utérin, et se trouve contenue dans le vagin qu'elle distend et comprime. C'est surtout au moment où les contractions utérines tendent à la faire pénétrer dans le détroit inférieur, en lui imprimant un mouvement de rotation, que cette compression s'exerce. Elle a lieu principalement en avant, là où le col de la vessie et le canal de l'urètre forment un bourrelet arrondi et résistant, et c'est contre ce bourrelet qu'elle s'exerce le plus fortement. Elle est bornée à un point assez limité, parce que l'occiput, qui est la partie contondante, est arrondi presque comme le sommet d'un cône. Il en résulte la mortification des parties comprimées, c'est-à dire de la cloison urétro ou vésico-vaginale, et, après la chute de l'escarre, une perforation généralement désignée sous le nom de fistule vésico ou urétro-vaginale. C'est là, sans contredit, l'effet le plus fréquemment observé de cette compression. Il n'est pas de praticien qui n'en ait rencontré quelques cas. Il est infiniment plus rare de voir la cloison recto-vaginale perforée par le même mécanisme (fistule recto-vaginale), et bien plus rare encore de rencontrer cet effet de la compression aux deux endroits à la fois.

» Mais la tête du fœtus, par la raison qu'elle est profondément engagée, ou qu'elle est contenue dans l'excavation, n'a pas toujours franchi l'orifice utérin. Elle plonge quelquefois dans l'excavation pelvienne et peut arriver jusque dans le détroit périnéal, coiffée par le segment inférieur de la matrice. Ceci ne se voit que dans les cas où le détroit abdominal est assez large pour que toute l'épaisseur du segment inférieur puisse accompagner la tête, et suppose un certain degré de résistance de la part du cercle de l'orifice utérin. Alors la compression peut porter, soit au détroit supérieur, soit dans l'excavation même, sur un point quelconque du segment inférieur, et produire des effets analogues à ceux qu'on observe à la suite de la contusion des parois du vagin. C'est ainsi que j'ai vu plusieurs fois la lèvre postérieure du museau de tanche perforée et trouée pour toujours, à la suite d'une pression énergique qu'elle avait éprouvée de la part de la tête fœtale contre l'angle sacro-vertébral. De même il peut s'opérer une perforation de la paroi antérieure ou de la paroi postérieure de cette partie du col utérin qui se trouve placée au-dessus de la portion vaginale, embrassée par l'extrémité supérieure du vagin, en rapport en avant avec le bas-fond de la vessie, en arrière avec le cul-de-sac péritonéal postérieur qui sépare l'utérus et le tiers supérieur du vagin du rectum. Ces perforations donnent lieu, en avant, à la fistule vésico-utérine, et, en arrière, à une fistule utéro-abdominale.

» Le séjour prolongé de la tête du fœtus dans le canal pelvien, l'impulsion énergique qui lui est imprimée par les contractions utérines, et la compression qu'elle exerce sur les parties molles pendant la résistance qu'elle éprouve de la part du bassin, telles sont les circonstances dont la réunion suffit pour comprendre l'accident dont il est question.

» La tête fœtale s'arrête dans le bassin par suite d'une mauvaise conformation, avec étroitesse de ce dernier, ou parce qu'il existe un défaut de rapport entre le volume de la tête et les diamètres du bassin plus ou moins normalement configuré. Arrêtée dans un passage étroit, la tête comprime naturellement les parties molles placées entre elle et les parois pelviennes. Cette compression, surtout quand elle dure longtemps, produit la mortification des tissus sur lesquels elle s'exerce plus immédiatement, et la chute des parties mortifiées donne naissance à une plaie qui dégénère en fistule.

» Les contractions utérines doivent-elles être très énergiques? Il faut d'abord que la tête soit poussée fortement contre l'obstacle. Chaque douleur détermine ensuite une nouvelle pression, qui ne peut que hâter la mortification des parties molles. Mais il paraît certain aussi qu'une compression continue, comme celle qui est le résultat de l'enclavement de la tête, par exemple, peut être suivie d'un effet identique, lors même que les contractions ont entièrement cessé. Il est assez probable que la compression continue est plus efficace dans la production de cet accident que la compression interrompue, telle que celle qui est renouvelée par les contractions utérines.

» Pour comprendre la perforation du col au-dessus de la portion vaginale, il faut supposer nécessairement que l'orifice de la matrice est peu dilaté et que le segment inférieur soit poussé dans l'excavation par la tête du fœtus ; autrement la portion sus-vaginale du col ne pourrait être comprimée. A quelle hauteur du bassin cette compression s'opère-t-elle?

» Madame Lachapelle semble croire que dans le cas observé par elle, la compression avait eu lieu sur le rebord du pubis; c'est même pour faire sentir la possibilité d'une lésion de la matrice par ce bord qu'elle cite le cas en question. On est tout naturellement tenté d'accuser l'angle sacro-vertébral de la perforation de la paroi postérieure du col. M. Cruveilhier ne s'explique pas à cet égard; il est vrai qu'il assigne un mécanisme tout particulier à la formation de la fistule qu'il a observée. Dans le fait que j'ai relaté, la compression a évidemment eu lieu au-dessous du détroit supérieur, c'est-à-dire dans l'excavation. En effet, le détroit, quoique rétréci antéro-postérieurement de 12 millimètres environ, n'a pas empêché la tête de passer dans l'excavation; mais comme celle-ci était relativement beaucoup plus étroite encore, la tête n'a pu exécuter ses mouvements de rotation sans froisser fortement les parties molles et en recevoir elle-même des contusions mortelles. C'est d'ailleurs dans l'excavation qu'elle a longtemps séjourné. Au détroit supérieur la tête est d'ordinaire moins fixe et agit sur le segment inférieur, qui représente la portion vaginale du col. De là les perforations de ses lèvres, dont j'ai parlé au commencement de ce mémoire. J'ai vu aussi la lèvre antérieure coupée transversalement par le bord interne de la crête des pubis. On a même des exemples de décollement de toute la portion vaginale du col sous la forme d'une rondelle trouée à son milieu.

« A moins que le rétrécissement de l'angle sacro-vertébral au pubis ne soit très prononcé et la tête transversale, de sorte que les bosses pariétales compriment les parois utérines contre les deux extrémités du diamètre antéro-postérieur, on ne comprend pas la perforation au détroit supérieur. Dans l'excavation, au contraire, la tête placée par son diamètre occipito-frontal dans le sacro-pubien ou à peu près, agit sur les deux parois du col. La partie contondante de la tête du fœtus est ordinairement l'extrémité occipitale la plus saillante et la plus dure du crâne. Il est probable que c'est en complétant son mouvement de rotation dans l'excavation ou en tendant à s'engager dans le détroit inférieur, que la tête exerce la compression la plus forte. Sans nier que l'accident dont je traite puisse avoir lieu au détroit supérieur, je pense qu'il doit arriver le plus souvent dans l'excavation. »

Je résumerai de la manière suivante ce que je viens de dire relativement aux causes et au mécanisme des perforations vésico-utérine et utéro-abdominale.

Pour que le col de l'utérus soit perforé au-dessus de l'insertion vaginale, il faut :

1° Que le bassin présente un certain degré de rétrécissement dans la direction antéro-postérieure de l'excavation, en même temps qu'une largeur suffisante au détroit supérieur pour livrer passage à la tête ;

2° Que le segment inférieur de l'utérus soit poussé

profondément dans la cavité pelvienne par la tête du fœtus ;

3° Que celle-ci soit proportionnellement volumineuse, et s'arrête longtemps au-dessus du détroit inférieur ;

4° Que des contractions énergiques la poussent contre l'obstacle qui l'empêche d'avancer.

Il faut donc une réunion de circonstances qui ne se rencontrent pas souvent, ce qui explique la rareté de l'accident. C'est surtout le rétrécissement de l'excavation qui est rare, tandis que celui du détroit supérieur est très fréquent. Ce fait milite le plus en faveur de l'explication que j'ai donnée.

Le mécanisme de la production des perforations vésico-utérine et utéro-abdominale est, par conséquent, semblable à celui des fistules vésico-vaginale et vagino-rectale. La différence entre ces deux espèces de maladies ne se trouve que dans le siége. Dans le premier cas, la lésion existe dans un point plus élevé du canal génital, dans le col de l'utérus. Et comme les parois du col utérin sont beaucoup plus épaisses, plus fibreuses, et partant plus résistantes que celles du vagin, elles ne sont pas aussi facilement blessées, quoiqu'elles éprouvent habituellement une compression beaucoup plus forte que les dernières (1).

C'est ici le moment de rapporter les faits que la

______

(1) *Mémoire sur les perforations du col de l'utérus et les fistules vésico-utérine et vésico-abdominale à la suite de l'accouchement*, par M. le docteur Stoltz, de Strasbourg.

science possède, afin de compléter les généralités sur l'anatomie pathologique que je viens d'exposer.

« D'abord madame Lachapelle fait mention d'un cas de fistule vésico-utérine sans en donner les détails (1), et quatre ans plus tard (2), à propos des ruptures de l'utérus, elle s'exprime d'une manière claire et précise relativement à la fistule vésico-utérine.

» On verra, dans ce passage, que madame Lachapelle démontre d'abord la possibilité des fistules vésico-utérines, et prouve par cet exemple l'existence de ce que l'on a désigné mal à propos sous le nom de perforation du col au-dessus du vagin pendant le travail de l'accouchement.

» Une femme perd les eaux de l'amnios pendant trois jours, après quoi elle accouche naturellement. Les suites sont d'abord heureuses ; mais, au huitième jour de la couche, écoulement subit, involontaire et continuel des urines. Elles coulent par le vagin ; mais le toucher démontre que ce canal est intact, et une sonde portée dans la vessie n'est rencontrée par le doigt que dans le col même de l'utérus. La fistule avait plus de 4 lignes de diamètre ; elle fut jugée incurable. »

Ici doit figurer l'observation remarquable de M. le docteur Stoltz. Je la rapporterai textuellement :

« La fille A. Bacher, native de H..., âgée de trente-quatre ans, d'une stature moyenne, d'un tempérament

(1) *Pratique de l'art des accouchements.* Paris, 1821, tome Ier.
(2) *Idem,* Paris, 1825, tome III, page 405.

sanguin-lymphatique, brune, entra à l'hôpital civil de Strasbourg le 18 mars 1828, enceinte pour la troisième fois, et parvenue au commencement du neuvième mois de la grossesse. Elle déclara que ses deux premières couches avaient été heureuses, mais qu'elle avait chaque fois souffert beaucoup en accouchant, et que la tête de l'enfant était restée longtemps au passage. Cette dernière gestation n'avait présenté aucun incident remarquable, si ce n'est quelques pertes de sang par les parties génitales au quatrième mois, et qu'une saignée du bras fit cesser.

» Pendant tout le temps de la grossesse, que la fille Bacher passa à la salle d'accouchement, elle se porta bien. Le 12 avril, arrivée à terme, elle sentit les douleurs de l'enfantement. Deux heures après, les membranes se rompirent. C'était dans un moment peu favorable, car l'orifice de la matrice ne se trouvait que fort peu dilaté, son bord était épais, et les contractions ne revenaient qu'à des intervalles éloignés. Elles étaient, en outre, très faibles. Néanmoins la tête, qui se présentait en position occipito-postérieure droite, ne tarda pas longtemps à plonger dans l'excavation, et même à l'occuper définitivement. On s'attendait à voir le travail se terminer d'un instant à l'autre; mais, quoique les douleurs fussent fréquentes, énergiques, et accompagnées d'un violent ténesme, la tête n'avançait pas; le cuir chevelu se tuméfia peu à peu, au point de venir faire saillie entre les lèvres de la vulve.

» Ce ne fut qu'après douze heures d'efforts de la part de la nature et de la femme que l'enfant vit le jour. Aussi était-il dans un état d'asphyxie complète : sa respiration ne put jamais s'établir qu'imparfaitement, et, au bout de trois jours, il mourut sans avoir tété ni fortement crié. Il était du sexe féminin, bien constitué et bien conformé. Les symptômes observés pendant les trois jours de son existence firent soupçonner un épanchement apoplectique dans le crâne. En effet, sa face était gonflée, violette, les membres pendants au moment de sa naissance. Plus tard, il resta dans un état comateux dont rien ne put le tirer. L'autopsie du cadavre fit reconnaître trois épanchements sanguins : l'un externe, entre le cuir chevelu et le crâne; l'autre interne, entre le crâne et la dure-mère; le troisième au-dessous, entre la dure-mère et le cerveau. Ce dernier était le plus considérable, et avait sensiblement déprimé la partie correspondante de l'hémisphère cérébral.

» L'accouchée, à l'exception de la fatigue naturelle à la suite d'un travail long et douloureux, n'éprouva rien d'extraordinaire pendant les trois premiers jours qui suivirent sa délivrance. Quelques tranchées vives se firent ressentir, mais sans réaction fébrile : les lochies coulèrent comme à l'ordinaire; point de travail laiteux.

» A la fin du troisième jour, il se déclara une hémorrhagie par les parties génitales, qu'on eut beaucoup de peine à maîtriser par des astringents administrés à l'intérieur et appliqués à l'extérieur. Dans la nuit, il survint une diarrhée sans coliques, mais suivie de gonflement tympanique du ventre, de chaleur et de fièvre. On employa différents moyens rationnels pour combattre ces symptômes, qui cédèrent et se reproduisirent à différentes reprises.

» Du onzième au dix-septième jour, on constata les signes caractéristiques d'une péritonite latente : gonflement de l'abdomen, douleur sourde à l'hypogastre, chaleur, pouls fébrile, diarrhée fétide, soif, langue rouge, accablement. Douze ventouses scarifiées furent appliquées sur le bas-ventre, et suivies d'un cataplasme narcotico-émollient. Dans la nuit, douleurs vives dans l'hypochondre et dans le côté droit de la poitrine : respiration courte et laborieuse. Le dix-neuvième jour, ces symptômes existant encore, on fit appliquer un vésicatoire sur l'endroit douloureux. Le vingt-deuxième jour, la fièvre était plus forte, il s'y était joint du délire et des selles involontaires et fétides. Le vingt-quatrième, expectoration sanguinolente, aggravation des symptômes du côté de la poitrine.

» A cette époque, on nous fit remarquer que les lochies étaient séreuses et âcres, et que les urines coulaient involontairement et sans interruption dans le lit. On attribua d'abord cette incontinence d'urine à la faiblesse de l'accouchée ; mais le même rapport ayant été fait plusieurs jours de suite, on eut l'idée de l'existence d'une fistule vésico-vaginale. Cette supposition était fondée sur le long séjour de la tête du fœtus dans l'excavation pelvienne au moment de l'accouchement. Chargé d'explorer la malade, je pratiquai d'abord le toucher vaginal. Cette opération ne m'apprit rien d'extraordinaire : le vagin était très lubrifié et chaud ; mais nulle part je ne rencontrai de traces d'une ouverture morbide. Pour examiner avec plus de soin la paroi vaginale antérieure correspondante au canal de l'urètre et au bas-fond de la vessie, je fis placer la malade en travers du lit, comme dans l'accouchement difficile, et introduisis dans le vagin un spéculum bivalve à charnière (spéculum de Deyber), au moyen duquel je mis cette paroi complétement à nu, de manière que l'œil pût la parcourir dans toute son étendue. Aucune trace de perforation ne put être découverte ; cependant l'urine coulait du spéculum comme d'une gouttière. Je pris alors une algalie de femme et j'en promenai le bec le long du canal de l'urètre, jusqu'au col de la matrice, en tâtonnant et pressant sur cette ligne, sans pouvoir trouver l'endroit d'où l'urine s'écoulait. Enfin j'introduisis la sonde dans la vessie et fis la même exploration d'arrière en avant et d'avant en arrière dans l'intérieur du canal et du réservoir de l'urine, sans arriver à découvrir un passage anormal.

» On renonça dès lors à la supposition d'une fistule, et l'on expliqua l'écoulement de l'urine par la vulve, en disant qu'elle sortait probablement en bavant du méat urinaire, et arrivait de là dans la partie inférieure du vagin.

» La maladie de la fille Bacher ne cessa de faire des progrès. Les symptômes pectoraux devinrent prédominants et fixèrent presque seuls l'attention. La malade cracha tous les jours du sang; l'expectoration était difficile, l'oppression de poitrine considérable. En même temps, le gonflement tympanique du ventre et la diarrhée persistaient. L'écoulement de l'urine était toujours involontaire.

» Le trente-sixième jour, redoublement de fièvre, vomissements de matières vertes porracées; continuation de la diarrhée. A partir de ce moment, les vomissements se répétèrent à chaque instant : rien ne put les arrêter; les forces diminuèrent promptement; la respiration s'embarrassa de plus en plus; le pouls devint filiforme, les extrémités s'infiltrèrent, et la face se grippa. Enfin la mort survint le quarante et unième jour des couches.

» L'autopsie fit découvrir des désordres nombreux et qu'on avait à peine soupçonnés, parce qu'ils s'étaient développés lentement, et d'autres auxquels on n'avait pas pu songer, parce qu'ils étaient presque sans exemple dans la science.

» On s'attendait à trouver dans la poitrine la cause principale de la mort, les symptômes pectoraux ayant été les plus saillants vers les derniers temps de la maladie. Les deux poumons étaient engoués; le droit surtout présentait une infiltration séro-sanguine très prononcée; mais, du reste, il n'y avait rien d'anormal. Les plèvres, le péricarde et le cœur, étaient sains.

» Dans le ventre, on trouva les lésions les plus étendues et les plus remarquables. Toute la surface du péritoine portait les traces d'une phlegmasie intense ; sa cavité renfermait environ un kilogramme de liquide séro-purulent, d'un blanc grisâtre et d'une odeur infecte. Le péritoine pariétal était tapissé d'une fausse membrane épaisse et dense, au moyen de laquelle il adhérait au foie, à la rate et au paquet intestinal, qui lui-même était réuni en une seule masse recouverte par l'épiploon. Celui-ci était épaissi et présentait de larges plaques de couleur ardoisée. Les anses intestinales qui se trouvaient dans le voisinage de la matrice et de ses annexes avaient contracté de nombreuses adhérences avec ces parties.

» Des abcès sous-péritonéaux multipliés, du volume d'une noisette jusqu'à celui d'un œuf de poule, se voyaient çà et là sur la matrice, dans les ligaments larges et dans le tissu cellulaire du bassin. La vessie était contractée et retirée derrière les pubis. En un mot, on reconnut les effets d'une péritonite puerpérale générale et intense.

» L'utérus et ses annexes, la vessie et le rectum furent extraits du cadavre et examinés avec la plus grande attention, surtout en vue de trouver la cause de l'incontinence d'urine pendant la vie. Le canal de l'urètre et la vessie furent fendus dans toute leur longueur. Aussitôt on fut frappé par la vue d'un orifice arrondi placé en arrière du col de la vessie, au bas-fond, à peu près au milieu du trigone vésical.

Le bord de cette ouverture, entourée d'un cercle rouge, était taillé en biseau, ce qui lui donnait la forme d'un entonnoir. Une sonde de calibre ordinaire put facilement y être engagée.

» On crut d'abord que cette ouverture communiquait avec le vagin. Pour s'en convaincre, on ouvrit ce canal le long de sa paroi postérieure, mais on ne put apercevoir aucune trace de lésion en avant. Alors on réintroduisit la sonde dans l'orifice vésical, et, après avoir tâtonné pendant quelque temps, on reconnut que l'extrémité de l'instrument était arrêtée dans la cavité du col de la matrice. En inclinant la sonde en haut, on en fit sortir le bouton par l'orifice interne du col utérin, et l'on reconnut que cette ouverture se trouvait à 6 lignes environ ($0^m,014$) au-dessus de l'orifice externe de la matrice.

» Il existait, par conséquent, une communication entre le bas-fond de la vessie et la cavité du col de l'utérus, en d'autres termes, une perforation ou fistule vésico-utérine. L'urine passait pendant la vie de la vessie dans le col de la matrice, et arrivait de là dans le vagin. Voilà pourquoi il avait été impossible de découvrir à l'examen le plus minutieux la source de l'écoulement involontaire des urines et leur passage par les parties génitales.

» Une investigation plus étendue fit apercevoir que la paroi postérieure du col de la matrice était également perforée, juste vis-à-vis de l'endroit où existait l'ouverture vésicale. Cette seconde ouverture, ronde comme la première, et absolument du même calibre, établissait une communication entre la cavité du col de l'utérus et le cul-de-sac péritonéal qui se trouve entre la matrice et le rectum ; mais du côté du péritoine cette ouverture était obstruée par une fausse membrane épaisse ; ce qui ne constituait pas moins une perforation ou fistule utéro-abdominale, perforation qui était évasée en entonnoir du côté externe, c'est-à-dire vers le cul-de-sac péritonéal.

» La substance utérine elle-même, et celle du vagin, n'avaient subi aucune altération. Toute l'activité inflammatoire s'était épuisée à la surface externe ou péritonéale de la matrice et de ses annexes. La muqueuse vésicale était partiellement injectée.

Tous les autres organes du corps furent trouvés dans l'état normal.

» Nous examinâmes ensuite le bassin. L'état des organes génito-urinaires rendait l'examen du bassin d'autant plus intéressant, que c'est dans les vices de conformation de ce canal que l'on trouve souvent l'explication des désordres survenus aux parties molles de la mère et à la tête de l'enfant pendant l'accouchement. Dépouillé de tout ce qui le garnit à l'intérieur et à l'extérieur, le bassin présenta les particularités suivantes.

» Le détroit supérieur du petit bassin est légèrement aplati d'avant en arrière, ce qui lui donne une forme elliptique transversalement. Cette ellipse est cependant échancrée en arrière par l'angle sacro-vertébral. Le diamètre sacro-pubien n'a que 3 pouces 6 lignes (0^m,095), le transverse 5 pouces (0^m,135), et chacun des obliques 4 pouces (0^m,011).

» L'excavation est notablement rétrécie d'avant en arrière par une disposition tout à fait exceptionnelle du sacrum. Les courbures de cet os sont redressées, ce qui le rend tout à fait plat dans le sens de sa longueur et transversalement, en même temps que plus large que long (longueur, 4 pouces = 0^m,11 ; largeur, 4 pouces 1/2 = 0^m,12). De là, la forme elliptique du détroit supérieur. Le coccyx, au lieu d'être recourbé en avant, est dirigé directement en bas, ce qui fait que la paroi postérieure de l'excavation a néanmoins 5 pouces (0^m,135) de hauteur. La symphyse pubienne a 1 pouce d'épaisseur au milieu ; elle est longue de 2 pouces 3 lignes (0^m,06), en y comprenant le ligament triangulaire. Le diamètre antéro-postérieur n'a que 3 pouces 6 lignes (0^m,095), tandis que la courbure du sacrum lui donne ordinairement 6 lignes (0^m,015) de plus qu'au diamètre sacro-pubien du détroit supérieur.

» Le détroit inférieur est également rétréci. L'arcade pubienne est triangulaire ; ses bords ne sont pas recourbés en dehors. Le diamètre coccy-pubien ne mesure que 3 pouces (0^m,08) et le transverse que 3 pouces 6 lignes (0^m,095).

» Cette conformation, évidemment vicieuse du bassin de la fille Bacher, explique d'une manière satisfaisante les difficultés et les lenteurs qu'a éprouvées l'expulsion de la tête du fœtus, ainsi que les lésions observées à cette dernière et aux parties génitales de la mère. En effet, c'est la compression éprouvée par la tête fœtale au moment de son passage à travers l'excavation pelvienne qui a déterminé les épanchements sanguins qui ont été la cause de la mort de l'enfant. C'est la compression du segment inférieur de la matrice par la tête du fœtus, entraîné par elle dans l'excavation, qui a déterminé la mortification des deux points opposés du col de la matrice et la double perforation consécutive, vésico-utérine et utéro-abdominale.

» Pourquoi ces accidents ne sont-ils pas arrivés dans les couches précédentes? La fille B… a raconté qu'elle avait accouché très péniblement les deux premières fois : s'il n'est pas survenu d'accident pendant le travail, c'est probablement parce que les conditions étaient meilleures, et par suite le séjour de la tête dans la cavité du bassin moins long. Un peu plus d'énergie dans les forces expultrices, une tête un peu moins volumineuse, ont suffi pour abréger la durée de l'expulsion définitive, et éviter des suites désagréables.

» On aurait sans doute empêché la mortification du col de la matrice et la double perforation consécutive dans cette dernière couche, si l'on avait terminé l'accouchement avec le forceps après que la tête eut séjourné deux ou trois heures dans l'excavation. Cette opération était parfaitement indiquée; car,

chez une femme qui a déjà eu des enfants, la tête
ne demeure pas si longtemps dans cette position, si
elle n'y est retenue par une cause dystocique.

» Les escarres se sont détachées à la fin du troisième jour; leur chute a été signalée par une hémorrhagie abondante; immédiatement après se sont
déclarés les premiers symptômes de péritonite. Le
point de départ de cette affection a sans doute été la
perforation postérieure. Y a-t-il eu épanchement dans
la cavité péritonéale? C'est assez probable. Le bou-
chon albumineux concret qui obstruait plus tard
l'ouverture utéro-abdominale ne s'est formé que con-
sécutivement à la péritonite et par suite d'une sécrétion pseudo-membraneuse.

» Quoique l'on n'ait reconnu l'écoulement involontaire de l'urine que le vingt-quatrième jour des
couches, il devait exister depuis longtemps; seulement l'attention n'avait pas été fixée sur ce symptôme. Il est probable aussi que la vessie se disten-
dait encore au commencement, et que l'urine passait
de temps en temps, au moins en partie, par le canal
de l'urètre; car sa filtration à travers le col de l'utérus n'est pas aussi facile que par une fistule vésico-
vaginale.

» La double perforation du col de la matrice et le passage anormal de l'urine n'ayant pas été reconnus pendant la vie, aucun moyen de guérison n'a pu être
dirigé contre l'incontinence; l'état général de la malade ne l'aurait d'ailleurs pas permis. La persistance

de l'écoulement involontaire des urines eût sans doute fini par en faire découvrir la cause, si la fille B... n'avait pas succombé. »

On a sans aucun doute eu à s'occuper de lésions semblables, mais l'autopsie ou l'examen des organes pendant la vie n'ayant pas été fait avec soin, on n'a, jusqu'à notre époque, pu se faire une idée des fistules vésico-utérines.

Morgagni n'en rapporte aucun exemple.

Désormais les médecins dirigeront leur attention vers cette sorte de lésion, et je ne doute pas qu'avant peu on ne possède un certain nombre d'exemples de ces fistules.

La compression de la tête sur les parois du col de l'utérus peut donc avoir lieu dans différents points et dans une étendue variable. Il est certain que la paroi antérieure du col, que sa paroi postérieure, et que ses parties latérales, peuvent être comprimées, et que des mortifications peuvent en être la conséquence. A la chute des escarres, il existe une communication simple ou double entre la vessie et le péritoine. Cette perte de substance est donc suivie d'une fistule qui communique avec la vessie ou le péritoine.

Toutefois la communication de la vessie avec le col pourra être facilement reconnue, et il n'en sera pas de même de la communication du péritoine avec le col, que l'on ne pourra apprécier que par la constatation cadavérique.

Dans le remarquable ouvrage de M. Cruveilhier (*Anatomie pathologique du corps humain*), on trouve un exemple de destruction de la paroi postérieure du col de l'utérus avec pénétration dans le ventre. Il ne sera pas sans intérêt de rapporter ici ce passage :

« Déchirure du col de l'utérus pendant l'accouchement, fig. 4 et 5 (1).

» La figure 4 représente la face postérieure de l'utérus d'une femme morte, six semaines après l'accouchement, des suites d'une péritonite puerpérale. Il existait sur cette face postérieure, au voisinage du col, une perte de substance fermée par le péritoine seulement. Un stylet introduit à travers cette perte de substance, et dirigé de haut en bas, sortait par l'orifice utérin.

» La figure 5 représente la face interne de l'utérus ouvert par la paroi antérieure : on voit le trajet oblique du stylet, l'orifice interne de la fistule, et l'échancrure assez profonde, mais cicatrisée, qui aboutissait à cet orifice interne. Je dois faire remarquer que cette échancrure, résultat évident d'une déchirure opérée pendant le travail, n'aboutissait pas jusqu'à l'orifice du col utérin. »

Je ne peux partager la manière de voir de M. Cruveilhier, et, quoique je n'aie vu que la figure qui représente l'altération, il me semble évident qu'il ne s'agit pas ici d'une rupture de l'utérus, mais bien

---

(1) *Anatomie pathologique du corps humain*, XIe livraison, pl. 4, 5.

d'une fistule utéro-péritonéale qui succédait à une gangrène déterminée par la tête de l'enfant.

Je ne crois donc pas à la déchirure incomplète de la paroi postérieure du col de l'utérus, mais bien à une destruction complète de toute son épaisseur. Il ne me semble pas que le péritoine a pu être respecté, et je ne peux admettre que cette membrane ait été conservée. C'est bien plutôt à une fausse membrane que l'on avait affaire, et qui, dans ces sortes d'accidents, vient toujours, par un heureux artifice de la nature, fermer les ouvertures anormales.

ARTICLE IV.

SYMPTOMES DES FISTULES VÉSICO-UTÉRINES.

Les fistules vésico-utérines ont été pendant fort longtemps ignorées, et, sous le rapport de la symptomatologie, elles sont encore très mal connues. On peut dire que la connaissance de cette infirmité ne date que de la publication de l'ouvrage de M. Stoltz et de madame Lachapelle : avant les recherches de cette dernière et l'observation du premier, on n'en trouve aucun indice dans les auteurs, du moins à ma connaissance. Il a fallu un examen nécroscopique pour qu'on pût regarder ce genre de fistule comme possible, et encore la publication de M. Stoltz avait-elle laissé des doutes dans l'esprit des praticiens. Au reste, le travail du professeur de Strasbourg paraissait avoir été fait à peu près uniquement au point de vue de l'anatomie pathologique. J'avoue que cette description intéressante et décisive n'avait en aucune manière éveillé mon attention, sans doute parce qu'elle était dépourvue de toute application physiologique et thérapeutique.

Toutefois ce fait, ne permettant plus de douter de l'existence d'une fistule jusqu'alors ignorée, était propre à faire réfléchir les pathologistes.

C'est plus tard que des observations nombreuses et répétées m'ont conduit à reconnaître l'existence de ces fistules sur le vivant, aux signes que je vais indiquer.

L'urine déposée dans la vessie s'écoule d'une manière continue, lorsque les malades sont debout ou couchées, dans le décubitus dorsal, et elle s'échappe par intermittence dans la position assise ou inclinée.

L'introduction du *spéculum* ne découvre rien, et le toucher indique que la cloison *vésico-vaginale est saine*.

Ce n'est qu'en examinant avec attention le museau de tanche qu'on s'aperçoit de l'écoulement d'un liquide qui s'échappe par son orifice central. On ne peut, cependant, admettre l'existence de la fistule qu'après avoir examiné les choses de plus près. Il faut donc s'assurer, en saisissant le col, que l'urine s'échappe bien par l'orifice même du conduit utérin, et qu'elle ne bave pas sur le museau de tanche en se répandant sur lui lorsque la fistule en est très voisine.

Les injections faites dans la vessie avec de l'eau tiède éclairent le chirurgien; mais encore faut-il prêter une grande attention visuelle pour ne pas être induit en erreur.

Le cathétérisme peut servir à guider l'opérateur ; mais, pour cela, il faut que la fistule ait de certaines dimensions, et que deux sondes soient introduites dans la même direction (l'une dans la vessie et l'autre dans le conduit utérin) et de manière à se rencontrer dans l'axe du col utérin.

ARTICLE V.

TERMINAISON DES FISTULES VÉSICO-UTÉRINES.

Les fistules vésico-utérines, résultat d'une lésion grave, ont pour effet constant de modifier profondément l'état physique et moral, et d'apporter de grands changements dans les fonctions utérines et génitales : c'est donc une infirmité à laquelle le chirurgien doit remédier le plus vite possible.

Il ne s'agit donc ici que de la fistule bien établie, et non de la lésion toujours sérieuse qui la détermine. La gravité de cette fistule est en raison de son étendue, de son siége, et de son état de complication.

Les fistules vésico-utérines consistant dans une simple *perforation* du col de l'utérus et de la vessie sont infiniment moins dangereuses que celles qui sont accompagnées de ramollissement, d'ulcération, de destruction de la paroi postérieure du conduit utérin, et de lésion du péritoine, qui peut s'enflammer dans une plus ou moins grande étendue, et provoquer une péritonite diffuse au lieu d'une inflammation adhésive et *obturatrice*. On comprend que, si l'inflammation de la membrane séreuse péritonéale ne s'éteint pas promptement, elle passe à l'état chronique, et devient mortelle, comme cela était relaté dans l'observation rapportée plus haut.

ARTICLE VI.

TRAITEMENT DES FISTULES VÉSICO-UTÉRINES.

Ne serait-il pas possible de prévenir une lésion aussi grave, et ne pourrait-on pas, par des moyens particuliers, anéantir la cause qui y donne lieu? Cette question délicate a été depuis longtemps tournée et retournée de mille manières dans mon esprit, et cependant je n'ai pu la résoudre que par la négative. D'abord, comment combattre les rétrécissements pelviens qui forment une catégorie de dystocies. En supposant même qu'on pût reconnaître avant l'accouchement la cause qui pourrait donner lieu à la fistule, il s'agirait de savoir s'il est possible de la combattre, et s'il serait même sage de s'en occuper. C'est là le plus difficile sujet de la pratique obstétricale, et que je ne me permettrai pas de résoudre.

Toutefois je ne crois pas que ce soit là la cause la plus commune, puisque mes observations prouvent que les femmes qui étaient affectées de fistules vésico-vaginales, vésico-utérines et vésico-utéro-vaginales n'offraient aucun vice de conformation à l'intérieur ou à 'extérieur du bassin.

L'expérience m'a donc appris que ces désordres étaient dus à un autre genre de causes qui me paraît le plus commun et qui doit être regardé comme la cause la plus fréquente de toutes ces espèces de fistules.

L'étude attentive des faits m'a prouvé que l'étroitesse du bassin et ses conformations vicieuses n'étaient qu'exceptionnellement la cause, même indirecte, des fistules urinaires dont il s'agit.

Ma pensée formelle, c'est que l'excès de volume de la tête de l'enfant, son séjour prolongé, l'étroitesse de l'extrémité utérine du vagin et du col de l'utérus, doivent être considérés comme tendant à produire isolément ou concurremment toutes ces communications contre nature.

On a aussi donné le conseil de tamponner le col de l'utérus au moyen d'une sonde d'argent ou de gomme élastique introduite dans le col utérin, et de donner issue aux urines par une algalie placée à demeure dans la vessie.

Par ce procédé, on espère rapprocher les lèvres de la fistule par l'introduction de l'algalie dans le conduit utérin, déterminer leur fusion et l'oblitération de l'ouverture anormale.

Nous croyons peu à l'efficacité de ce procédé, qui est bien plutôt favorable à l'entretien de la fistule qu'à sa guérison. L'introduction, en effet, d'une sonde dans le conduit utérin parviendrait, à n'en pas douter, dans la vessie, ainsi que le démontre le cathétérisme fait dans le but de reconnaître le siége de la fistule et la nature de la maladie, au lieu de dépasser et d'en rapprocher les lèvres. Il est certain qu'en outre il aurait le fâcheux désavantage d'irriter, d'agacer les parties et de provoquer de l'inflammation.

Rationnel en apparence, ce procédé est l'analogue de celui qui consiste à tamponner le vagin pendant que les urines s'écoulent par une sonde introduite dans la vessie. Jamais, quoi qu'on en dise, on n'est parvenu à oblitérer une fistule vésico-vaginale par cette méthode, qui devient insupportable au bout de quelques jours d'application.

Ce procédé spéculatif doit rentrer dans l'oubli, parce qu'il ne pourrait être que l'origine d'accidents, et que, par son application, on ne pourrait réaliser une guérison.

Avant les travaux que je vais exposer, le traitement de ces fistules était nécessairement aussi peu avancé que leur histoire tout entière. Pour parvenir à les guérir, il faut non seulement changer le cours de l'urine, mais encore boucher l'ouverture accidentelle qui leur livrait passage : ce traitement est donc entièrement chirurgical.

C'est dans ces derniers temps seulement que l'on a conseillé d'attaquer les fistules dont il s'agit par le nitrate d'argent porté dans l'intérieur du col utérin. Mais ce caustique est trop difficile à manier sur une partie que l'on ne voit pas, pour qu'on puisse compter sur des effets salutaires.

Il est impossible d'ailleurs d'obtenir l'oblitération

de ces fistules par un agent aussi peu énergique, et qui pourrait avoir ce très fâcheux résultat, de produire une inflammation violente si l'on en faisait un usage immodéré. Ce que nous disons est d'autant plus facile à comprendre, que dans les fistules vésico-utérines produites par l'accouchement ou par un corps étranger, il existe une perte de substance telle qu'il est impossible de la réparer par la formation d'inodules, lesquels ne prennent ici qu'un minime développement, en raison de la structure des parties.

C'est donc par le bistouri, par le ravivement et la suture, que j'ai dû tenter la guérison de ces fistules.

Deux procédés peuvent être employés, et, quoique tous deux puissent servir à procurer l'oblitération de la fistule, ils ne doivent pas cependant être rangés sur la même ligne, et être mis en usage indifféremment.

Avant de donner la description de ces procédés, j'exposerai les recherches auxquelles je me suis livré sur le cadavre, et qui m'ont conduit à tenter l'oblitération de ces voies accidentelles de l'urine. Je n'ai opéré, je le répète, qu'après avoir préalablement sondé par le scalpel la profondeur des parties qu'il faut atteindre, et avoir, par différentes coupes, déterminé la route du bistouri dans la division des tissus. Je me suis d'abord assuré que l'on pouvait impunément diviser le col de l'utérus, en suivant la direction que j'indiquerai plus bas, jusque dans une hauteur assez considérable, sans pénétrer dans le péritoine; et les expériences sur le cadavre, faites avec le soin qu'exigent des recherches qui doivent décider du rejet ou de l'adoption d'un procédé opératoire, ont confirmé l'opinion que j'avais émise, en me fondant sur des considérations de structure anatomique.

Les incisions, dont je parle, sur le col utérin doivent être faites dans le sens des *commissures*, jusqu'au-dessus de l'insertion du vagin au col de l'utérus.

J'ai remarqué que l'obliquité du col n'amenait pas d'assez notables changements dans les rapports de l'utérus avec les parties environnantes pour qu'on dût modifier le *modus faciendi*.

L'instrument qui m'a paru le mieux réussir dans cette expérience sont les ciseaux droits et mousses à leur extrémité, qui divisent l'utérus du museau de tanche vers le corps. L'instrument, en marchant, divise le col et le vagin ; en définitive, il pénètre dans le tissu cellulaire lâche du ligament large. Les nombreuses expériences que j'ai faites sur le cadavre m'ont toujours permis de constater les mêmes résultats, et je n'ai jamais vu de lésion de l'artère utérine, lors même que je parvenais très haut. Il faut dire toutefois qu'il y aurait témérité à dépasser l'insertion du vagin à une grande distance de son point d'attache au col de l'utérus. D'ailleurs, je ferai remarquer que la division latérale faite à droite et à gauche permet facilement de rencontrer la communication de la vessie avec le col de l'utérus, pour manœuvrer avec facilité et sans obstacle aucun. On comprendra d'autant mieux ce que je viens de dire, que l'on se rappellera que la vessie repose sur la partie antérieure du col de l'utérus , endroit où l'on doit chercher l'ouverture accidentelle qui livre passage aux urines.

Voici, en résumé, ce que l'on aperçoit après avoir pratiqué cette double incision :

1° Lorsqu'on examine le fond du vagin , on voit deux incisions qui marchent parallèlement à l'axe du col de l'utérus, et qui suivent la direction des commissures.

2° Ces divisions permettent de porter en avant et en arrière les deux lèvres antérieure et postérieure du museau de tanche.

Fig. 2 (1).

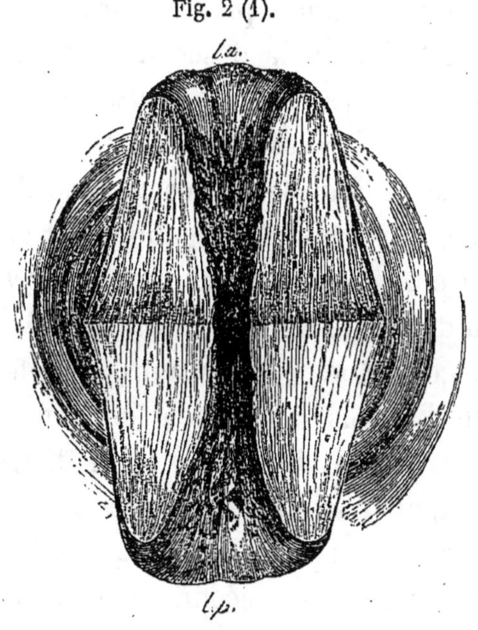

(1) La figure 2 représente la division du museau de tanche, du vagin et du col utérin. — la, lèvre antérieure du museau de tanche— lp, lèvre postérieure. — ii, incisions latérales, faites dans le sens des commissures du museau de tanche.

3° On voit deux fenêtres en forme de boutonnières pratiquées à l'insertion du vagin, lesquelles se continuent avec celles qui intéressent les parties latérales du museau de tanche. En abandonnant ces deux lèvres à elles-mêmes, elles se rapprochent l'une de l'autre et se mettent en contact immédiat. Par leur simple poids et l'insertion du vagin, elles ne doivent d'ailleurs pas s'éloigner l'une de l'autre.

Le maintien en contact des huit lèvres résultant de la quadruple division gauche et droite du vagin et de l'utérus, permet nécessairement leur facile agglutination.

Ces considérations préliminaires étant établies, il me reste à donner la description des procédés opératoires qu'il convient de mettre en pratique pour guérir les fistules vésico-utérines.

Premier procédé. — Dans ce procédé, on tente la guérison de la fistule en oblitérant seulement son ouverture de communication avec la vessie, en laissant en dehors le conduit utérin.

1° Je commence par agrandir, à droite et à gauche, le col de l'utérus dans le sens des commissures.

2° Le vagin est intéressé, et sa dissection se fait latéralement et en haut avec prudence. Le doigt est de temps en temps porté de bas en haut entre les lèvres de la plaie, pour reconnaître l'ouverture vésicale de la fistule. Aussitôt que celle-ci est reconnue, le museau de tanche est relevé, et le ravivement est pratiqué avec les pinces, les ciseaux et le bistouri boutonné.

Des points de suture sont ensuite appliqués dans le sens où le rapprochement des lèvres de la plaie est le plus facile.

Deuxième procédé. — Dans ce procédé, on obtient la guérison en interrompant toute communication entre l'utérus et le vagin, si bien que la vessie seule a une libre communication avec le canal utérin.

Ici le ravivement ne porte pas seulement sur l'ouverture vésicale, mais il s'étend à la surface du col utérin; car il s'agit de fermer toute communication entre le vagin et la vessie.

Le ravivement doit être opéré avec lenteur, et après avoir incisé à droite et à gauche le col de l'utérus dans le sens des commissures.

Le bistouri ne doit pas porter seulement sur la surface du col, mais il doit encore raviver ce qui demeure du col utérin. Il faut, en un mot, rendre cette rigole saignante, et la mettre de niveau avec le reste du col utérin dont on enlève des espèces de copeaux.

Après le ravivement, on a deux surfaces saignantes, que l'on adapte très facilement l'une à l'autre. Lorsqu'il est complet, on s'occupe de fixer les parties et de les maintenir en contact.

C'est dans ce but que deux points de suture latéraux sont appliqués dans le sens des commissures, et un point de suture médian.

Les fils ainsi passés représentent trois anses, qui comprennent une certaine épaisseur du col de l'utérus et du vagin. Ils doivent être placés le plus bas possible, afin de laisser libres les parties supérieures du conduit utérin.

Les fils peuvent être retirés successivement du sixième au dixième jour.

Cette opération permet donc aux lèvres de la plaie de se confondre et de s'agglutiner facilement, et cela en raison du rapprochement naturel des lèvres de la plaie et de la position superposée des lambeaux qui leur donne la faculté de se maintenir ainsi presque sans effort.

Après la guérison, il est évident qu'il existe une interruption entre le vagin et l'utérus, et que celui-ci, au contraire, communique avec la vessie, dans laquelle le sang de la menstruation se répand chaque mois.

Je vais rapporter une observation de fistule vésico-utérine qui démontrera les avantages de la méthode que j'ai proposée pour guérir ce genre de fistules, et qui fera connaître l'état fonctionnel après la guérison.

PREMIÈRE OBSERVATION. — *Fistule vésico-utérine.* — *Perte de substance.* — *Cloison vésico-vaginale intacte.* — *Autoplastie par glissement.* — *Suture entrecoupée.* — *Pertuis fistuleux déterminé par le séjour prolongé d'un fil.* — *Guérison.*

La nommée Rosalie Lazillaire entra dans mon service, le 18 octobre 1849, pour y être traitée d'une fistule vésico-utérine survenue à la suite d'un accouchement.

Il est curieux, avant d'aborder l'examen des organes lésés, de nous occuper des antécédents de cette malade, qui nous ont été fournis par notre excellent confrère M. le docteur Depaul.

Rosalie Lazillaire fut reçue, à la Clinique d'accouchements, le 5 août 1849. Elle raconte qu'elle jouissait habituellement d'une bonne santé, et que déjà deux fois elle était accouchée à terme à la Maternité, une première fois il y a six ans, et une deuxième il y a trois ans; mais que toujours elle avait eu des accouchements longs et difficiles, qui ne purent être terminés qu'à l'aide d'instruments, et qui eurent pour résultat la naissance d'enfants morts.

Elle a eu ses règles, pour la dernière fois, du 1ᵉʳ au 5 décembre 1848, et elle a supposé être devenue enceinte quelques jours après.

A ce compte, qui paraît d'ailleurs s'accorder avec le développement de l'utérus, elle était à la fin du huitième mois au moment de son entrée : la marche de cette grossesse n'a été troublée par aucun accident.

La petitesse de sa taille, certaines conformations des membres pelviens rappelant le rachitisme, les difficultés qui avaient signalé les deux premiers accouchements, tout permettait de supposer une mauvaise conformation du bassin. M. Paul Dubois en pratiqua la mensuration, et reconnut que le diamètre antéro-postérieur n'avait que 85 à 86 millimètres. Dès lors il pensa que l'art devait intervenir, et il résolut de recourir à l'accouchement prématuré artificiel. Comme préparation à l'opération qui devait être pratiquée le lendemain, on donna un bain le 8 août, et l'on purgea légèrement avec 30 grammes d'huile de ricin.

Le 9, dans la matinée, M. le professeur P. Dubois introduisit un cône d'éponge préparée de 5 à 6 centimètres de long sur 15 millimètres de large à la base, et il fut maintenu dans le col avec deux éponges ordinaires placées dans le vagin.

Pendant la journée qui suivit cette opération, la femme éprouva quelques légères douleurs dans les reins et dans le ventre; le soir, elles devinrent un peu plus vives, pour disparaître presque entièrement pendant la nuit.

Le 10, au matin, quelques contractions utérines légères paraissent, et semblent plus fortes que celles de la veille. Quoique l'état général soit bon, on constate une assez grande fréquence du pouls qui bat de 104 à 108 fois par minute. Les douleurs durent jusqu'à une heure après midi, se calment alors pour revenir à quatre heures et cesser complétement à six heures, une heure après qu'on a retiré l'éponge préparée. Déjà, dès le matin, on s'était assuré que cette éponge avait presque entièrement abandonné le col, et l'on reconnut qu'elle n'avait produit qu'une très petite dilatation de l'orifice interne, et une un peu plus considérable de l'orifice externe.

L'alimentation, depuis la veille, avait été très modérée (*le quart de la portion ordinaire*).

Le 11, il n'y a pas eu de douleurs depuis la veille; sommeil pendant toute la nuit. Le col est dans le même état. Peau un peu chaude ; pouls à **88**. On introduit un nouveau morceau d'éponge préparée un peu plus volumineux que le premier. Presque aussitôt survinrent des contractions utérines qui durent toute la journée et une grande partie de la nuit suivante, en se montrant tantôt plus fortes, tantôt plus faibles.

Le 12, il n'y a pas eu un instant de sommeil : le pouls est toujours un peu fréquent. On retire les éponges, et l'on trouve l'orifice inférieur du col beaucoup plus dilaté : le supérieur est mou et dilatable. Une sonde de gomme élastique, armée de son mandrin, est alors introduite dans l'utérus : les membranes sont décollées et percées à 8 ou 10 centimètres au-dessous de l'orifice. On retire environ 80 grammes de liquide amniotique : la sonde est enlevée et la malade laissée dans son lit.

Des douleurs vives, mais irrégulières, se manifestent toute la journée ; pendant la nuit, elles deviennent plus fortes et plus fréquentes.

Le 13, les contractions utérines sont presque continuelles ; le col est à peu près complétement effacé, mais à peine dilaté ; à trois heures, le col est dilaté comme une pièce de 1 franc ; à six heures, la dilatation a environ 8 centimètres. Les membranes bombent fortement pendant chaque douleur, la tête est toujours très mobile au-dessus du détroit supérieur ; à six heures un quart, on pratique la rupture des membranes, à la suite de laquelle il s'écoule un litre et demi d'eau verdâtre et fétide. Après cinq minutes de calme, les douleurs reviennent avec une nouvelle intensité ; la tête ne s'engage cependant pas, et il est impossible de déterminer sa position. Les battements du cœur de l'enfant sont forts et réguliers, 144 à 148 par minute. A neuf heures et demie, on fait prendre un grand bain et l'on donne un quart de lavement avec 20 gouttes de laudanum. De nombreux vomissements surviennent, la tête s'engage, et à quatre heures du matin la femme accouche d'un enfant mort, du sexe féminin, qui pèse 3,300 grammes. La délivrance est naturelle. Les premiers jours qui suivirent cet accou-chement ne présentèrent rien de particulier ; mais, le sixième jour, la malade s'aperçut que son linge était mouillé, qu'elle ne pouvait plus uriner spontanément et que son urine s'écoulait à chaque instant, sans qu'elle fût maîtresse de la retenir, par conséquent.

Depuis ce moment, cette infirmité persiste, et M. Depaul veut bien donner le conseil à la malade de venir dans mon service. Elle se présenta donc à l'Hôtel-Dieu, où elle fut admise le 22 octobre 1849.

L'ayant examinée, je trouvai peu de lésions à l'ex-térieur des organes génitaux, où l'on apercevait ce-pendant un érythème, des granulations à l'extérieur des grandes lèvres et de la fourchette, et peu de gonflement et d'œdème de ces mêmes parties. Il existe autour de l'anus quelques hémorrhoïdes.

Le *spéculum* ne fit rien distinguer sur la cloison vaginale, qui était parfaitement intacte ; et, au premier abord, on pouvait se demander d'où venait l'urine qui remplissait le vagin, et qui inondait les parties génitales externes. Mais, en écartant avec soin les grandes lèvres et en abaissant la cloison recto-vaginale avec le *spéculum* univalve, on voyait s'échapper par l'orifice du col utérin un flot d'urine. Ce n'est qu'en relevant la lèvre antérieure du museau de tanche, qu'on découvrait l'endroit par où s'écoulait le liquide urinaire. C'est alors aussi qu'il était facile d'apercevoir les restes de la lèvre postérieure qui avait en grande partie été détruite par le fait de l'accouchement.

En portant le doigt dans l'orifice utérin élargi, on parvenait dans la vessie : il existait donc là une lésion qui mérite le nom de *vésico-utérine*. Il est clair que, dans ce fait, toute la paroi antérieure du col de l'utérus a été détruite avec la paroi correspondante de la vessie.

La malade, désirant absolument être opérée tout de suite, après avoir subi quelques préparatifs, fut soumise à l'opération le 24 octobre 1849, en présence de MM. Capuron, Depaul, etc., dans l'amphithéâtre de l'Hôtel-Dieu, de la manière suivante :

1° Le museau de tanche a été saisi antérieurement avec deux érignes de Museux implantées dans son épaisseur. Bientôt le col a été abaissé d'une manière graduée.

Une fois que l'organe a été déprimé aussi bas qu'il pouvait parvenir, j'ai fait deux incisions sur les côtés

de l'ouverture du col, dans le sens de ses commissures, et, tout en débridant l'orifice utérin, je déta-
chai le vagin latéralement.

2° Le col étant largement ouvert, il m'a été permis
de raviver le trajet parcouru par l'urine, de retran-
cher des bourgeons durs, et d'enlever la muqueuse
utéro - vésicale. Les ouvertures latérales ont donc
permis d'agir sur l'ouverture vésicale, et d'appliquer
la suture.

3° Application des points de suture. — Ce temps a
été le plus difficile de l'opération. Il s'agissait, en
effet, de réunir les lèvres de la fistule à l'aide de plusieurs points de suture, et c'est ce que je parvins à
faire sans trop de difficulté, en ayant soin de décoller
largement, circonférentiellement, le vagin de son insertion au col de l'utérus, aussi bien en avant que sur
les côtés. Deux points de suture latéraux et un troisième médian furent faits.

Une artériole qui fournissait du sang fut liée. Des
injections d'eau froide furent faites dans le vagin, un
tampon d'amadou introduit, et une sonde de gomme
élastique fut immédiatement placée dans la vessie.

Rien ne se fit remarquer chez la malade pendant
les premières heures qui suivirent l'opération ; mais,
dans le courant de la journée, il survint un écoulement de sang assez abondant par la chute d'une ligature appliquée sur un vaisseau artériel. Un tamponnement fut fait par le chirurgien de garde, au moyen
de morceaux d'agaric poussés dans le vagin.

Dès le même soir, la malade commença à se plaindre de coliques et d'envies de vomir ; le ventre se laissa distendre par des gaz.

Le lendemain, la malade éprouva quelques vomissements, la potion antiémétique de Rivière fut prescrite, et l'eau de Seltz administrée dans le courant du jour. Je ne voyais dans l'état de la malade qu'un état spasmodique. Le spasme, en effet, est très commun après les opérations, et il laisse après lui une certaine agitation.

Le 25 octobre, la susceptibilité gastro-intestinale a presque disparu. Les morceaux d'agaric et le tampon sont rendus au milieu de caillots de sang.

Le 27, la malade a un peu de dévoiement dans la nuit (quatre selles liquides) ; un lavement laudanisé est prescrit.

Le 28, le dévoiement continue un peu, et un lavement amidonné et laudanisé est prescrit. On s'abstient de donner même du bouillon.

Le 29 et le 30, plus de dévoiement ; état général satisfaisant. Rosalie Lazillaire prend un peu de bouillon de poulet.

Le 1er novembre, un examen est fait, et une injection d'eau tiède est poussée dans le vagin. Le flot du liquide entraîne la ligature qui avait servi à lier l'artériole dont j'ai déjà parlé.

Le 2 novembre, l'état général est satisfaisant. La malade est de nouveau examinée au *spéculum*, une injection d'eau tiède est faite dans le vagin. J'enlève un point de suture. Une sonde de femme introduite dans l'urètre donne issue à de l'urine trouble et fétide. Cette évacuation se termine par plusieurs jets brefs et saccadés, comme ceux qui suivent la miction chez les femmes en santé : ces deux circonstances annoncent que les fonctions de la vessie se rétablissent.

Le 3 novembre, la malade dit avoir uriné deux fois autour de la sonde.

Le 5 novembre, je retire un fil : les lèvres de la plaie sont parfaitement réunies. Une sonde de femme, introduite dans la vessie, évacue une forte quantité d'urine. La malade, d'ailleurs, avance qu'elle n'en perd pas par le vagin, et qu'elle n'est pas mouillée.

La sensation du besoin d'uriner commence à se faire sentir. La sonde, sans doute bouchée, a été chassée de l'urètre par le flot de l'urine.

Une nouvelle algalie est cependant introduite dans la vessie.

Le 8 novembre, un dévoiement séreux abondant survient, et les selles se répètent jusqu'à dix ou douze fois dans la journée. Dès le soir même, cet accident cède aux sinapismes, à la diète, aux lavements laudanisés et amidonnés, et aux cataplasmes sur le ventre.

Le 9, l'urine ayant passé entre l'urètre et la sonde, j'enlève celle-ci, qui fatiguait la vessie.

Le 11, il se manifeste de fréquentes envies d'uriner, et ces besoins se renouvellent tous les quarts d'heure.

Le 14, les urines ne peuvent être gardées plus de huit à dix minutes.

Le 18, les urines paraissent être conservées un peu plus longtemps, une demi-heure environ ; mais, dès que le besoin se fait sentir, la malade les rend sans pouvoir se retenir, et le 26 elle est inquiète, et dit avoir été mouillée. Je l'examine au spéculum, et j'enlève un fil qui avait provoqué sans doute le spasme vésical ; car la cicatrice est solide, et il n'y a pas d'urine dans le vagin.

Rien de nouveau du 26 novembre au 1er décembre. A mesure qu'on s'éloigne du moment de l'opération, les urines se conservent un peu plus longtemps ; elles sont conservées maintenant une, deux et trois heures quelquefois ; les fonctions de la vessie se rétablissent peu à peu ; l'urine ne s'écoule plus sans que la malade en ait la conscience, comme cela arrivait avant l'opération. Elle n'est plus autant mouillée ; elle urine à volonté, excepté quelquefois encore dans la nuit, pendant le sommeil, que l'urine s'échappe sans qu'elle s'en aperçoive.

Le 4 décembre, les forces reviennent graduellement ; elle se lève plusieurs fois dans le jour, et cependant elle se plaint de pesanteur dans le bas-ventre et dans les reins. (Vin de Bordeaux.)

Le 5 et le 6 décembre, il se montre un accès de fièvre intermittente bien caractérisée : un lavement de sulfate de quinine a été administré.

Le 7 décembre, le malaise et la fièvre ont disparu ;

mais la malade éprouve, pendant qu'elle dort, des sueurs abondantes qui cessent au moment du réveil. Les forces, d'ailleurs, ne reviennent que lentement; l'appétit est bon : rien de particulier du côté des fonctions respiratoires.

L'état des fonctions urinaires est toujours le même. Le lavement de sulfate de quinine est suspendu, et remplacé par une pilule du même médicament.

Le 10 décembre, examen au spéculum : le vagin ne contient pas une goutte d'urine. Une sonde introduite dans la vessie en fait, au contraire, écouler une certaine quantité. En portant le doigt dans le vagin, je distingue manifestement un fil dans la paroi de cet organe où a porté la suture. En effet, avec une pince et des ciseaux je retire encore plusieurs débris de fils, mais non pas une anse entière.

Le 11 décembre, rien de nouveau dans l'état local, ni dans l'état général : les urines sont conservées toujours à peu près le même temps, deux heures environ. Rosalie se lève une partie de la journée, et mange avec appétit; mais toujours, aussitôt qu'elle s'abandonne au sommeil, sa peau se couvre de sueur.

Le 13, elle n'a pas sué du tout la nuit dernière; il est vrai qu'elle avait pris deux pilules d'extrait de ratanhia.

Le 14 et le 15, les sueurs n'ont pas reparu, depuis qu'elle prend chaque soir trois pilules de 5 centigrammes d'extrait de ratanhia.

L'état local est toujours le même et les urines ne

sont pas gardées plus longtemps que par le passé; elles s'écoulent involontairement la nuit, et même ordinairement dans le jour, dans la position horizontale seulement, car elles sont très bien conservées pendant la station debout.

Le 17, nouvel examen au spéculum. Le vagin ne contient pas une goutte d'urine. L'introduction d'une sonde dans l'urètre, toujours douloureuse à cause de l'état d'irritation persistant de toutes ces parties, donne issue à une petite quantité d'urine. Elle perd un peu d'urine involontairement pendant la nuit.

Le 19, je priai la malade de conserver ses urines aussi longtemps qu'il lui serait possible, ce qu'elle fit depuis six heures jusqu'à neuf heures et demie du matin. C'est un temps plus long que celui pendant lequel elle les conserve ordinairement. A neuf heures et demie, elle descendit à pied pour être examinée à l'amphithéâtre, encore assez éloigné de la salle Saint-Roch; elle retourna à son lit à pied sans avoir été examinée. Tout le reste du jour, elle se trouva fatiguée, et de la double course et des efforts qu'elle avait faits pour retenir son urine un temps inaccoutumé.

Le 21, nouvel examen au spéculum, en présence de M. Depaul. La malade n'avait pas uriné depuis deux heures. Une sonde de femme, introduite dans l'urètre, donne issue à une forte quantité d'urine, dont une partie filtre dans le vagin, entre la portion de la sonde reçue dans l'urètre et les propres parois de ce canal. C'est la première fois depuis longtemps qu'on trouve de l'urine dans ce conduit, et elle ne peut pas s'y être accumulée par une autre cause que celle qui vient d'être indiquée.

Un nouveau fil double, formant cette fois une anse complète, est encore retiré.

Le 24 et le 25, tout est toujours à peu près dans le même état : les urines sont toujours gardées deux ou trois heures environ. Elles s'échappent involontairement par le vagin pendant le sommeil, et même quelquefois pendant le jour, dans les premiers moments du décubitus horizontal, mais non dans la station debout.

La malade, d'ailleurs, se trouve bien. Elle se lève une partie du jour : ses forces reviennent graduellement.

Le 28, nouvel examen au spéculum. Une sonde, introduite dans l'urètre, donne issue à une certaine quantité d'urine. Mais, en même temps que le liquide sort par l'orifice de la sonde, on le voit aussi s'échapper manifestement de l'intérieur même du vagin. Il y a donc là un pertuis qui laisse passage à l'urine, et qui explique l'incontinence pendant le sommeil et dans certaines positions de la malade. Une injection d'eau tiède, poussée par la sonde laissée dans l'urètre, rend ce pertuis manifeste, parce que l'on voit le liquide suinter par la paroi antérieure du vagin et tomber dans ce conduit. Ce pertuis, d'ailleurs, est très petit : il siège au niveau de la cicatrice que l'opération a produite; il reconnaît pour cause la présence du fil qui est resté si longtemps en place et qui a été retiré seulement le 21 décembre, deux mois après l'opération. Je cautérise avec le nitrate d'argent ce trou imperceptible, j'ordonne le repos au lit, et fais de nouveau placer des sondes à demeure.

Les 29 et 30, nouvelles cautérisations avec le nitrate d'argent.

Le 31, la sonde, laissée à demeure, provoque dans l'urètre un sentiment de cuisson, de douleur assez vif. L'orifice de ce canal est rouge et en partie comblé par un petit caillot de sang.

J'enlève la sonde.

Le 1er janvier 1850, la malade me dit que, suivant les diverses positions qu'elle prend, elle perd ou ne perd pas son urine : ainsi elle ne la perd pas quand elle demeure sur le dos; elle la perd, au contraire, quand elle reste sur le ventre.

Le 4, examen au spéculum. Même état déjà décrit : nouvelle cautérisation du pertuis fistuleux avec le crayon de nitrate d'argent.

Le 9, la malade dit n'être plus mouillée du tout depuis trois jours, quelle que soit la position qu'elle prenne.

Le 12, nouvelle cautérisation avec le crayon de nitrate d'argent. Une sonde est de nouveau placée à demeure. L'état général est toujours très satisfaisant.

Le 14, elle se plaint de repousser la sonde malgré elle chaque fois qu'elle fait effort pour uriner; l'algalie est de nouveau enlevée.

Le 16, elle accuse des maux de tête, des étouffe-ments ; elle a la figure rouge, les yeux injectés ; ses règles n'ont point reparu depuis son dernier accou-chement. Je fais pratiquer une saignée du bras de deux palettes.

Le 19, la malade, qui, de temps en temps, a perdu jusqu'ici quelque peu d'urine, n'en a pas perdu une goutte depuis vingt-quatre heures.

Le 20, elle n'a pas été non plus mouillée depuis hier. Un nouvel examen au spéculum me démontre qu'il n'existe plus de traces du pertuis qui livrait passage à l'urine. Le crayon est de nouveau passé par précaution sur le point qui a déjà été cautérisé plusieurs fois.

Le 21 et le 22, il n'y a plus de perte d'urine, et la guérison est complète.

Depuis ce moment, la vessie remplit admirable-ment ses fonctions, et l'urine est conservée comme autrefois, et expulsée par les causes naturelles de la miction. Cette femme a repris complétement sa gaieté.

Le 5 mars, en mon absence, M. Depaul a bien voulu la présenter à l'Académie.

Un dernier examen a été fait le 4 mars. Voici ce qu'il m'a appris :

1° L'introduction d'une sonde dans la vessie m'a démontré que cet organe avait repris sa capacité normale ; de plus, cette exploration m'a indiqué que le col utérin était rencontré par la sonde lorsque celle-ci était introduite en ligne directe ;

2° L'urine est parfaitement limpide et transparente, soit qu'on la retire longtemps après qu'elle a séjourné dans la vessie, soit peu de temps après qu'elle y a été déposée;

3° L'examen du vagin permet de reconnaître que ce conduit a à peu près les dimensions normales. La paroi antérieure est légèrement plus élevée que dans l'état normal;

4° Les restes de la lèvre postérieure sont complétement cicatrisés ;

5° La lèvre antérieure du museau de tanche, qui a été respectée pendant l'accouchement, a conservé sa situation à peu près normale;

6° Il existe des cicatrices linéaires sur le pourtour du vagin, à l'endroit où il s'insère sur le col. Il n'existe nulle part aucune trace de trajet fistuleux.

Il est démontré par cette observation que la gangrène peut s'emparer du col de l'utérus, au-dessus de l'insertion du vagin, et établir là une large communication avec la vessie, c'est-à-dire à l'endroit où elle repose sur la face antérieure du col de l'utérus, et cela sans que la cloison vésico-vaginale soit en aucune manière intéressée.

Il est remarquable aussi d'observer la destruction de la lèvre postérieure du museau de tanche, sans que la lèvre antérieure ait subi la moindre perte de substance.

Voilà donc une large communication établie directement entre la vessie et l'utérus : aussi les urines sortaient-elles par l'orifice du col avant de pénétrer dans le vagin. C'est donc là une fistule vésico-utérine. Déjà j'ai observé un assez grand nombre de ces fistules, mais elles ne se présentaient pas avec les caractères de celle-ci. Chez toutes les femmes qui en étaient affectées, il y avait destruction de la paroi antérieure du col et d'une plus ou moins grande quantité de la cloison vésico-vaginale ; si bien que la fistule méritait le nom de vésico-utéro-vaginale. On ne craindra donc plus d'attaquer une fistule de la nature de celle qui fait le sujet de notre observation par le bistouri et la suture.

Avant de finir, je ferai remarquer que ce n'est pas sans inconvénient qu'on laisse séjourner les fils dans l'épaisseur des tissus, où ils organisent un trajet qui peut à son tour livrer passage aux urines. C'est ce que notre observation a démontré d'une manière claire.

DEUXIÈME PARTIE.

FISTULES VÉSICO-UTÉRO-VAGINALES.

Les fistules vésico-utéro-vaginales sont plus communes que les fistules vésico-utérines.

Elles présentent, en général, une cavité dans laquelle les urines sont continuellement versées pour rentrer de là dans le vagin; quelquefois, il est vrai, le liquide urinaire baigne tout à la fois et dans le même moment la cavité du col de l'utérus et le vagin. C'est alors une espèce de cloaque qui résulte d'un affreux désordre survenu dans la vessie, l'utérus et le vagin.

Je vais examiner successivement l'anatomie pathologique, l'étiologie, la symptomatologie et le traitement des fistules.

ARTICLE PREMIER.

ANATOMIE PATHOLOGIQUE DES FISTULES VÉSICO-UTÉRO-VAGINALES.

Je crois être le premier qui aie reconnu l'espèce de fistules dont il s'agit, et c'est surtout à l'examen anatomique des parties sur le vivant que l'on doit des connaissances positives sur les altérations nombreuses qui lui donnent naissance à la suite d'un accouchement laborieux.

Les lésions que l'on rencontre dans ce cas ne se bornent pas au vagin, à l'utérus, à la vessie, mais elles s'étendent encore à certains organes contenus dans le bassin, et quelquefois même à tous.

Les lésions principales portent cependant sur le vagin, la vessie et l'utérus.

Vagin. — J'ai rencontré ce conduit en grande partie détruit sur des femmes, et réduit à ses portions urétrale, rectale et pelvienne (j'entends par là les parties latérales de ce cylindre membraneux). On serait, dans des cas pareils, porté à croire qu'il n'y a plus de ressources, et que la chirurgie n'a rien à espérer contre de pareils désordres. Telle a été longtemps mon opinion, avant que l'expérience m'eût prouvé que ces pertes de substance pouvaient être réparées par le déplacement de l'urètre et des restes du vagin, de la vessie et de l'utérus. La main peut, dans les cas dont je parle, pénétrer dans la vessie.

On rencontre ordinairement sur les restes du vagin des duretés, des brides saillantes peu apparentes et des cicatrices plus ou moins étendues, remarquables par leur blancheur qui contraste avec l'état normal de la muqueuse vaginale.

En raison des adhérences que subissent les restes du vagin, on voit celui-ci se renverser dans différents sens et principalement vers la fistule.

Il est ordinairement tiraillé, très irrégulier, et c'est lui qui limite l'étendue de la fistule. Souvent toute vascularisation apparente a disparu dans une certaine étendue.

Quelquefois on trouve autour de l'ouverture fistuleuse des débris de vagin qui représentent des lambeaux, des valvules, ou des replis organiques.

Comme cet organe n'offre plus de plis en réserve à cause de la perte de substance qu'il a subie, et comme il a perdu sa souplesse, et que, d'ailleurs, il est fixé aux parties environnantes, il ne peut plus être déplacé par des tractions ménagées.

Vessie. — La poche urinaire subit toujours dans ces circonstances une grave atteinte, mais la désorganisàtion est limitée en général aux portions de cet organe qui correspondent à la cloison vésico-vaginale et au col de l'utérus.

La vessie peut être déplacée et former hernie au travers de la perte de substance, ou bien être maintenue dans sa place par des adhérences ou par la forme particulière de la fistule.

Utérus. — Le col de l'utérus peut être détruit dans une plus ou moins grande étendue : le désordre est superficiel ou profond. J'ai trouvé le museau de tanche manquant tout à fait, et d'autres fois presque entièrement détruit, et alors on ne retrouvait plus qu'un petit tubercule situé sur un des points de la circonférence de la fistule.

Le col utérin peut avoir été tout à fait gangrené, et alors il n'existe plus qu'une poche, limitée d'un côté par le vagin, de l'autre par la vessie, dans un

autre sens par le reste de l'utérus et dans une quatrième par des tissus de nouvelle formation situés au-
devant du rectum. L'urine se trouve alors déposée
dans une espèce de poche accidentelle d'où ce liquide
s'échappe pour tomber dans le vagin.

En décrivant les lésions pathologiques séparément
dans chaque organe, je ne me suis pas cru dispensé
de donner une idée générale et succincte des altérations qui peuvent exister à divers degrés dans tous
ces organes à la fois. C'est sous ce dernier point de
vue que je veux surtout examiner l'anatomie pathologique des fistules vésico-utéro-vaginales.

Un aperçu général mettra sous les yeux du lecteur
les diverses lésions pathologiques que l'on rencontre
sur le vivant.

L'observation m'a appris que, lorsque le col utérin
avait été détruit, ou que la portion du vagin qui s'insère directement sur lui avait été désorganisée, il
existait une perte de substance considérable dans
toute cette région, à moins toutefois que la compression n'ait porté sur la partie du col qui se trouve au-
dessus de l'insertion du vagin.

L'anatomie pathologique établit donc une différence matérielle immense entre les fistules qui
traversent la cloison et celles qui existent avec destruction de ce diaphragme à son insertion au col de
l'utérus. Cette différence est encore plus capitale
pour celles qui se rencontrent avec une double lésion
de la cloison et du col utérin.

Il est important d'insister sur ce genre de lésion, sur son étendue en largeur et en profondeur; car ce n'est que comme cela qu'on arrivera à établir, d'une manière précise, le degré de curabilité de ces fistules.

Ainsi donc, le vagin peut être détruit seulement à son insertion au col de l'utérus, et l'on dirait qu'il existe un simple décollement. L'étendue de l'altération est, en effet, établie alors suivant la circonférence du vagin. Il est facile de juger quelle gravité offrent ces fistules, sans établir de commentaires à ce sujet. J'en ai vu plusieurs qui, dans le principe, m'ont vivement préoccupé à cause des dispositions anatomiques et principalement de la structure du col de l'utérus.

Quelquefois il existe un décollement du vagin dans sa portion utérine, et une perte de substance qui se prolonge sur la ligne médiane. C'est là une espèce de lésion qui ressemble très bien à un fer à cheval ou à un V dont les deux extrémités se prolongent en arrière et sur les côtés du col de l'utérus.

L'anatomie pathologique nous apprend que la face antérieure du col de l'utérus peut être *écorcée* seulement, c'est-à-dire altérée superficiellement, ou bien lésée profondément jusqu'au conduit utérin. Toute la paroi de celui-ci peut être détruite dans le sens de sa longueur, du museau de tanche au corps de l'utérus. Sa lèvre antérieure a été complétement ou incomplétement détruite, ainsi que la paroi antérieure du col utérin. La perte de substance peut représenter seulement une gouttière, laquelle s'étend de la partie libre du museau de tanche jusqu'à l'union du col de l'utérus avec le corps. L'altération est limitée par un tubercule qui se rencontre à l'union du corps avec le col. On aperçoit alors au fond de cette vaste perte de substance une espèce de rigole qui n'est autre chose que la face interne de la paroi postérieure du conduit utérin. Ce conduit ressemble assez bien à une plume fendue en deux.

Quelquefois c'est la lèvre postérieure du col de l'utérus qui est gangrenée. Voici ce qui se passe relativement aux organes environnants et aux surfaces parcourues par l'urine : Toutes ces surfaces offrent des saillies, des irrégularités et des dépressions recouvertes par une membrane de nouvelle formation plus ou moins parfaitement organisée.

Le doigt, promené du col à la cloison, rencontre des duretés inodulaires, qui résistent énormément et sont d'un aspect blanc ou coloré, comme cela se rencontre dans les tissus inodulaires anciens. Voilà pourquoi le bistouri trouve tant de difficultés à rafraîchir tous les tissus qui ont besoin de l'être.

Ces fistules sont très souvent compliquées d'adhérences des parois du vagin entre elles, et, dans tous les cas, il s'est établi des protections, des *murs* pseudomembraneux entre la fistule et la cavité du ventre.

La vessie est unie plus ou moins au corps de l'utérus ou à ses annexes, et celui-ci au rectum ou à quelque point du vagin. Il est facile de comprendre qu'alors on ne doit pas effacer complétement la cavité accidentelle, pour éviter de détruire des adhérences qui doivent être conservées; et d'ailleurs il importe fort peu qu'il demeure au-dessus de la cloison, après la guérison, une espèce de diverticulum accidentel qui donne à la vessie plus de largeur, et qui ne l'empêche en aucune manière d'exécuter ses fonctions. Ainsi une partie du col de l'utérus et des fausses membranes qui l'entourent peuvent parfaitement compléter le réservoir urinaire.

On trouve ordinairement, dans ces fistules compliquées, des plaques cicatricielles sur différents points du vagin, et principalement autour de la fistule; on y rencontre aussi des brides qui rapprochent deux points opposés du vagin, de manière à rétrécir ce conduit, et à rendre l'opération difficile, si l'on n'a pas l'attention de porter sur elles le bistouri. C'est dans des lésions de cette nature qu'on trouve des adhérences établies entre le rectum et le vagin, entre l'utérus, le vagin et le rectum, et enfin entre tous ces organes et la vessie. Il est très facile de comprendre, d'après cela, la petite quantité de sang qui s'écoule pendant le ravivement, et l'impossibilité où l'on est très souvent de pouvoir abaisser l'utérus, principalement dans les cas où les adhérences sont courtes et solides. Dans le mois de juillet 1850, j'ai opéré devant MM. Louis, Andral, Cloquet, Malgaigne, Vernois et Rigal (de Gaillac) une dame qui était affectée d'une fistule vésico-utéro-vaginale, et chez laquelle il était impossible d'abaisser les organes.

ARTICLE II.

ÉTIOLOGIE DES FISTULES VÉSICO-UTÉRO-VAGINALES.

Ces graves lésions sont presque toujours le résultat d'une gangrène déterminée par la compression de la tête, ou par l'action des instruments dont on se sert pour extraire l'enfant.

Voici d'autres particularités que j'ai observées sur diverses malades : c'est ainsi que, dans un cas, à la suite de la présentation de l'épaule et de la version de l'enfant, il avait été impossible de terminer l'accouchement, bien que la tête de l'enfant se présentât, à cause d'un développement excessif des os du crâne, d'une hydrocéphalie. L'application du forceps eut lieu sans succès, et l'accoucheur dut avoir recours à la détroncation ; la tête séjourna encore dans l'excavation du bassin pendant vingt-quatre heures.

Ces circonstances permettent de se rendre aisément compte des désordres et des altérations graves qui ont suivi cet accouchement laborieux. Un séjour aussi prolongé de la tête de l'enfant dans l'excavation pelvienne ne suffisait-il pas pour déterminer la gangrène du col, du vagin et des parties environnantes ? Et, si l'on songe aux diverses manœuvres devenues nécessaires pour terminer l'accouchement, aux contusions violentes qui ont dû en résulter, la gravité extrême des désordres n'a rien qui puisse surprendre.

Dans un autre cas, les antécédents à noter ont été : trente-six heures de travail et l'application du forceps. Il est ajouté que l'enfant est très volumineux. Ces trois causes réunies expliquent suffisamment l'étendue des altérations que nous avons eu à combattre.

Dans un troisième fait, nous voyons le travail de l'enfantement durer quarante-huit heures, nécessiter quatre applications successives du forceps : l'enfant, mort-né, offrait d'énormes dimensions.

Ainsi nous pouvons dire que les fistules vésico-utéro-vaginales sont produites par des accouchements laborieux, de longue durée, et par le séjour dans le détroit d'une tête volumineuse.

La compression, par la tête de l'enfant, de l'utérus, du vagin et de la vessie, met le chirurgien sur la voie pour résoudre la question de savoir comment la gangrène se produit. Il est évident que l'arrêt de la circulation, que l'interruption de l'influx nerveux font cesser toute vitalité dans les organes dont je parle. Il m'est démontré aussi que tous les tissus peuvent à la fois être désorganisés et comme écrasés par la violence de la compression, et par les applications réitérées des instruments et de la main. Ce dernier mode de production des fistules me paraît si bien établi par l'expérience, qu'il me semble inutile d'y insister. Je n'aurais, pour faire incliner les incrédules à mon opinion, qu'à invoquer l'analogie, et leur rappeler ce qui se passe dans les contusions, en les com-

parant à ce qui a lieu pendant de certains accouchements. Ainsi, de même que l'on voit à l'extérieur du
corps le tissu cellulaire, les parenchymes d'organes,
être réduits en une sorte de détritus ayant perdu
toute trace d'organisation et de vie, à l'exception de
la coloration du sang, qui imprègne encore cette
matière ; de même des manœuvres obstétricales laborieuses et répétées, le séjour d'une tête volumineuse ou hydrocéphale dans le bassin, l'application
des fers, contondent, broient, désorganisent les tissus placés entre leur action et la résistance des os
du bassin : seulement, suivant que cette action est
plus ou moins forte, la vie cesse plus ou moins lentement, ou cesse tout à coup. Dans le premier cas,
le travail inflammatoire précède la désorganisation
complète et la production de la fistule ; dans le second, le travail inflammatoire n'est que consécutif
à ces accidents.

Au reste, ces accidents peuvent avoir lieu sans un
séjour très prolongé de l'enfant dans le détroit pelvien ; ils peuvent se produire dans des cas où l'accouchement s'est terminé rapidement.

Entre la production de la fistule vésico-utéro-
vaginale et celle de la fistule vésico-vaginale, il faut
noter cette différence : dans celle-ci, la compression
est exercée sur la cloison seule, et, dans celle-là,
elle s'exerce sur le col de l'utérus, sur la partie la
plus reculée de la vessie, et la portion du vagin la
plus voisine de la matrice. Dans les fistules vésico-

utéro-vaginales, la compression est exercée sur les organes dans le point le plus élevé du bassin, et, dans le second, elle a lieu tout à fait dans l'excavation du bassin, à des hauteurs variables, et, dans tous les cas, contre les pubis.

N'y a-t-il pas lieu de penser que les désordres qui nous occupent sont quelquefois le résultat de certaines dispositions individuelles plutôt que d'une action mécanique? Si l'on consulte les faits, on se convaincra que l'action mécanique joue le principal rôle, tout en tenant compte des modifications tirées de la vitalité individuelle. Ainsi, toutes les femmes qui ont offert cette espèce de fistule étaient bien conformées, jeunes, et, en apparence, d'une constitution et d'une vitalité parfaites.

ARTICLE III.

SYMPTOMATOLOGIE DES FISTULES VÉSICO-UTÉRO-VAGINALES.

Sous le rapport de l'établissement de la fistule, les phénomènes ne diffèrent pas de ceux que l'on observe lorsque la lésion affecte seulement la cloison vésico-vaginale. C'est, en effet, le cinquième jour, le huitième jour, que l'ouverture vésico-utéro-vaginale est devenue évidente, et que les urines se sont frayé par là une issue nouvelle.

Toutes les fistules vésico-utéro-vaginales ont des caractères communs, et les différences sont relatives à l'étendue de cette ouverture anormale.

Vastes ou non, la position de la malade n'apporte pas de changements dans l'écoulement du liquide urinaire. La marche, la station verticale, à genoux, assise, le décubitus dorsal, l'inclinaison du tronc, permettent toujours à l'urine de s'écouler involontairement. La seule différence qui existe entre ces fistules est la quantité plus ou moins grande d'urine versée dans le vagin.

Les différences qui existent entre les fistules vésico-utérines et vésico-utéro-vaginales sont assez grandes pour que nous devions consacrer quelques mots au diagnostic particulier de ces dernières.

Les fistules vésico-utéro-vaginales sont faciles à reconnaître lorsque la cloison vésico-vaginale a été détruite dans son insertion au col de l'utérus, et lorsque celui-ci a été détruit en partie et qu'on aperçoit une gouttière qui atteste l'ouverture du conduit utérin.

Mais quelquefois le col de l'utérus a été détruit, ainsi que le vagin, et l'on ne retrouve plus qu'une ouverture ronde qui livre passage tout à la fois aux règles et aux urines. Ce n'est qu'en introduisant dans cet orifice une sonde, que l'on reconnaît une cavité au-dessus de l'insertion du vagin, dans laquelle s'accumulent les règles et les urines.

Quant au diagnostic différentiel des fistules vésico-utérines et vésico-utéro-vaginales, il est établi à propos des fistules vésico-utérines; d'ailleurs, dès que la cloison vésico-vaginale est saine, il n'est pas même nécessaire d'en parler.

ARTICLE IV.

PRONOSTIC DES FISTULES VÉSICO-UTÉRO-VAGINALES.

Ces fistules tirent leur gravité de la double ou triple lésion qui existe dans les voies urinaires et génitales. Cette gravité se mesure sur l'étendue de la lésion et des désordres qui peuvent exister dans l'intérieur du bassin. Le pronostic est rendu plus fâcheux par l'existence d'adhérences qui rétrécissent le vagin, de manière à empêcher le jeu des instruments ; ou par la présence de brides qui empêchent l'utérus et la vessie d'obéir aux tractions nécessaires pour rendre ces organes accessibles à l'instrumentation.

ARTICLE V.

TRAITEMENT DES FISTULES VÉSICO-UTÉRO-VAGINALES.

Lorsque les fistules vésico-utéro-vaginales sont susceptibles d'être opérées, le chirurgien doit, avant de mettre les surfaces en contact, les rendre saignantes ; et c'est toujours aux dépens des tissus lésés que l'on doit emprunter les moyens de réparation.

Les principes du traitement des fistules vésico-utéro-vaginales sont donc établis sur les mêmes données que celles que j'ai exposées en traitant des fistules vésico-vaginales. Mais si, au premier abord, on ne voit pas dans les applications du traitement de différence appréciable, en réalité, cependant, il en existe une très grande, et on le comprend vite, si l'on réfléchit que, dans un cas, il demeure une portion du vagin insérée sur le col, et que, dans l'autre, il n'en existe aucune trace. Dans un cas, la vessie et le vagin servent à réparer les désordres qu'ils ont subis; dans l'autre, il faut emprunter à l'organe voisin, à l'utérus, la pièce réparatrice. Ceci s'applique aux fistules vésico-utérines comme aux fistules vésico-utéro-vaginales.

Toutes les fois que l'on a à pratiquer une opération de fistule vésico-utéro-vaginale, il convient tout d'abord de se rappeler que l'utérus et le vagin ne sont pas susceptibles de s'abaisser, et que les organes ne changeront que fort peu de situation, quelle que soit l'espèce de traction que l'on exerce sur eux; il est, par conséquent, inutile d'espérer par de vains efforts forcer la descente d'organes qui ne peuvent pas bouger de place. L'opération doit donc se faire sur place, et le chirurgien doit s'armer de toute la patience désirable pour conduire à bien une opération qui, après tout, ne réclame que du temps et la résistance morale que tout chirurgien doit posséder.

Ce n'est que dans des circonstances particulières que l'on doit se décider à pratiquer des *incisions dilatatrices*, et lorsque le rétrécissement du vagin est tel que la manœuvre est impossible.

Le chirurgien fera donc abaisser lentement et graduellement la paroi recto-vaginale, et il fera écarter soigneusement toutes les parties qui empêchent la lumière d'arriver et d'éclairer les endroits sur lesquels les instruments doivent être dirigés. Les leviers, les sondes de femme, les pinces à dents, le spéculum univalve, sont à la fois ou isolément mis en usage. Tous les tissus sur lesquels on opère seront successivement tendus ou relâchés, suivant que l'on ravive ou que l'on retire une aiguille qui a préalablement traversé les tissus.

Cela étant posé, j'arrive aux procédés opératoires que j'ai introduits dans la pratique.

Comme il n'existe plus, dans le point où la fistule se rencontre, de vagin inséré au col, ce n'est qu'en disséquant celui-ci latéralement et qu'en l'incisant profondément d'avant en arrière, et en faisant concourir le col de l'utérus à la réparation autoplastique, que l'on peut refaire l'organe détruit.

A. — Premier procédé opératoire.

Trois temps distincts signalent ce procédé opératoire.

Premier temps. — Le vagin est décollé circonférentiellement là où ses restes s'insèrent encore sur le col de l'utérus, et des incisions latérales, faites obliquement sur les côtés et de haut en bas, permettent à ce conduit de se relâcher, et aux lèvres de la fistule de se rapprocher.

Dans le *second temps*, on procède au ravivement des restes de la cloison et du col utérin.

Pendant le ravivement, on doit se rendre compte

de l'étendue du désordre et du point où s'arrête l'altération. Je ne regarde pas comme sans importance cette appréciation qui conduit le chirurgien, lorsque le conduit utérin n'est pas ouvert très haut, à relever la cloison jusqu'au-dessus de lui, de manière à laisser libre dans le vagin son ouverture utérine. Mais, lorsque l'altération remonte trop haut, la conservation du conduit utérin est impossible, et alors il est tout à fait inutile de remonter la cloison au-dessus du niveau auquel elle correspond, et l'on peut alors la fixer dans le point que l'on juge le plus convenable, et dans l'endroit, par conséquent, où elle subit le moins de tiraillements.

Troisième temps. — **Dans** ce troisième temps, on fixe la cloison sur le col et l'on met deux larges surfaces saignantes en contact ; on les fixe par des points de suture. Les fils doivent être disposés de manière qu'ils traversent la cloison et une grande partie de l'épaisseur du col utérin.

S'il existe encore de la tension dans les parties, on les fait céder par des incisions.

On enlève les fils du sixième au quinzième jour.

B. — Second procédé opératoire.

Ce second procédé, comme le premier, consiste à utiliser les restes du col utérin et à enlever un ruban circonférentiel du pourtour de la fistule, et à porter le ravivement sur toutes les surfaces qui sont recou-

vertes d'un tissu cicatriciel ou inodulaire. S'il existe
des tubercules saillants qui s'opposent à ce que l'on

Fig. 3 (1).

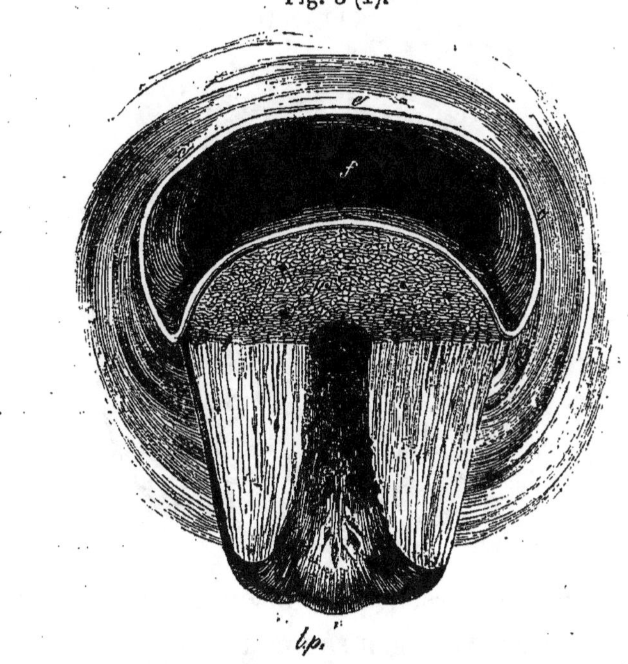

mette en un contact exact les lèvres de la fistule, on
doit les sacrifier, et, pour peu que des débris de membranes s'avancent entre les lèvres de la plaie, il ne
convient pas de les ménager davantage.

Second et troisième temps. —Il s'agit ici de mettre
en contact les restes de la cloison et du col de l'uté-

(1) Pour donner une idée du deuxième procédé accompli dans l[a]
4ᵉ figure, j'ai voulu faire connaître dans la figure 3 l'état des parties,
en supprimant sur le col utérin et sur la vessie à l'état normal une
portion de ces organes. — *e e e* représentent le pourtour de la cloison
vésico-vaginale ; — *f,* l'ouverture vésicale faite avec le bistouri ; — et
enfin *l p,* la lèvre postérieure du museau de tanche qui doit contribuer à fermer l'ouverture anormale.

rus par leurs extrémités, sans se préoccuper de la cavité qui existe derrière les lèvres de la plaie.

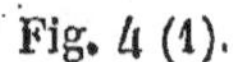

Fig. 4 (1).

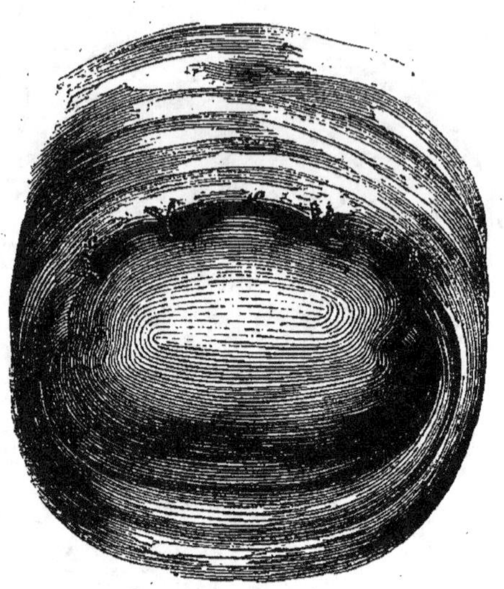

Les fils traversent la cloison et la partie postérieure du col vers son sommet.

Lorsque la réunion est faite, ce qui demeure du col de l'utérus représente une sorte de lambeau qui vient, en rencontrant la cloison, fermer, à la manière d'un opercule, la fistule.

Le col utérin, dans ce procédé, fait l'office du lambeau plantaire dans les amputations partielles du pied, lorsqu'il vient retrouver la cloison vésico-vagi-

(1) La figure 4 donne parfaitement l'idée de ce second procédé opératoire. — La lettre *s* indique l'union des restes de la cloison avec la lèvre postérieure du col de l'utérus. — La cloison se trouve ainsi refaite par une véritable fusion du col de l'utérus qui désormais fait partie du vagin et de la vessie.

nale, comme le fait le premier en rencontrant la peau du dos du pied.

C. — Troisième procédé.

Dans ce dernier procédé, le chirurgien se comporte, dans les premiers temps de l'opération, comme il le fait dans les autres modes opératoires.

Ce troisième procédé diffère seulement par son dernier temps. Dans celui-ci, on creuse une rigole sur la partie antérieure du col utérin, afin d'y maintenir plus facilement la cloison vésico-vaginale : c'est ce procédé que j'ai mis en usage chez madame B...

Il me reste à rapporter ici plusieurs observations de fistules vésico-utéro-vaginales ; elles serviront à compléter notre travail sur ce point.

DEUXIÈME OBSERVATION. — *Fistule vésico-utéro-vaginale. — Perte de substance. — Cavité dans laquelle les urines étaient disposées pour retomber dans le vagin. — Ravivement. — Incisions longitudinales du vagin, de l'extrémité utérine de ce conduit jusqu'à l'ouverture vulvaire et sur les côtés du rectum. — Agrandissement momentané du vagin. — Suture entrecoupée. — Envies fréquentes d'uriner et bientôt disparition de ce phénomène. — Guérison.*

La nommée Françoise Modre, de Neuville-au-Bois (Loiret), entra à l'Hôtel-Dieu, salle Saint-Roch, n° 7, le 18 novembre 1850.

Agée de trente-trois ans, forte et bien constituée, de taille moyenne, notre malade a toujours joui d'une bonne santé. Les cavités splanchniques n'offrent aucune déformation, et l'équilibre le plus parfait semble exister entre tous les appareils. La cavité pelvienne est large et bien développée, et l'on ne rencontre dans le bassin aucun vice de conformation.

Elle n'a jamais quitté la campagne, où elle a vécu constamment en s'occupant aux travaux des champs. Il paraîtrait qu'à l'âge de douze ans, elle a été atteinte d'une fluxion de poitrine qui s'est terminée heureusement.

Dans sa famille les maladies paraissent être fort rares, et sa mère, qui a eu sept enfants, les a mis au monde sans accident.

Les règles ont paru à dix-huit ans, sans qu'aucun orage et aucun dérangement de la santé générale ait précédé ni suivi leur apparition. Depuis cette époque elle a eu régulièrement ses menstrues chaque mois, excepté pendant le temps de la conception. La durée de la menstruation est de quatre jours. Elle n'a point été sujette à la leucorrhée.

A trente ans, elle se maria, et au bout de neuf mois elle devint enceinte. La grossesse ne fut traversée par aucun accident, et l'accouchement se fit naturellement à terme. Il est nécessaire de nous arrêter un instant sur ce qui arriva au moment des douleurs de l'enfantement.

L'accouchement fut long et difficile, et cependant il se termina sans l'emploi des fers. L'enfant fut expulsé par le siége, et lorsqu'il vint au monde, il était mort. D'après les renseignements que nous a fournis la mère, il paraîtrait que le cordon, entourant le cou de plusieurs tours, n'a pas eu peu d'influence sur la mort.

Quoi qu'il en soit, la mère se rétablit promptement, et au bout de trois semaines elle était tout à fait remise et avait repris ses travaux dans les champs.

Cinq semaines après cet accouchement, les règles revinrent et se montrèrent régulièrement jusqu'à la seconde grossesse qui survint seize ou dix-sept mois après le premier accouchement.

Pendant cette dernière grossesse rien de particulier digne d'être noté ne se présenta, et le 6 octobre 1850 l'accouchement eut lieu. Cette fois l'enfant se présentait par l'épaule droite : on dut faire la version ; et comme après cette opération le travail marchait encore avec beaucoup de lenteur, le forceps fut appliqué : malgré cela, la tête de l'enfant demeurait invariablement dans la cavité utérine et résistait à toute traction. Un examen plus approfondi montra au chirurgien qu'il avait affaire à une hydrocéphalie. Cependant le temps pressait : le travail durait déjà depuis vingt-quatre heures ; les grandes lèvres, énormément tuméfiées, faisaient craindre de les voir se déchirer ou tomber en gangrène ; la tête de l'enfant était toujours immobile ; le chirurgien se décida à la détronquer.

La tête, séparée du corps, demeura vingt-quatre heures encore dans la cavité utérine, après quoi la substance cérébrale ayant été en partie évacuée par le trou occipital, la tête hydrocéphale put enfin être expulsée au dehors, quarante-huit heures environ après le début des premières douleurs.

La mère avait bien supporté et les douleurs de l'enfantement, et les diverses manœuvres nécessitées par la complication d'hydrocéphalie.

Une saignée de précaution lui fut cependant pratiquée. Au bout de huit jours, elle s'aperçut tout à coup qu'elle perdait involontairement son urine, sans qu'elle ait vu de lambeau cutané, de débris organiques s'échapper par le vagin.

Depuis ce moment, cette triste infirmité a toujours persisté; le besoin d'uriner a tout à fait disparu, les urines s'échappent toujours involontairement à peu près également dans toutes les positions; cependant elles paraissent s'écouler un peu moins facilement dans la position horizontale que dans toute autre situation.

Du reste, la santé générale est très bonne ; il n'y a pas de douleurs hypogastriques; le sommeil et l'appétit sont bien conservés. Les règles n'ont pas encore reparu.

Voici ce que l'examen fait le 20 novembre nous a appris sur l'état des organes génitaux :

1° Elle ne présente aucun vice de conformation à l'extérieur, et le bassin paraît bien conformé.

2° Il existe un érythème sur les grandes et petites lèvres avec un commencement de tuberculisation; cet érythème est surtout apparent au pourtour de l'anus.

3° Il existe un peu d'infiltration de l'une et de l'autre grande lèvre.

4° On voit vers la commissure inférieure et sur les côtés de petites ulcérations.

5° L'introduction de la sonde dans l'urètre est facile et ne fait pas souffrir ; la vessie est petite, et l'on en rencontre bientôt les limites en promenant la sonde dans l'intérieur.

6° La paroi antérieure du vagin est froncée, irrégulièrement plissée ; on aperçoit, à 4 centimètres 1/2 du méat urinaire, une fente, laquelle aboutit à un trou situé en arrière d'elle et au-devant des restes du col de l'utérus. Une sonde de femme, introduite par cette voie, peut être sans difficulté poussée dans une circonférence de plusieurs centimètres et promenée en différents sens. C'est dans un véritable sac qu'elle parvient, sac formé aux dépens de la cavité du col de la vessie et les parties environnantes. C'est là que les urines sont versées en même temps qu'elles tombent dans le vagin.

7° On aperçoit derrière cette ouverture accidentelle les restes de la lèvre postérieure du col de l'utérus, et à gauche un mamelon qui n'est qu'un rudiment de la lèvre antérieure.

8° Il est impossible, par des tractions opérées sur le vagin ou les restes du col de l'utérus, de les attirer à l'extérieur ; ce qui prouve qu'il existe là des adhérences profondes entre le vagin, l'utérus et les parties environnantes.

Le 22 novembre, cette malade ayant été préparée par des grands bains, des injections, des boissons délayantes et diurétiques, je l'opérai par ma méthode autoplastique.

L'opération fut pratiquée le 22 novembre, en présence de M. Cusco, chirurgien des hôpitaux, et d'un grand nombre de médecins et d'élèves. Ne pouvant attirer les organes à la vulve, je dus opérer sur place.

Je fus donc forcé de manœuvrer dans l'intérieur du vagin, celui-ci ne pouvant subir aucun déplacement.

La malade ayant été placée dans la position ordinaire pour ces sortes d'opérations et en face d'une vive lumière, les cuisses fléchies sur le bassin, soutenues par des aides, la paroi recto-vaginale étant abaissée, les grandes lèvres écartées, une sonde étant introduite dans la vessie et maintenue par un aide afin de faire proéminer en temps et lieu les lèvres de la fistule dans le vagin, je procédai avec de longs bistouris et de longs ciseaux à l'avivement de la solution de continuité. Un ruban de tissu fut enlevé suivant la circonférence de la fistule, et l'on comprend qu'il porta aussi bien sur la cloison vésico-vaginale que sur les restes du col utérin. La fistule, par ce ravivement, fut donc agrandie; mais il fut facile, après avoir enlevé le tubercule dont il a été fait mention plus haut, de rapprocher la cloison ravivée du col de l'utérus rendu saignant.

Le ravivement étant terminé, plusieurs injections d'eau froide furent faites dans le vagin, et c'est alors que je procédai à l'application de trois points de suture, qui traversaient la cloison et le col de l'utérus.

Les fils qui servaient à rapprocher les surfaces saignantes étaient rubanés, cirés et colorés en blanc et
en bleu. Le rapprochement se fit de telle sorte, que
la portion restante du col utérin fut réunie à la partie
antérieure de la fistule : dès lors la communication
était interrompue entre la cavité utérine et la cavité
du vagin.

La malade ayant été ensuite nettoyée, trois incisions furent pratiquées, deux latérales, parallèles à
la longueur du vagin, se prolongeant sur les côtés du
rectum jusqu'en dehors de l'ouverture vulvaire, si
bien que toute la longueur du vagin et de la vulve
était parcourue par le bistouri, et une troisième,
transversale, faite derrière le méat urinaire et dans
l'épaisseur de la cloison. Ces incisions étaient desti-
nées à permettre le glissement et le rapprochement
des parties, à favoriser leur relâchement et à éviter
la section des bords de la plaie qui pourrait résulter
d'une tension trop grande.

Pour prévenir tout écoulement de sang, un tampon d'amadou fut introduit dans le vagin, et, pour
donner issue à l'urine, une sonde fut introduite dans
la vessie.

Rien de particulier ne survint pendant les premières heures qui suivirent l'opération : il s'écoula
seulement par la sonde un peu d'urine sanguinolente.
La malade n'était pas mouillée sous elle.

Le soir qui suivit l'opération, il y avait seulement
un peu de traumatisme, consistant en de la chaleur

à la peau, de la réaction fébrile, sans douleur. Une potion opiacée fut administrée. Il y eut du sommeil pendant la nuit.

Le lendemain, la peau était chaude et moite, avec un léger mouvement fébrile, sans douleur et sans sensibilité abdominale. Le tampon fut retiré.

Le 24 et le 25, la fièvre n'existe plus. La sonde fonctionne bien. L'urine s'accumule dans la vessie, et c'est ce qu'on constate en enfonçant de temps en temps la sonde dans la poche urinaire, lorsqu'elle s'en est un peu éloignée. On voit alors s'écouler un jet d'urine légèrement opaque. La malade prend du bouillon.

Le 26 et le 27, il n'y a rien de nouveau; mais le pouls conserve toujours un peu de fréquence.

Le 28, la malade est apportée sur le lit d'examen. La paroi recto-vaginale étant abaissée à l'aide du spéculum univalve, on aperçoit au fond du vagin une certaine quantité de pus sans mélange d'urine. Une injection d'eau tiède est poussée dans ce canal, afin d'en nettoyer la surface interne; après quoi les trois fils, qui ont été appliqués pour la suture, sont retirés.

Elle est ensuite reportée à son lit, et, en lui replaçant une sonde nouvelle, on donne issue à un flot d'urine qui s'écoule à jet continu pendant quelques secondes. Quelques légers aliments sont permis.

Le 29, les urines coulent régulièrement par la sonde : elles sont incolores et limpides.

Le 2 décembre, un nouvel examen au spéculum permet de constater l'existence d'une certaine quantité de pus au fond du vagin ; on n'y aperçoit pas une goutte d'urine. Les incisions sont en pleine cicatrisation. L'urine s'accumule manifestement dans la vessie qui fait les fonctions de réservoir, et tout fait espérer une guérison prochaine.

Le 3, l'espoir d'une guérison complète se confirme. L'état général est bon ; l'examen au spéculum ne montre pas de trace d'urine dans la cavité vaginale ; la sécrétion purulente est peu considérable. La malade n'est point mouillée, et les urines sont claires et limpides.

Le 5, vers midi, la malade, prétendant que cette sonde la gênait, s'imagina de la retirer et de faire effort pour uriner. Presque aussitôt elle crut sentir un flot d'urine s'échapper par le vagin.

Le 6, en l'examinant, on eut lieu de s'assurer qu'elle s'était trompée, puisqu'il n'y avait au fond du conduit vaginal que du pus et pas d'urine. Une injection d'eau tiède fut faite, et la sonde replacée à demeure.

Le 7, on ne voit pas d'urine au fond du vagin.

Les jours suivants, l'urine continue à couler limpide, à s'accumuler dans la vessie, sans passer par le vagin et sans s'amasser dans ce conduit.

On voit à peine dans celui-ci une petite quantité de pus qui diminue chaque jour.

Le 12, la sonde est retirée ; mais la vessie, qui a

perdu l'habitude de conserver l'urine, en supporte difficilement le contact, et la malade ne peut la retenir plus de dix minutes sans être obligée d'uriner.

Le lendemain 13, la sonde est replacée à demeure dans l'urètre, pour prévenir les envies incommodes d'uriner.

Aucun incident particulier ne se montre avant le 23. Ce jour-là, à la visite du matin, on voit s'écouler par la sonde une urine sanguinolente, due sans doute à l'écoulement des règles qui se fait par la vessie.

C'est la première fois qu'elles paraissent depuis son dernier accouchement.

Cet écoulement sanguin dure peu pour disparaître bientôt, et l'urine redevient claire et limpide comme auparavant.

Le 25, je crois pouvoir retirer la sonde que la malade conserve depuis le jour de son opération.

L'algalie étant retirée, la vessie reprend ses fonctions, l'urine s'y accumule, le besoin d'uriner reparaît; seulement il revient très fréquemment. La malade ne mouille pas son lit, et, quand on l'examine au spéculum, on voit que le vagin ne contient pas une goutte d'urine. Il y a seulement sur le côté gauche du canal vulvo-utérin un bourgeon appartenant à l'incision latérale non cicatrisée que je cautérise.

Le 28, la malade se lève pour la première fois. Dans la station assise, elle conserve ses urines moins de temps encore que dans la position couchée. Elle est obligée de les rendre tous les quarts d'heure ou toutes les vingt minutes. D'ailleurs la malade urine à volonté dans le vase.

Le 31, cette susceptibilité persistant encore au même degré, la sonde est replacée. L'introduction de l'algalie était bien plus une précaution qu'une affaire de nécessité ; aussi fut-elle bientôt enlevée définitivement.

Rien ne vint infirmer la pensée d'une guérison complète ; la malade se portait parfaitement, elle urinait à volonté dans le bassin ; chaque jour elle retenait son urine un peu plus longtemps que la veille, et le 7 janvier 1851, elle quitta l'hôpital pour retourner dans son pays, conservant son urine comme avant son accident, pendant environ quatre heures, sans être tourmentée du besoin de la rendre.

Avant de sortir de l'Hôtel-Dieu, elle assista aux cérémonies religieuses ; elle put pendant tout le temps conserver ses urines sans difficulté.

Cette malade a été examinée avant son départ par notre honorable collègue M. le docteur Cusco, par M. Basignan, par M. le docteur Rigal, et par un grand nombre de médecins étrangers et d'élèves qui avaient assisté à l'opération.

Enfin le 6 janvier, la malade a été examinée pour la dernière fois. Il est important de noter avec soin l'état des voies urinaires et de la santé générale de la malade.

Tout le monde a été frappé de sa physionomie ouverte et gaie : l'expression était remarquable, et tout indiquait la satisfaction et le bonheur qui se dépeignaient dans les traits de notre courageuse Orléanaise.

La face était colorée, rosée; les chairs étaient fermes, le sommeil était bon, et l'appétit parfait. Elle n'avait plus que le désir de retourner dans ses foyers; c'est ce qu'elle a fait le 6 janvier, après toutefois avoir subi un examen définitif.

Voici quel était l'état de la vessie, du vagin, de la cloison et de l'utérus :

1° Le cathétérisme fournit une assez grande quantité d'urine limpide, citrine et transparente;

2° L'introduction de la sonde est indolore;

3° La vessie a repris sa dilatation normale : aussi la malade a-t-elle pu, sans fatigue, conserver ses urines pendant la messe du 5 janvier. L'ouverture vulvaire n'est pas rétrécie;

4° La paroi antérieure du vagin n'offre pas tout à fait la longueur normale; quant au diamètre transverse, il a à peine perdu quelque chose de ses dimensions. Cette cloison a des plis transversaux, et est un peu plus élevée en arrière et à son insertion au col de l'utérus;

5° Il n'existe pas de trace de col de l'utérus dans le vagin;

6° On aperçoit deux cicatrices latérales longues, l'une à droite, l'autre à gauche; celle-ci est plus latérale que la première;

7° A gauche, on rencontre un petit cul-de-sac qui

indique le point où un tubercule, reste de la lèvre antérieure du col de l'utérus, a été enlevé au moment de l'opération. Un tissu cicatriciel entoure cette dépression.

Je compléterai cette observation par quelques réflexions concernant les fonctions de la vessie et l'opération elle-même.

En ce qui regarde l'opération, je ferai remarquer que le ravivement a porté aussi bien sur les restes de la cloison que sur ceux du col de l'utérus. Les deux surfaces saignantes, mises en contact, ont donc réparé d'une manière admirable la perte de substance, et il a suffi de les maintenir en rapport par des fils cirés de soie, colorés diversement, pour arriver à un résultat aussi remarquable que satisfaisant; c'est là de la science consolante, si je ne me trompe, et qui relève l'art à nos yeux autant qu'à ceux du monde.

Je regarde comme fort important de se servir de fils colorés diversement, car il est impossible alors de se méprendre sur le siége et sur le nombre des points de suture que l'on enlève ou que l'on veut respecter. Remarquons, relativement à la section de ces fils, que, si on veut les extraire, il convient de les attirer doucement à soi, afin de faire saillir l'anse de fil dans le vagin. Bientôt, derrière le nœud, un côté de l'anse est coupé, et il suffit d'une légère traction pour retirer la totalité du fil.

L'important n'est point que la manœuvre soit plus

ou moins difficile, pourvu qu'on parvienne à raviver et à réunir les lèvres de la fistule ; avec de la patience et de bons aides on parvient toujours à pratiquer l'opération, en ayant soin de détruire les adhérences ou les brides, s'il en existe.

L'observation précédente prouve jusqu'à l'évidence combien sont utiles et indispensables ces longues incisions qui se prolongent de l'extrémité utérine du vagin jusqu'à son extrémité vulvaire. Le bistouri du chirurgien doit se promener hardiment dans l'épaisseur des tissus ; mais il ne doit rien faire de plus qu'il ne convient, car le moindre délabrement inutile deviendrait dangereux.

On a vu que je n'ai pas laissé les fils en place plus de six jours, et cependant la réunion était parfaite, et si complète que l'enlèvement des fils n'a produit aucun relâchement entre les lèvres de la fistule, qui sont demeurées affrontées. Le chirurgien doit éviter soigneusement que les fils ne coupent un bord ou les deux, car leur chute pourrait être suivie d'une fistule qu'on serait obligé de faire disparaître par l'application de nouveaux points de suture.

Comme on le voit, chez notre malade, il y a eu à peine un peu de traumatisme, et cependant le ravivement s'est étendu sur des surfaces assez considérables, et des incisions longues et latérales auraient pu faire craindre des mouvements fébriles plus violents.

J'ajoute que ce fait n'est pas différent de ceux que

j'avais précédemment observés, et il est de mon devoir de dire que ce n'est pas une exception, puisque c'est une expérience suffisamment répétée qui le prouve. Le traumatisme n'est donc nullement en rapport avec l'étendue du ravivement, des surfaces saignantes non réunies, et de l'application des points de suture.

Quant à l'écoulement de sang vésical qui a eu lieu dans l'observation citée, il était évidemment dû à la menstruation, qui a commencé à s'établir.

Ce fait a permis d'étudier les phénomènes qui sont relatifs à l'excrétion de l'urine. On a pu voir que les envies fréquentes d'uriner, qui sont survenues pendant les premiers jours qui ont suivi l'enlèvement de la sonde, ont frappé tout le monde : c'est même ce qui nous a engagé à remettre la sonde à différentes reprises, pour donner le temps à la vessie de s'habituer au contact de l'urine. Notre attente n'a pas été trompée. Au bout de quelques jours, il nous a été permis de retirer la sonde sans inconvénients. Les urines se conservaient pendant quelques heures, et pendant beaucoup plus de temps encore, sans que la malade en éprouvât le moindre effet pénible.

Deux causes contribuaient donc à déterminer les besoins fréquents d'uriner :

1° L'étroitesse de la vessie ;

2° L'excitation de cet organe par l'urine, au contact de laquelle il n'était plus habitué.

Mais bientôt la poche urinaire a pris plus de développement, et elle s'est familiarisée avec le liquide irritant, auquel elle a très bien servi de réservoir en dernier lieu.

TROISIÈME OBSERVATION. — *Fistule vésico-utéro-vaginale. Perte de substance considérable. — Autoplastie par glissement. — Déplacement des restes du col de l'utérus, de la cloison et des parois du vagin. — Menstruation vésicale.*

Madame B., âgée de trente-sept ans, habitant le Havre, vient à Paris à la fin de novembre 1849 pour se faire soigner d'une fistule vésico-utéro-vaginale. Cette dame, d'un tempérament sanguin, bien constituée, a toujours joui d'une bonne santé. Jamais elle n'a fait de maladie sérieuse. Menstruée à quinze ans, pour la première fois, sans accident, elle l'a toujours été avec une régularité parfaite. Elle n'a jamais été sujette à avoir de flueurs blanches. Mariée à vingt-huit ans seulement, elle eut sept enfants en huit ans de ménage. Toutes ses couches furent laborieuses, au point, dit-elle, que la longueur du travail empêcha de venir à bien la plupart de ses enfants. De sept qu'elle mit au monde, elle n'en conserve aujourd'hui que deux : ce sont deux filles. Les cinq autres vinrent au monde mort-nés, ou succombèrent très peu de temps après la naissance.

Les accouchements qui donnèrent le jour aux deux filles qu'elle conserve furent beaucoup moins longs et moins difficiles que les autres ; pour l'une et pour l'autre, le travail dura douze heures.

Du reste, les suites de couches se passèrent toujours bien ; il ne survint aucune phlegmasie abdominale, aucun accident : en huit ou dix jours la malade fut toujours rétablie. Le forceps ne fut jamais employé pour les six premiers accouchements, le dernier seulement en nécessita l'application. Celui-ci dura trente-six heures, et mit au monde un enfant mort. C'était un garçon ; il était fort et bien développé. Quelques jours après cet accouchement, qui date de dix-huit mois, c'est-à-dire de juillet 1848, madame B..... s'aperçut qu'elle perdait involontairement ses urines, et depuis lors cette triste infirmité a toujours persisté.

Mon premier soin, à l'arrivée de madame B..., fut de procéder à un examen attentif qui laissa dans mon esprit doute et incertitude quant à l'appréciation de l'altération et du résultat.

J'examinai la malade à plusieurs reprises, sans pouvoir me rendre bien compte des désordres qui existaient ; enfin j'arrivai à constater : 1° une perte de substance considérable, intéressant la cloison vésico-vaginale et la portion antérieure du col de l'utérus : en conséquence, la portion du vagin qui s'insère en avant sur le col de l'utérus manque absolument dans sa circonférence *antéro-latérale*, et celle qui se fixe à la partie postérieure du col utérin est seule intacte ; 2° à deux pouces environ au-dessus de l'extrémité libre de la lèvre postérieure du museau de tanche, c'est-à-dire à l'union du corps avec le col, on retrouve un reste de mamelon qui indique l'endroit où le canal utérin est conservé intact; 3° trois travers de doigts peuvent pénétrer dans la vessie, à travers la perte de substance vésico-vaginale utérine; 4° la portion du vagin qui protége le canal de l'urètre existe encore, et forme un bourrelet épais.

Les urines sont versées abondamment et constamment dans le vagin, et de là mouillent sans cesse le lit, les vêtements et les cuisses de la malade, qui ne peut faire un mouvement sans être inondée.

En présence d'une pareille lésion j'hésite, et je ne sais, en vérité, s'il y a lieu de tenter une opération. Pourtant, malgré les dégâts et la gravité de l'infirmité, je me décide à essayer l'opération, qui, du reste, est réclamée par la malade avec instance. Le résultat a prouvé qu'il ne faut jamais désespérer, car les choses réussirent au delà de tout ce qu'on pouvait attendre.

La malade étant dans un état général de santé satisfaisant, l'opération est pratiquée le dimanche 16 décembre 1849, aux bains de Tivoli, rue Saint-Lazare, chambre n° 42, en présence de MM. les docteurs Rayer, Roger, Vernois, et des internes de mon service.

La portion restante du col utérin est saisie vigoureusement, et amenée en bas et en avant au moyen de deux fortes pinces de Museux, qui maintiennent l'organe dans cette position pendant tout le temps que dure l'opération, trois quarts d'heure environ.

Dans un second temps, à l'aide du bistouri et des ciseaux, je ravive largement les restes de la cloison, et je rends saignantes également les portions du museau de tanche et du col utérin qui n'ont pas été détruites, et sur lesquelles les débris de la cloison doivent être fixés. Ce ravivement est fait de manière à ne laisser aucun point des lèvres de la fistule, ni des tissus qui doivent la combler, sans avoir été ravivé.

Dans un troisième temps, je détache soigneusement et dans toute son étendue ce qui demeure du vagin en arrière, à son insertion au col de l'utérus. Cette dissection ou ce décollement, si l'on aime mieux, relâche d'une manière admirable cet organe, et permet aux parois latérales et antérieures d'effacer la perte de substance. Il suffit alors de porter le col de l'utérus d'arrière en avant, pour faire disparaître entièrement l'énorme ouverture accidentelle qui était le résultat de l'accouchement. Quelques coups de bistouri dirigés vers le col de l'utérus et de bas en haut ont suffi pour faire céder tous ces tissus, qui se rapprochaient alors presque d'eux-mêmes. C'est surtout lorsque l'instrument tranchant est porté sur l'insertion postérieure du vagin, que je dus mettre dans la manœuvre une excessive prudence; et il valait mieux alors détacher des lamelles du tissu propre de l'utérus que de promener l'instrument entre celui-ci et le péritoine, qui aurait pu, à la fin, être ouvert. J'aurais pu cependant, en dirigeant l'instrument avec fermeté et en ne le déviant pas de la direction que je viens d'indiquer, pénétrer assez haut sans atteindre la membrane séreuse. Mais je regarde cette dissection comme téméraire et inutile, attendu qu'il suffit de détacher l'insertion du vagin en cet endroit, pour obtenir un relâchement qui ne deviendrait pas plus grand par une dissection plus élevée. En un mot, ce que le chirurgien peut faire quand il décolle le vagin latéralement ou antérieurement, il ne peut pas le tenter avec autant d'assurance pour l'insertion vaginale postérieure.

Ce débridement étant suffisant, je procède au quatrième temps de l'opération, ou au rapprochement des surfaces les unes des autres, et à leur maintien par la suture entrecoupée. C'est à l'aide d'un porte-aiguille et d'aiguilles courbes armées de fils cirés que j'ai obtenu ce résultat. Pour une plaie aussi vaste, qui avait, après le ravivement, augmenté, pour ainsi dire, de moitié de dimension, il a suffi d'appliquer deux points de suture latéraux et un médian. Les aiguilles courbes ont d'abord traversé successivement les débris de la cloison et la substance propre du col de l'utérus. La totalité de la cloison a été transpercée, ainsi qu'une grande partie de l'épaisseur du col de l'utérus. En ne saisissant qu'une petite portion de tissus, on se serait exposé à voir ceux-ci promptement coupés par les anses des fils.

Plusieurs injections d'eau froide ont été faites, et les fils ont été serrés et fixés définitivement par un double nœud.

Comme je désirais mettre les tissus dans un relâchement plus complet encore, j'ai fait derrière la suture une incision transversale de gauche à droite, profonde d'une ligne à une ligne et demie. Immédiatement après cette incision, il se forma une espèce de lambeau aux dépens du col utérin, lequel remonta vers le point où la cloison était fixée.

Les fils étant serrés, on n'a plus, au lieu de la fistule, qu'une suture transversale qui n'est pas parfaitement située devant l'axe du vagin. Les restes de la cloison concouraient donc, avec le col utérin, à réparer la perte de substance. Il existait alors au-dessus de ce diaphragme artificiel une partie du conduit utérin béante dans l'intérieur de la vessie, tandis que, au-dessous de cette cloison de nouvelle formation, se rencontrait cette autre partie du même conduit.

Une petite artère qui donnait du sang a été tordue.

Tout est alors terminé. Le col utérin, débarrassé des érignes, remonte à sa place; des injections froides sont faites pour prévenir l'écoulement du sang, et un fort tampon d'amadou est introduit dans le vagin, et la malade, convenablement lavée et essuyée, est reportée à son lit : une sonde est immédiatement introduite et laissée à demeure dans la vessie. Les urines qui s'écoulent aussitôt par l'orifice de cette sonde nous montrent que la réunion est bien faite.

Le lendemain de l'opération, le 17 décembre, le tampon d'amadou est retiré; il ne s'est point écoulé de sang, seulement la malade a été mouillée sous elle.

Le 18, la malade, qui n'avait pas dormi la nuit précédente, a eu quelques instants de repos. La nuit a été très calme, pas de fièvres, pas de soif vive, pas de douleurs de tête ni de ventre, l'urine coule limpide. Pourtant il est sorti quelques caillots de sang par la sonde. Après l'enlèvement du tampon, la malade s'est trouvée bien soulagée.

La sonde est changée.

Le 19, aucuns symptômes fébriles ne se sont fait remarquer chez la malade ; la nuit a été bonne. Cette femme se plaint de spasmes vésicaux qui l'ont agacée et agitée. L'urine coule par la sonde, et cependant la malade est mouillée sous elle.

Le 20. Le bien-être continue et il n'existe aucun trouble fonctionnel et organique. La sonde est changée ; on permet trois bouillons coupés. L'urine est moins sanguinolente que la veille.

Le 21. La nuit s'est passée dans le calme : les spasmes vésicaux ont disparu pendant le sommeil. La sonde est changée. Bouillons et potages.

Le 22. La nuit a été mauvaise. Il y a eu de la fièvre ; la malade a eu quelques contrariétés la veille. On ne change pas la sonde qui fonctionne bien.

Le 23. Tout est rentré dans l'ordre : il n'y a plus, par conséquent, de fièvre. On change la sonde.

Le 24. La sonde, qui avait bien coulé jusqu'ici, se bouche, sans doute par l'amas d'une substance concrète qui n'est autre chose que du muco-pus. Cet accident a été suivi de la sortie de l'urine entre les parois de la sonde et celle de l'urètre. L'urine contient du pus et du sang. La sonde est changée le matin à huit heures, et, par son tube, de l'urine mêlée à du sang noirâtre s'échappe en abondance. Les parties génitales externes sont teintes de sang.

La malade était alors à l'époque de ses règles; il est très probable que cet écoulement de sang n'est pas autre chose que le sang menstruel, lequel, ne pouvant s'écouler par le vagin à travers le canal utérin, puisque la moitié antérieure du col de cet organe a été détruite, et que la moitié postérieure concourt maintenant à former la paroi postérieure de la vessie, est versé dans celle-ci, d'où il est entraîné à l'extérieur par l'urine.

Le 25. Même état. Bouillons, potages.

Le 26. La malade est examinée. On retire une anse de fil entière, puis une portion d'une autre anse. Le vagin contient une assez grande quantité d'urine. Injection d'eau tiède.

Le 27. Les urines coulent plus limpides que les jours précédents. La sonde est moins souvent bouchée. La malade prend quelques aliments solides : son état général est satisfaisant.

Le 28. Rien ne se fait remarquer chez la malade, qui mérite d'être noté.

Le 29. Une seconde anse de fil est retirée. On rencontre une certaine quantité d'urine dans le vagin.

Le 30. Les urines sont limpides; la sonde fonctionne sans interruption.

Le 31. Les choses n'offrent rien de différent de la veille.

Les trois premiers jours de janvier, la malade est bien; la sonde n'est pas retirée, et cependant la couche est encore mouillée.

Le 4. Je rencontrai un peu d'urine dans le vagin. La réunion des lèvres paraît complète. La sonde est immédiatement retirée. Une demi-heure après, la malade éprouve le besoin d'uriner; elle est tout étonnée de pouvoir satisfaire à ses besoins comme par le passé. Elle urine d'elle-même dans le vase, et l'urine produit le même bruit que chez une personne dont la vessie est dans l'état normal.

Depuis ce moment, jusqu'aujourd'hui, 10 janvier, madame B... a pu uriner toutes les fois que le besoin s'est fait sentir, et elle urine spontanément. Elle a pu conserver ses urines depuis sept heures du soir jusqu'à une heure du matin : maintenant elle commence à se lever, marche un peu; elle tousse sans qu'une goutte d'urine s'échappe. Son lit n'est plus mouillé pendant la nuit.

En procédant à plusieurs examens successifs, voilà ce que j'ai rencontré : le vagin paraît avoir la longueur et les dimensions d'un vagin normal; il forme un véritable cul-de-sac au fond duquel il n'y a pas la moindre communication avec la cavité utérine. Celle-ci s'ouvre maintenant dans la vessie, par suite de l'adjonction de la portion postérieure du col à la paroi postérieure de la poche urinaire.

7

Lorsqu'on touche la malade, on sent parfaitement un point plus résistant que dans le reste de la cavité, et qui appartient au col de l'utérus.

Dans les deux ou trois premiers jours qui ont suivi l'enlèvement de la sonde, la malade ne perdait pas une goutte d'urine, dans quelque position qu'elle se trouvât, soit couchée ou debout. Mais après les premiers jours, elle perdit un peu d'urine, soit en marchant, soit même encore pendant la nuit dans son lit.

Les 17, 18, 19, 20 et 21 janvier, la malade a eu ses règles. Le sang était mêlé à l'urine.

Depuis elle est retournée en Normandie d'où elle nous a écrit plusieurs fois. Vers le milieu du mois d'avril, nous reçûmes une lettre dans laquelle elle nous disait qu'à chaque époque, le sang des règles se frayait une issue au travers de la vessie. L'urine était d'abord rosée, puis plus foncée, et enfin elle reprenait peu à peu sa transparence et sa couleur naturelle. Elle ajoutait qu'elle se regardait comme parfaitement guérie.

QUATRIÈME OBSERVATION. — *Fistules vésico-utéro-vaginales.* — *Absence de col utérin.* — *Perte de substance.* — *Tissu cicatriciel encore récent.* — *Rupture du vagin.* — *Incision demi-circulaire entre l'urètre et le clitoris.* — *Mort.*

Le 23 mars 1851 est entrée la nommée Lavocat, Anne, âgée de quarante-quatre ans, jardinière, demeurant à Baine (Loiret).

La mère a soixante-dix ans, elle est bien portante.

Le père est mort à soixante ans.

La malade a toujours habité la campagne. Elle fut réglée à dix-huit ans, et tous les mois elle vit l'écoulement menstruel arriver régulièrement et durer quatre à cinq jours.

Mariée à dix-sept ans, elle eut sept enfants, et toujours les couches se firent avec difficulté, mais sans l'application des fers. Trois enfants sont morts en venant au monde. Sa dernière grossesse fut surtout la plus douloureuse, et pendant les neuf mois de la durée de la grossesse elle continua ses rudes travaux. Quatre mois avant le terme, conduisant une voiture, le cheval prit le mors aux dents et la fit tomber sous la roue qui lui passa le long de la cuisse et de la jambe droite. Malgré cet accident l'enfant n'en continua pas moins à donner toujours signe de vie.

Il y a trois mois que les premières douleurs se firent sentir à sept heures du matin, et durèrent jusqu'à dix heures du soir. L'enfant est né mort : il était très gros. Deux heures après l'accouchement la malade se sentit mouillée.

Trois semaines après l'accident, elle entra à l'hôpital de Pithiviers, d'où elle sortit plus tard sans avoir subi de traitement ; elle vit un médecin qui la cautérisa avec du nitrate d'argent et introduisit une sonde à demeure dans la vessie ; mais la malade ne pouvant la garder, il l'engagea à venir à Paris.

Le 24 février, elle entra dans un service de chirurgie à Paris.

Quatre semaines après, voyant qu'on ne lui faisait subir aucun traitement, notre malade sortit de cet hôpital et entra à l'Hôtel-Dieu, le 23 mars 1851.

Cette femme fut soumise, pendant quelques jours, à un régime rafraîchissant; elle prit des bains locaux et généraux, fit des injections, et elle put être examinée le 30 mars 1851 ; voici quel était l'état des organes génitaux, continuellement humectés par l'urine :

1° Érythème aigu des grandes et petites lèvres ;

2° Tuberculisation et œdème de ces mêmes parties ;

3° L'urètre est dans sa situation normale ;

4° On trouve 3 centimètres d'intervalle entre le clitoris et l'urètre ;

5° L'ouverture de celui-ci est peu considérable ;

6° Une sonde de femme, introduite dans l'urètre, est assez serrée ;

7° Plaie à la partie postérieure du vagin suivant le diamètre longitudinal aux environs du col de l'utérus, déterminée par la pression du spéculum ;

8° Hernie de la vessie au travers de la fistule; cette hernie forme une tumeur qui peut avoir le volume d'un petit œuf de pigeon ;

9° Cette tumeur, d'une couleur rosée, est rouge foncé vers son milieu et vers sa partie la plus déclive ;

10° En portant la sonde dans l'urètre et en arrivant vers le col de la vessie, on rencontre de suite, en poussant la sonde en ligne directe, un obstacle formé par la hernie vésicale;

11° La sonde peut circuler facilement autour de la tumeur, et on peut la réduire en la poussant en haut et en arrière;

12° On voit que la hernie est formée aux dépens de la partie postérieure de la vessie;

13° Lorsqu'on a déplacé la tumeur et qu'elle ne fait plus saillie dans le vagin, on aperçoit une vaste ouverture ovalaire dont la base est dirigée vers le col de l'utérus;

14° A 4 centimètres et quelques millimètres derrière la fistule, on aperçoit une seconde ouverture qui communique avec elle : c'est l'orifice du col utérin;

15° Il n'existe plus de trace du col de l'utérus, si bien que les urines et les règles se mêlent ensemble dans cette cavité commune formée par la vessie, le vagin et la fin du col de l'utérus;

16° Il est impossible d'abaisser la paroi antérieure du vagin à cause des adhérences nombreuses qui existent;

L'opération est pratiquée le 4 avril, de la manière suivante :

1° La hernie formée par la vessie est refoulée dans son intérieur par une sonde d'argent introduite par l'urètre;

2° Ravivement de la fistule et enlèvement de tu-

bercules gros comme des pois, qui n'étaient autre
chose que des restes du col utérin;

3° Incision d'arrière en avant intéressant toute
l'épaisseur des parois du vagin;

4° Incision demi-circulaire faite entre les petites
lèvres, le bulbe urétral, le clitoris et le méat urinaire. Abaissement du col et de l'urètre au moyen
de plusieurs incisions pratiquées demi-circulairement
et dans le même sens que la première;

5° Réunion sur la ligne médiane par un point de
suture, et réunion ensuite transversale, et d'arrière
en avant, de la lèvre postérieure de l'angle de réunion
des deux lambeaux latéraux, par deux autres points
de suture;

6° Tamponnement pour arrêter l'écoulement de
sang qui était très abondant;

7° Une sonde de femme est mise à demeure dans
la vessie, et le soir de l'opération, quelques douleurs
se font sentir dans le ventre.

Samedi 5. — Augmentation des douleurs du ventre;
faciès grippé, froid des extrémités; pouls petit, filiforme; vomissements. — 50 sangsues sur le ventre;
fomentations émollientes.

6 *avril.* — Continuation des symptômes de la péritonite; vomissements jaunâtres. — 30 sangsues
sur le côté gauche du ventre.

7 *avril.* — Mêmes symptômes; la malade vomit
dans la soirée; toutefois, grande faiblesse.

8 *avril.* — La faiblesse augmente; la teinte jau-

nâtre se prononce davantage ; les vomissements réparaissent avec violence, et la malade meurt dans la soirée.

Dans les derniers jours, l'écoulement de l'urine par la sonde a été fréquemment interrompu, et a exigé qu'on la renouvelât souvent.

Autopsie. — Le ventre est ballonné par des gaz ; la paroi abdominale étant enlevée, on trouve les traces les plus manifestes d'une péritonite purulente ; il y avait du pus dans la cavité du petit bassin, des fausses membranes à la surface des intestins, du foie, de la rate. L'examen du péritoine dans ses replis montre qu'il est intact du pubis à la vessie ; mais, dans la profondeur du cul-de-sac recto-utérin, on trouve une ouverture à bords irréguliers, d'un centimètre d'étendue transversale, qui correspond à la partie la plus reculée de la paroi postérieure du vagin, là où, dans un premier examen, le spéculum univalve avait appuyé par sa pointe et amené une assez grande déchirure. A ce niveau, le péritoine est couvert de très épaisses fausses membranes, jaunes, purulentes, et l'on constate la présence de quelques cuillerées d'un pus roussâtre et mal lié.

La vessie très petite a 4 centimètres de hauteur ; elle est saine et ses parois sont peu épaisses. La fistule en occupe le bas-fond ; celle-ci est située à 5 centimètres du méat urinaire : trois fils réunissent cette solution de continuité, dont la concavité regarde en arrière ; la vessie ne fait pas hernie.

Le méat urinaire et l'urètre sont sains; les ligaments larges n'offrent rien de particulier. Le pavillon des trompes est d'une rougeur vineuse, excessive; il n'y a point d'adhérences.

Le corps de l'utérus est un peu plus volumineux que de coutume; il a 4 centimètres de largeur dans son bas-fond, et ne paraît point ramolli.

L'utérus et le vagin étant ouverts, on constate que les restes de cet organe ont 6 centimètres de longueur.

La cavité du corps est saine. Quant au col, il n'en reste que des débris mamelonnés, rougeâtres, couverts de fausses membranes, éloignés de la fistule de 2 centimètres environ; ces mamelons ont presque 1 centimètre de saillie dans la cavité du vagin.

Le vagin est rempli d'un pus fétide, et ce pus enlevé, on y constate :

1° Une rougeur violacée de la muqueuse vaginale;

2° La présence sur les parties latérales du vagin de deux incisions, longues de 6 centimètres, avec un écartement de 1 centimètre 1/2;

3° Des plaques irrégulières à bords sinueux, blanchâtres, qui me paraissent des plaques ulcérées;

4° Au niveau du cul-de-sac postérieur du vagin, on voit l'ouverture accidentelle qui communique avec le péritoine.

Nous devons faire remarquer avec une certaine raison que la rupture seule peut avoir déterminé le ramollissement et les accidents de péritonite qui sont survenus après l'opération.

Comme on le voit, il s'agit ici d'une espèce de fistule que j'ai décrite le premier, et que j'ai désignée sous le nom de vésico-utéro-vaginale. C'est là une triple lésion sur laquelle aucun pathologiste n'avait avant moi attiré l'attention des médecins. Le museau de tanche et une partie du col de l'utérus ont donc été détruits, ainsi que la vessie et la cloison vésico-vaginale, par l'excès de volume de l'enfant. Les urines baignent donc à la fois le vagin et le conduit utérin. Ce fait est encore une preuve de ce que j'ai avancé ailleurs, au sujet de l'action désorganisatrice d'une tête volumineuse sur les parties qu'elle comprime. Sur notre malade on ne peut invoquer aucune autre cause, puisque le forceps n'a pas été appliqué, et que le bassin est bien conformé. Que dire des assertions de la malade, qui prétend que les urines se sont écoulées par le vagin immédiatement après l'accouchement, si ce n'est que la gangrène et une déchirure sont survenues en même temps.

Les règles n'ont pas encore reparu.

L'observation que je viens de rapporter en quelques mots est propre à faire réfléchir l'observateur, et elle se recommande à l'attention du lecteur sous plusieurs points de vue.

En ce qui concerne la lésion, nous voyons non seulement la gangrène porter sur la cloison vésico-vaginale, mais encore sur la paroi postérieure du vagin. Il est remarquable de voir la mortification envahir à des degrés différents les deux cloisons vésico- et recto-vaginales. C'est ainsi que la destruction de toute l'épaisseur de la cloison vésico-vaginale et du col de l'utérus a été la suite d'une compression prolongée. La cloison recto-vaginale, au contraire, n'est frappée de mort dans aucune partie de son épaisseur. Le cul-de-sac vaginal et le péritoine qui le recouvre furent donc détruits en même temps que toute la portion correspondante du col de l'utérus. Le rectum seul avait été ménagé.

On a pu voir, par le récit de cette observation, que la véritable cause de la gangrène se trouve dans l'excès de volume de l'enfant. C'est là, d'ailleurs, la cause la plus commune et la plus fréquente parmi toutes celles qui peuvent produire les fistules vésico- et recto-vaginales. Notre malade a eu, dans le principe, une fistule vésico-utéro-vaginale, et une fistule vagino-péritonéale. Cette dernière a disparu par les seuls efforts de la nature, et la première a persisté.

Il est curieux de voir le cul-de-sac péritonéal intéressé et se fermer par la déposition de la lymphe avant que l'escarre fût tombée. La perte de substance avait certainement eu le temps de se réparer derrière l'escarre avant sa chute. L'inflammation est alors locale et adhésive, et non générale, comme cela n'est que trop commun lorsque la cavité du péritoine est mise tout d'un coup en contact avec l'air.

On trouve la vérité de ce que nous venons d'avancer dans le triste résultat qui a suivi l'opération.

Nous voyons, en effet, pendant que la cloison

recto-vaginale est abaissée par le spéculum univalve, une rupture s'établir dans le cul-de-sac vaginal, à l'endroit précisément où le tissu de réparation était friable et n'offrait pas une grande résistance.

C'est après cet accident que nous voyons tous les symptômes d'une péritonite se déclarer.

Lorsque l'on doit opérer des malades qui se trouvent dans cette situation, il convient de ne pas se presser de pratiquer l'opération, d'attendre que les tissus aient pris de la consistance, afin qu'ils puissent supporter les efforts de pression devenus nécessaires pour faciliter l'opération autoplastique.

Ce fait nous prouve encore que le spéculum univalve doit presser également sur tous les points de la cloison recto-vaginale, et ne pas s'incliner plus en arrière qu'en avant.

Je regrette de m'être laissé aller au désir de la malade, qui pleurait et se désolait de ne pas être opérée plus tôt.

Il est bon, en effet, ainsi que je le pratique habituellement, d'acclimater les malades à l'air de l'hôpital avant de tenter une opération.

Ce principe d'hygiène que j'ai toujours suivi m'a été d'une grande utilité dans la pratique, et j'engage les jeunes chirurgiens à y recourir le plus qu'ils pourront.

CINQUIÈME OBSERVATION. — *Fistule vésico-utéro-vaginale.* — *Autoplastie par glissement.* — *Plusieurs opérations successives.* — *Incision demi-circulaire très superficielle faite entre le clitoris et le méat urinaire.* — *Incisions latérales du vagin.*

Madame C..., âgée de trente-quatre ans, d'une forte constitution, d'un tempérament mixte, avec des formes athlétiques, est venue à Paris pour se faire opérer d'une fistule vésico-utéro-vaginale.

En peu de mots, je ferai l'histoire de cette malade, qui a montré pendant toute la durée du traitement autant de courage que de résignation, c'est-à-dire pendant une médication d'une année entière, avec, il est vrai, des intervalles assez considérables de repos et de séjour à la campagne, puisque notre malade s'est absentée de Paris depuis le mois d'août 1850 jusqu'au mois d'avril 1851.

Madame C... a été réglée à treize ans, et elle l'a été régulièrement jusqu'à dix-huit. Toutefois, après avoir été pendant deux saisons aux bains de Plombières, elle cessa d'offrir la même régularité dans ses menstrues, jusqu'à vingt-deux ans, époque à laquelle elle se maria. Au bout de quelques mois, elle fit une fausse couche qui ne fut suivie d'aucun accident.

Au bout de sept ans, elle eut un enfant; les couches furent heureuses; treize mois plus tard, elle accoucha d'un gros enfant, le 9 décembre 1849.

Pendant trois jours, madame C... demeura dans l'enfantement; pendant cinq heures de suite, les douleurs furent violentes, et c'est alors que le bras s'étant présenté, le médecin fut obligé de faire la version.

Voici ce que m'écrivait M. le docteur Grandjean au sujet de notre malade, le 6 juin 1850 :

« Madame C..., âgée de trente-trois ans, accouche avec la plus grande facilité de son premier enfant, au mois de novembre 1846; l'année suivante, à la même époque, fausse couche au terme de trois mois; aucun accident. Enceinte pour la troisième fois, au mois de mars 1848, madame C... arrive heureusement à la fin de son neuvième mois.

» Le 9 décembre 1848, dans l'après-midi, premières douleurs de l'enfantement; à six heures du soir, une main paraît à la vulve. Le médecin ordinaire arrive; après deux heures de tentatives, fatigué, les mains engourdies par les contractions énergiques de l'utérus, il appelle à son aide un confrère. Celui-ci ne fut pas plus heureux, car il est bientôt dans l'impossibilité de se servir de ses mains.

» A dix heures, j'arrivai près de madame C.... Le bras gauche, entièrement tuméfié, remplissait le vagin; la main bleuâtre, très volumineuse, dépassait la vulve, dont les lèvres chaudes, d'un rouge vif, offraient un gonflement considérable.

» Madame C... paraissait très fatiguée; l'utérus était peu contracté, le bassin large. Première position de l'épaule gauche : en cherchant à reconnaître la position, la main pénétrant sans trop de peine, j'arrive aux pieds ; je les entraîne, et en quelques minutes j'amène un enfant volumineux qu'il fut impossible de ranimer.

» Délivrance naturelle.

» Les trois premiers jours, point de fièvre, aucun symptôme d'inflammation vers l'utérus et ses annexes. Rappelé près de madame C... le quatrième jour, je la trouve dans l'état suivant :

» Fatigue considérable, décubitus dorsal, fièvre modérée, seins vides, péritoine et utérus intacts, vessie distendue, aucune évacuation d'urine volontaire depuis l'accouchement, purgations abondantes et fétides, gonflement très considérable de la vulve et de l'entrée du vagin, sur lesquelles on aperçoit, de distance en distance, des plaques violacées, livides ; imminence d'escarres.

» Une sonde est introduite dans la vessie avec beaucoup de peine ; écoulement d'une urine trouble et sanguinolente. *Prescriptions :* Lotions et injections émollientes et résolutives, etc. Le dixième jour, fièvre toujours très modérée, point de lait ; les plaques livides précédemment observées forment de véritables escarres, dont quelques unes, les plus superficielles, commencent déjà à se détacher. L'on ne sent plus la vessie au-dessus du pubis ; l'urine s'écoule involontairement, sans qu'aucun besoin se fasse sentir : cet écoulement n'est pas continuel, il ne se reproduit que de temps en temps, et a lieu évidemment par le vagin.

» Peu à peu toutes les escarres se détachent, à

l'aide d'un pansement méthodique; les plaies se cicatrisent successivement, et, au bout de trois mois,
madame C... peut rester levée.

» A cette époque, les urines s'écoulent toujours
involontairement par le vagin et ne sont conservées
dans la vessie que pendant un temps assez court;
l'urine s'écoule par *flots,* lorsque la malade prend la
position verticale. A l'aide du toucher et du spéculum, on constate à la partie antérieure et supérieure
du vagin une perte de substance de plusieurs centimètres de longueur, aux dépens de la paroi inférieure
de l'urètre et d'une partie du col de la vessie (fistule
urétro- et vésico-vaginale). Madame C... est encore
affaiblie par ses souffrances, son long séjour au lit
et l'inquiétude que lui cause une infirmité dont elle
redoute les suites.

» A la fin de l'été de 1849, madame C... va à la
campagne.

» De retour à Nancy, au mois de février 1850,
l'état général est alors parfaitement bon; menstruation normale, mais toujours écoulement involontaire
de l'urine. Toutefois celle-ci est conservée plus longtemps dans la vessie, et ne s'écoule plus à flots. Je ne
crois pas devoir faire de nouvelles explorations, pré-
férant adresser madame C... à mon confrère dont je
conserve toujours un excellent souvenir depuis 1832,
époque où je l'ai eu pour examinateur à mon examen
d'anatomie, conjointement avec mes illustres maîtres
Richerand et Boyer. »

Comme on le voit par la narration courte et précise de mon excellent confrère Grandjean, la malade n'offrait aucun vice de conformation qui pût expliquer l'altération dont il s'agit, et il est facile de trouver la cause du désordre dans l'excès de volume de l'enfant qui, demeuré pendant longtemps dans l'excavation pelvienne, a frappé de mort la cloison vésicovaginale par une compression soutenue.

La description lumineuse de mon confrère montre que la vessie contenait encore de l'urine le quatrième jour après l'accouchement, et, ce qui le prouve, c'est que le cathétérisme a retiré de la vessie une urine trouble et sanguinolente. Comme il le dit fort bien, d'ailleurs, à dater de ce moment, les urines se sont écoulées involontairement de la vessie, et dès lors on est porté à conclure que les escarres se sont détachées du cinquième au sixième jour, et beaucoup plus tôt par conséquent que celles de la vulve, qui n'ont commencé à se séparer que vers le dixième jour environ.

Notre confrère, dans sa note, dit que la malade est demeurée pendant trois mois au lit, et qu'à cette époque elle put se lever. Les urines s'écoulaient par flots lorsqu'elle prenait la position verticale, et se conservaient en certaine quantité, mais pendant un temps très court, lorsqu'elle était assise. Les urines s'écoulaient involontairement, et jamais la malade ne sentait le besoin d'uriner.

Le docteur Grandjean put apprécier toute l'étendue

du désordre, lorsque, trois mois après l'accouchement, il procéda à un examen sérieux. Il constata que l'altération portait sur l'urètre et sur la cloison vésico-vaginale ; aussi désigna-t-il sous le nom de fistule *urétro-vésicale* l'ouverture résultant de la perte de substance.

Lorsque la malade vint à Paris, sa santé générale, sans être altérée, offrait cependant des atteintes qui portaient principalement sur le système nerveux. C'est surtout l'état local qui mérite de fixer notre attention.

Madame C... perdait ses urines involontairement, quelle que fût sa position, et si, dans la position assise, elle pouvait les conserver pendant quelque temps, ce n'était pas parce que la vessie servait alors de réservoir, mais bien parce que ce liquide s'accumulait dans le cul-de-sac vaginal. Voilà pourquoi la malade rendait cette humeur par flot lorsqu'elle se levait.

L'examen qui fut fait par le toucher et le *spéculum* fit voir que l'urètre, le col de la vessie, la cloison vésico-vaginale et l'utérus en presque totalité, avaient été détruits et gangrenés. Comme bien on pense, il devait résulter de là une perte de substance considérable et une large communication entre la vessie et le vagin.

M. Malgaigne et moi nous fûmes en quelque sorte effrayés de la gravité de la lésion, dont il était difficile d'*apercevoir* toute l'étendue. L'entrée de la vulve, assez rétrécie, ne permettait pas de porter l'œil dans tous les sens, et d'apprécier par conséquent toute l'altération. Quoi qu'il en soit, en déprimant la cloison recto-vaginale avec un *spéculum* univalve, nous pûmes reconnaître l'étendue du désordre. Il fut évident pour nous que l'urètre, le col de la vessie, la cloison vésico-vaginale et le col de l'utérus, avaient été détruits en grande partie. Il y avait donc ici une *fistule vésico-utéro-vaginale*, contre laquelle il s'agissait de mettre à l'épreuve les ressources de la chirurgie.

Malgré la gravité de la lésion et les difficultés que devait offrir l'opération, nous voulûmes la tenter; la malade, d'ailleurs, désirait qu'on fît quelque chose pour elle. Elle nous dit qu'elle était décidée à tout essayer; son courage n'a pas, en effet, faibli un seul instant.

La malade, ayant été suffisamment préparée, fut opérée pour la première fois le 13 juillet 1850, place de la Madeleine, n° 35, en présence de MM. Andral, Louis, Malgaigne, etc.

Avant de procéder à l'opération, je plaçai dans le vagin un *spéculum univalve* pour abaisser la cloison recto-vaginale; cet agrandissement momentané put suffire pour pouvoir suivre facilement tous les temps de l'opération. La vessie, qui faisait hernie dans le vagin, fut replacée par l'introduction d'une sonde de femme.

1° *Ravivement.* — Le ravivement porta sur les angles de la fistule et sur les bords. La muqueuse, aussi bien que le tissu cicatriciel, furent enlevés par languettes. Ce ne fut pas sans de certaines difficultés qu'il fut accompli. Pendant ce temps de l'opération, il s'écoula une grande quantité de sang, et les tissus criaient sous le scalpel à la manière du tissu fibreux. La plaie fut réunie par quatre points de suture. Une aiguille se brisa au moment où elle traversait les lèvres ravivées : cet incident n'eut pas de suite, et l'opération se termina sans autre accident.

Relâchement des lèvres de la fistule. — Jamais je n'aurais pu mettre les bords de la division en contact si un débridement préalable n'avait été fait, et c'est par là que je commençai l'opération. Deux incisions furent faites sur les côtés des restes du col de l'utérus afin de détacher le vagin dans ce point, puisqu'il n'était pas possible de le décoller en avant de cet organe où il avait été détruit par la gangrène. Deux autres incisions, immédiatement pratiquées, comprirent l'épaisseur des parois du vagin, sur les limites duquel elles portèrent en se dirigeant d'arrière en avant et en se prolongeant de la profondeur du conduit vers la vulve. Ces incisions permirent de former deux lambeaux, lesquels, en se rapprochant, fermèrent la fistule complétement.

Des injections froides successives nettoyèrent le vagin, arrêtèrent l'écoulement du sang, et un tampon put être introduit dans ce conduit, où il demeura vingt-quatre heures.

Cette opération ne fut accompagnée d'aucun accident; mais le résultat désiré ne fut pas atteint et la fistule persista en grande partie.

En août 1850, la malade se soumit à une nouvelle opération qui amena une diminution dans la fistule sans la combler tout à fait. Elle partit pour son pays et revint à Paris en 1851.

Ce fut le 7 avril 1851 qu'elle put être opérée de la manière suivante :

A cette époque la fistule était encore large et représentait une espèce d'arc dont les extrémités se rendaient sur les côtés des restes du col utérin. C'était là une perte de substance représentant un véritable triangle à base dirigée vers le col utérin.

Le ravivement a été fait sur toute la circonférence de la fistule, et ce n'est pas sans de grandes difficultés qu'il a été conduit à bien.

Le ravivement a porté sur les restes du col et la cloison nouvelle, ou du moins sur les parties de la cloison qui avaient été refaites par les premières opérations.

Deux fils ont traversé l'épaisseur du col utérin et la cloison, de sorte que noués ils ont rapproché ces parties les unes des autres, de manière à mettre surface saignante contre surface saignante.

Deux incisions latérales profondes, pratiquées dans les parois du vagin, et une incision demi-circulaire superficielle faite entre l'urètre et le clitoris, s'étant réunie aux deux premières par ses extrémités, ont permis de réunir les parties par la suture.

Il est résulté de là une mobilité entière du vagin,

de la vessie, et un abaissement de l'urètre. Les surfaces saignantes ont été rapprochées d'arrière en
avant, si bien que les restes du col sont venus rejoin-
dre l'espèce d'arc dont j'ai parlé.

Le lendemain et les jours suivants il n'y a pas eu
de traumatisme.

Le 14 avril, j'ai retiré les deux fils qui maintenaient en contact la cloison et les restes du col utérin. C'est cinq jours après cette seconde opération que
les sutures ont été défaites. Lorsque je divisai l'anse
du fil au-dessus du nœud, je remarquai à gauche que
le fil rubané blanc avait entamé la cloison dans une
grande étendue de son épaisseur, et il m'a semblé
évident que, si javais tardé à l'enlever, la section fût
devenue complète en peu de jours. Le fil noir n'avait
que fort peu entamé cette cloison, ce qui se conçoit
si l'on réfléchit à son action et à ce qu'il débordait
le point où la cloison de nouvelle formation commençait.

Depuis que cette seconde opération a été pratiquée,
la sonde introduite dans la vessie a continuellement
été repoussée par une contraction qui n'a pas été portée jusqu'au point de la chasser tout à fait. L'urine
est limpide et n'a pas cessé de l'être depuis l'opération.

La malade a cru que le quatrième jour il s'était
écoulé un peu d'urine par le vagin.

Cette fois le résultat a été presque complet, et il
n'est demeuré de la fistule qu'une fente qui parais-

sait tenir à ce qu'un fil avait coupé trop tôt les lèvres de la fistule. C'est pour remédier à un pareil état de chose que je fis un autre point de suture le 5 juin 1851.

Il me reste à rendre compte de l'état actuel de la courageuse malade qui paraissait atteinte d'une fistule utéro-vésico-vaginale incurable.

Le 25 août 1851, j'ai de nouveau examiné la malade avec M. Malgaigne; depuis j'ai eu occasion de la voir, et voici dans quel état elle se trouvait alors :

1° La cloison est parfaitement refaite, et on aperçoit, sur le trajet médian, une cicatrice blanche presque partout, et encore rosée dans quelques points où la réunion est plus récente. Cette paroi est un peu plus courte que la postérieure en raison de la perte de substance qu'elle a éprouvée.

2° On rencontre, vers le milieu de la cloison, un petit pertuis qui livre encore passage à de l'urine. C'est une ouverture oblique qui ressemble à un diminutif de l'ouverture de l'urètre.

3° La vessie a repris en grande partie sa capacité.

4° Pendant la nuit la malade conserve ses urines cinq heures sans uriner, et elle demeure sèche dans son lit.

5° Le jour l'urine coule en certaine quantité lorsque madame C... se lève. Notre malade ressent malgré cela le besoin d'uriner. Au demeurant, elle est plusieurs heures sans uriner.

6° Les règles viennent aux époques et la menstruation a lieu par la vessie. Les urines sont d'abord teintes de sang et bientôt elles se colorent davantage ; mais jamais le sang ne paraît sous forme de caillot.

Notre malade est donc à peu près complétement guérie, et il suffira d'un point de suture pour fermer la petite ouverture.

Voici encore un nouvel exemple de fistule vésico-utéro-vaginale qui a offert, dans l'application des méthodes autoplastiques, les plus grandes difficultés.

Cette espèce de fistule ou de lésion est, par conséquent, loin d'être rare, puisque, depuis que j'en ai fait la description, j'ai déjà eu l'occasion d'en observer un certain nombre d'exemples.

La fistule ne s'est pas produite immédiatement après l'accouchement, et ce n'est qu'au bout de quelques jours que les urines se sont écoulées involontairement par le vagin. Ce n'est, en effet, que vers le quatrième jour que les escarres ont commencé à se détacher. Les choses se sont passées tout autrement pour les taches gangréneuses qui occupaient la vulve, puisque le dixième jour la séparation des parties gangrenées a commencé.

En conséquence, il y a de grandes différences à établir entre l'élimination des mortifications intérieures et extérieures, et il ne peut demeurer aucun doute là-dessus.

Puisque ce fait me permet d'établir une comparaison entre la gangrène qui occupe l'extérieur des organes génitaux et celle qui peut survenir à l'intérieur, je saisis cette occasion pour faire quelques réflexions pratiques sur ces variétés de siége de la gangrène :

1° La gangrène extérieure repose sur des tissus vivants et solides.

2° Cette gangrène est superficielle, et n'occupe qu'une partie des tissus sur lesquels elle repose.

3° La vitalité presque seule préside à l'élimination de l'escarre.

4° La gangrène intérieure, au contraire, occupe toujours la totalité de l'épaisseur de l'organe creux, la vessie et le vagin.

5° Les tissus frappés de mort sont sans cesse en contact avec des liquides exhalés et sécrétés.

6° L'escarre se trouve donc dans un état d'humidité continuelle, et soumise, par conséquent, à l'action d'un liquide qui tend à la pénétrer et à la ramollir par imbibition.

7° C'est un véritable phénomène de macération.

8° On conçoit qu'une partie ainsi privée de la vie, et en contact sans cesse avec un liquide, se ramollisse et se détruise promptement, à la manière des chairs exposées à la vapeur ou au contact d'un liquide quelconque. L'escarre se détruit alors, et se déchire à la manière d'un tissu qui a perdu toute cohésion, et voilà pourquoi il est si rare de retrouver des débris organiques dans les urines après de pareils dégâts.

Ce n'est pas à dire, pour cela, que toute vitalité ait cessé dans les tissus malades, car certainement tout

ce qui est en contact avec le tissu sain est soumis à
l'influence organique.

La rétention d'urine n'a cessé qu'au moment où
le cathétérisme a été pratiqué, et si l'escarre ne
s'était rompue il est à croire qu'elle se fût reproduite,
à cause des altérations graves qui ont intéressé à la
fois le système nerveux, les membranes, et principalement la musculeuse, dont les contractions sont
indispensables à l'accomplissement des fonctions
d'excrétion.

Le *spéculum* univalve a donc pu déprimer suffisamment la cloison recto-vaginale pour conduire l'opération à bien sans être forcé de dilater l'extrémité
périnéale du vagin, qui ne peut convenir dans aucun
cas, lorsqu'il est possible d'introduire cet instrument dilatateur.

Ainsi qu'on a pu le voir par la lecture de cette
observation, nous avons été obligés de pratiquer plusieurs opérations qui n'ont conduit qu'à des réunions
partielles. En définitive, nous avons pu refaire la
cloison vésico-vaginale. Mais ce nouveau diaphragme
n'a pu être obtenu en rapprochant toujours dans le
même sens les lèvres de la plaie. J'ai été forcé de me
laisser guider par la nécessité. C'est ainsi que la réunion a été faite, d'abord par un rapprochement des
lèvres de la plaie, exécuté de droite à gauche; et plus
tard, lorsqu'il était impossible de mettre en contact
les bords de la fistule en agissant de la même manière,
j'ai dû exécuter ce rapprochement du coccyx vers les

pubis. La réunion était plus facile en portant les restes du col en avant et vers l'arcade que représentait la cloison plutôt qu'en s'efforçant de réunir les côtés du triangle. Ce fait prouve qu'il convient de pratiquer la réunion dans le sens où le rapprochement offre le moins de difficultés et de tiraillements, et que rien ne peut être *établi* d'invariable sous ce rapport.

Les fonctions utérines et vésicales s'accomplissent régulièrement, quoiqu'il y ait, pour ainsi dire, une sorte d'unité entre elles. Le sang des règles ne gêne et ne modifie en aucune manière les fonctions de la vessie, et les rapports de ce dernier organe avec l'utérus n'apportent aucune modification dans la menstruation.

Quoique le déplacement de l'urètre n'ait été opéré que superficiellement, il n'en a pas moins pris la direction horizontale, de telle sorte qu'il touche presque la fourchette.

TROISIÈME PARTIE.

FISTULES VÉSICO - UTÉRO - VAGINALES SUPERFICIELLES.

Jusqu'ici, je ne me suis occupé que des fistules qui établissent une communication entre la vessie et le conduit utérin. Il me reste à parler d'une lésion qui tient le milieu entre les fistules vésico-vaginales et celles qui font communiquer la vessie avec l'utérus.

Cette fistule, dont le titre indique très bien la lésion, réclame une description sommaire.

L'altération dont il s'agit mérite le nom de fistules vésico-utéro-vaginales superficielles, pour les distinguer des deux premières espèces dans lesquelles la vessie communique avec le conduit utérin lui-même.

L'espèce de fistule dont il s'agit ici se montre avec une grave lésion de la cloison vésico-vaginale et l'altération superficielle du col utérin.

La gravité de cette fistule est due à la destruction complète du vagin sur le col de l'utérus, qui n'offre plus de traces de son existence dans une étendue variable.

On verra que ce genre d'accident se rattache à la même doctrine que les fistules vésico-utéro-vaginales, et qu'il est tout aussi embarrassant pour l'opérateur, à cause de la destruction du vagin à son insertion au col de l'utérus.

Avant de rapporter plusieurs observations qui offrent un grand intérêt, je les ferai précéder de la description des procédés qui peuvent convenir en pareille circonstance.

Dans mon *Traité de chirurgie plastique*, j'avais presque passé sous silence cette dernière et si grave lésion, tant j'étais encore peu fixé sur le procédé qui pouvait convenir et sur son mode d'application. Le temps a tranché des difficultés qu'offrait d'abord cette question délicate de thérapeutique.

Avant d'aller plus loin, disons que l'altération semble exister quelquefois à l'état de simple décollement, tant la perte de substance est peu considérable, et ajoutons que cette grave lésion peut être réparée en une seule fois (premier procédé).

Il ne sera pas sans importance de noter aussi que la perte de substance peut occuper toute la longueur du vagin, c'est-à-dire l'épaisseur de la cloison vésico-vaginale, ce qui n'empêche pas le décollement d'avoir lieu. Cette fistule en *fer-à-cheval* n'est susceptible de guérison qu'en deux temps (second procédé).

Les fistules vésico-utéro-vaginales superficielles intéressent donc à des degrés différents la vessie, le vagin et le col de l'utérus. Ce dernier est toujours intéressé superficiellement et jamais la perte de substance ne se prolonge jusqu'au conduit utérin. Il n'en est pas de même de la cloison vésico-vaginale, qui constamment est détruite à son insertion au col de l'utérus. Quelquefois, en effet, la fistule ne s'étend qu'à une partie de la cloison, et d'autres fois elle en occupe toute la longueur, en intéressant même une partie du bulbe. Tantôt, ainsi que je l'ai noté, la cloison n'est détruite que dans une très petite partie de sa circonférence, et c'est ce qui fait croire qu'elle n'est pour ainsi dire que décollée à son point d'insertion. Mais en général, l'altération est plus sérieuse et elle présente une large ouverture triangulaire à sommet antérieur et à base postérieure. Lorsqu'on examine le conduit vulvo-utérin, il semble que le vagin a été détruit circonférentiellement autour du col.

Les malades qui sont affectés de ces fistules présentent tous les symptômes des fistules vésico-vaginales. C'est ainsi que l'urine s'écoule continuellement par le vagin et que l'exploration vésicale et vaginale fait reconnaître une communication entre ces deux conduits.

Le pronostic est plus grave que celui des fistules vésico-vaginales, puisque la lésion est plus étendue, et qu'il n'est possible, d'ailleurs, d'arriver à un résultat qu'en fixant dans tous les cas, la cloison sur le col de l'utérus. Il est convenable d'ajouter, en outre, qu'une forme de ces fistules ne peut guérir que par deux opérations successives.

Le diagnostic ne peut souffrir aucune difficulté quant à la connaissance de la maladie; mais le chirurgien doit apprécier la forme de la fistule, et c'est là-dessus que doit porter entièrement l'appréciation de la maladie, puisque le traitement doit découler de cet examen approximatif.

Les opérations que l'on pratique pour remédier à une pareille infirmité doivent être basées sur l'étendue de la lésion et sur la forme de la fistule.

Toutefois, puisque le traitement est entièrement chirurgical, il est bon de prévenir que plusieurs procédés sont applicables à ces altérations diverses, et c'est pour cela que j'en établirai deux qui me paraissent renfermer toutes les indications pour combattre cette difformité.

Quel que soit d'ailleurs le mode opératoire que l'on suive, il convient, dans tous les cas, de rendre les surfaces saignantes de manière à permettre leur facile agglutination.

En conséquence, le chirurgien devra ébarber les bords de la fistule, la surface du col de l'utérus et procéder au second temps de l'opération.

Ici, il ne s'agit plus de rapprocher les lèvres de la cloison entre elles, mais bien de la mettre en contact avec la surface du col, ou bien encore de relever la lèvre antérieure du museau de tanche, de l'adapter, sous forme de lambeau, aux lèvres de la fistule ravivées et de les maintenir en contact par des points de suture. Le col de l'utérus représente alors un véritable opercule, une sorte de languette, dont le sommet vient se fixer dans l'angle de la fistule, et dont la circonférence latérale s'adapte aux côtés et à la base de l'ouverture accidentelle.

Rien n'est plus curieux que cette réparation.

Il suffit de trois points de suture pour fermer cette large plaie.

Pour en relâcher davantage les lèvres il est convenable d'inciser les commissures du museau de tanche.

A. Premier procédé.

Premier temps.—Ce procédé consiste dans le ravivement et le rapprochement des lèvres de la plaie par la suture. L'opération se fait en une seule fois.

1° *Ravivement.*—Ce premier temps de l'opération portera sur la cloison et sur la face antérieure du col utérin. C'est assez dire que l'opération rendra les bords de la cloison saignants. Ce ravivement portera également sur les faces vésicale et vaginale.

C'est à l'aide du bistouri et des ciseaux que l'on y procédera. La manœuvre n'est possible qu'autant que la paroi postérieure du vagin est abaissée, et que les lèvres de la fistule sont fixées par des pinces à dents. Une petite coche est faite sur le milieu de la longueur du bord représenté par la cloison. Le tranchant d'un bistouri boutonné est porté dans cette rainure, et il est promené ensuite à droite et à gauche, afin de tailler deux espèces de rubans aux dépens de l'épaisseur des bords de la cloison. Les angles de la fistule ne doivent pas être oubliés.

Le ravivement porte ensuite sur la face antérieure du col. La pointe d'un bistouri droit entame d'abord sa superficie, afin de pouvoir enlever une espèce de lame qui comprend la nouvelle membrane organisée, et une couche du tissu propre de l'utérus. On doit raviver ainsi une surface assez étendue.

Deuxième temps. — Ici il s'agit de rapprocher les surfaces les unes des autres, et de les maintenir en contact par la suture.

Fig. 5 (1).

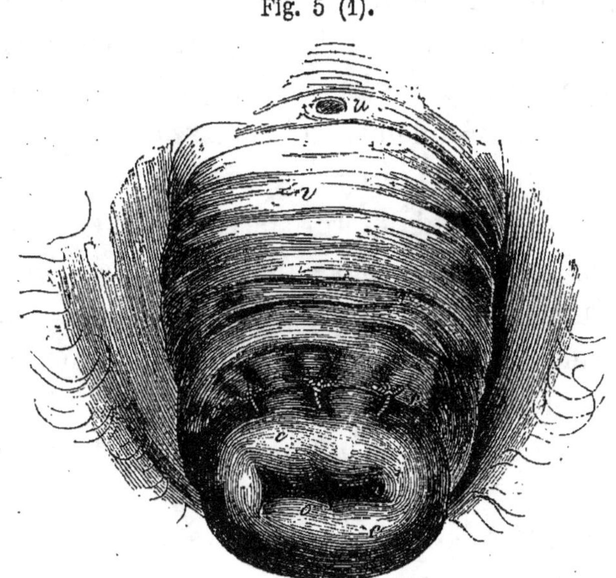

Les fils doivent d'abord traverser toute l'épaisseur

(1) La figure 5 représente le premier procédé opératoire. — *u*, urètre. — *v*, cloison vésico-vaginale. — *c c c*, museau de tanche. — *s s*, union de la cloison avec le col de l'utérus par la suture.

de la cloison à l'aide d'un porte-aiguille. Ce n'est que lorsque chaque aiguille est dégagée qu'elle est de nouveau portée sur la face antérieure du col de l'utérus, dont elle doit comprendre, dans sa courbure, une certaine épaisseur de tissu propre. Les fils doivent être larges, bien cirés et convenablement serrés.

Dans ce qui suit, j'indiquerai la manière dont on relâche les parties environnantes.

B. Deuxième procédé.

Le procédé que je vais décrire, a pour but de réparer une perte de substance qui occupe la plus grande partie de la longueur de la cloison , compliquée d'un décollement *circonférentiel* du vagin autour du col de l'utérus.

Un aussi grand désordre ne permet guère d'espérer une oblitération complète, du premier coup, de la totalité de la fistule ; aussi, dans des circonstances pareilles me suis-je occupé d'abord d'obtenir la réunion de la division antéro-postérieure, et ensuite de fixer la cloison, ainsi reformée, sur la partie antérieure du col utérin.

Je ravive donc, en premier lieu, les lèvres de la fente antéro-postérieure, et je les fixe en contact par la suture entrecoupée.

Ce résultat étant obtenu, il n'existe plus qu'un espace situé entre la cloison et le col de l'utérus. Il s'agit de le fermer. On y parvient en ravivant la cloison et le col, et en maintenant en contact ces diverses parties rendues saignantes.

On relâche la suture, et l'on répare la perte de substance par le décollement du vagin de son insertion à la partie postérieure du col de l'utérus. Il est même rare que cette simple dissection suffise, et c'est pour cela que toujours je pratique des incisions dans l'épaisseur du vagin, en dehors des sutures.

Le fait qui va suivre est un exemple d'opération de fistule en deux temps par le second procédé.

SIXIÈME OBSERVATION. — *Fistule vésico-utéro-vaginale superficielle.* — *Destruction de tout le bas-fond de la vessie et du vagin jusqu'à son insertion au col de l'utérus.* — *Autoplastie par glissement.* — *Opération en deux temps.* — *Guérison à peu près complète.*

La nommée Monnier (Marie Sidonie), âgée de trente-cinq ans, née à Aveline (Nord), et demeurant à Lille, entra à l'hôpital Saint-Louis le 26 septembre 1848. Cette femme a toujours joui d'une santé parfaite et est d'une force remarquable; les cavités splanchniques sont bien conformées, et le bassin est exempt de tout vice de conformation. D'ailleurs il est large et n'offre dans ses diamètres aucune étroitesse congénitale qui puisse permettre d'expliquer la nature de l'accident pour lequel elle est entrée à l'hôpital. A dix-neuf ans, elle fut réglée pour la première fois, et depuis il n'est jamais survenu aucun dérangement dans la périodicité de l'écoulement menstruel. A vingt-six ans, elle eut une première couche qui ne présenta rien de particulier. Dès le lendemain elle se leva, et au bout de quelques mois la menstruation se rétablit avec sa régularité habituelle. A trente-quatre ans, elle devint enceinte, et arriva au terme de la grossesse sans éprouver aucun changement dans sa santé générale. Le travail de l'accouchement, qui dura quarante-huit heures, s'annonça d'abord par des douleurs légères qui, au bout de quelques heures, devinrent plus intenses. Le médecin appelé constata, par le toucher, que l'accouchement n'aurait lieu que plus tard, s'en alla et ne revint que le lendemain. Les douleurs étaient alors très vives, et cependant le travail n'avançait pas. Une saignée copieuse fut pratiquée, et la malade mise dans un bain. Les douleurs se calmèrent, et le soir, à onze heures, notre confrère prescrivit une potion dont nous ne pouvons savoir, d'une manière précise, la composition, mais qui, très probablement, contenait du seigle ergoté, car presque immédiatement après que la femme Monnier en eut pris la première cuillerée, les douleurs reparurent plus intenses et plus rapprochées qu'auparavant. Quelques heures après, une première applic-a tion du forceps fut faite, puis une seconde, puis une troisième : toutes ces tentatives restèrent sans résultat. Le matin, un second médecin appelé, à l'aide d'une dernière application de ferrements, termina l'accouchement, et quelques instants après opéra la délivrance. L'enfant, qui avait un volume considérable, fut retiré mort.

La nouvelle accouchée l'avait senti remuer jusqu'au moment où l'on appliqua le forceps : l'enfant avait sur la figure, et sur l'œil droit en particulier, des contusions causées évidemment par l'instrument dont on avait fait usage. Pendant tout le temps que dura le travail, la femme Monnier ne ressentit aucun besoin d'uriner et ne fut pas sondée.

Après ce laborieux accouchement, la malade resta dix jours sans prendre autre chose que de la tisane, ce ne fut que le quinzième jour qu'elle commença à prendre quelques aliments : elle était alors un peu mieux, et chaque jour on la levait sur un fauteuil où elle restait quelques heures.

Pendant les cinq premiers jours, elle ressentit le besoin d'uriner, et urina en effet volontairement. Cependant elle se sentait de temps en temps mouillée sous elle, sans qu'il lui fût possible d'apprécier par où sortait l'urine : mais, le cinquième jour, lorsqu'on la transporta sur un fauteuil pour faire son lit, elle sentit qu'il s'échappait par le vagin un flot considérable de liquide. A partir de ce moment, l'urine continua à couler d'une manière incessante. Au bout de quelques semaines, la femme Monnier consulta plusieurs médecins sur cette incontinence d'urine qui l'inquiétait. Après un examen attentif, ils reconnurent qu'il existait à la vessie une énorme perte de substance qui ne pouvait être guérie que par une opération : ils tentèrent de la pratiquer, mais, en présence de tant de difficultés, ils ne tardèrent pas

à abandonner leur projet, et conseillèrent à la malade
de venir à Paris. Depuis son dernier accouchement,
les règles n'ont pas reparu, sans qu'il en soit résulté
la moindre incommodité pour l'organisme. Au moment où elle entre à l'hôpital, elle se trouve dans un
état de santé général satisfaisant. L'appétit est bon,
les digestions faciles, toutes les fonctions, en un mot,
s'exécutent normalement.

L'urine coule d'une manière incessante et involontaire dans quelque position que soit la malade, debout,
assise ou étendue horizontalement dans son lit. Le liquide sort par le vagin et tombe sur les grandes lèvres
et les parties supérieures et internes des cuisses. Ces
diverses régions, par suite du contact prolongé du liquide irritant, sont rouges et présentent une multitude
de petits tubercules à bases larges, dont plusieurs
sont excoriés ; de plus, elles sont le siége de cuissons
extrêmement intenses et de douleurs que les grands
bains, les bains de siége et tous les soins de propreté
ne calment que bien imparfaitement.

En examinant l'intérieur du vagin à l'aide du *spéculum* univalve, on voit qu'il existe à la paroi vésico-
vaginale une énorme ouverture placée sur la ligne
médiane, occupant tout le bas-fond de la vessie, et
s'étendant du col de l'utérus au col de la poche urinaire, en laissant un intervalle d'à peine 2 centimètres entre elle et ce dernier. La fistule dans son
ensemble est triangulaire, c'est-à-dire qu'elle offre
deux portions, l'une dirigée d'avant en arrière, et qui

va graduellement en s'agrandissant du col de la vessie au col de l'utérus, et l'autre représentée par la prolongation de cette même fistule entre la circonférence du col et le vagin, qui a éprouvé en cet endroit une perte de substance. On peut donner une excellente idée de la fistule en disant qu'en réunissant les deux lèvres de la première portion, il demeurait encore entre la cloison et le col un espace considérable qui imitait une espèce de pont, sous lequel on pouvait glisser les doigts dans la vessie. Ainsi la base du triangle correspond au col de l'utérus, et le sommet au col de la vessie.

La perte de substance antéro-postérieure a plus de 3 pouces, et, quant à la seconde, elle contourne antérieurement les côtés du col de l'utérus. Dans l'état ordinaire, cet énorme trou est rempli par une tumeur qui a le volume d'un œuf de pigeon, et la forme de l'ouverture qui lui livre passage. Évidemment elle est formée par la paroi antérieure de la vessie qui fait hernie. Cette tumeur est lisse, rouge, et peut aisément, à l'aide d'une sonde, être refoulée en haut dans l'intérieur du réservoir urinaire. Mais aussitôt que l'instrument ne la soutient plus, elle reparaît d'autant plus volumineuse que la malade fait des efforts plus violents.

La lèvre antérieure du col de l'utérus a été elle-même détruite en partie. Ce qu'il en reste est friable et ramolli ; aussi, dès qu'on exerce sur lui une traction à l'aide des pinces de Museux, il se laisse déchirer avec la plus grande facilité.

Cette malade, connaissant la gravité de sa position, accepta l'opération, quoiqu'on lui eût exposé les difficultés qu'elle pouvait offrir. Il ne s'agissait pas, en effet, d'une opération simple qui permet d'espérer une agglutination immédiate des lèvres de la plaie, lorsque celles-ci sont maintenues en contact par la suture. Quoi qu'il en soit, l'opération fut mise à exécution le 11 octobre 1848.

L'utérus ne put être attiré à l'entrée de la vulve. Le col était tellement mou qu'il ne pouvait supporter les tractions nécessaires pour l'accomplissement du premier temps de l'opération. D'ailleurs, à l'aide de tractions exercées sur le vagin et indirectement sur l'utérus, il fut facile de s'assurer que cet organe avait contracté dans le petit bassin des adhérences qui s'opposaient à son déplacement ; force a donc été de pratiquer le ravivement sur place , ce qui constitue le second temps de l'opération. Les lèvres de la fistule ont été ravivées d'avant en arrière, c'est-à-dire du sommet vers la base. Ce ravivement a aussi bien porté sur la vessie que sur le vagin. Une languette très superficiellement enlevée a mis à nu une surface saignante qui comprenait les angles et les bords latéraux de la fistule. Le ravivement n'a pas seulement porté sur la cloison vésico-vaginale, mais il s'est encore étendu à toute la surface du col de l'utérus dépourvu de vagin. C'est seulement alors que j'ai procédé à l'application de la suture entrecoupée. Trois points de suture ont maintenu en contact la partie médiane de la fistule et deux autres ligatures ont maintenu la cloison en contact avec le col utérin. Ainsi trois points de suture ont été successivement passés, le premier à la base du triangle, le second au milieu, et le dernier vers le sommet. Je compris dans chaque anse de fil toute l'épaisseur de la paroi vésico-vaginale. Les fils étaient formés par la réunion de trois cordonnets de soie agglutinés avec de la cire.

Les fils ont alors été successivement noués et médiocrement serrés de la base vers le sommet, puis coupés à une certaine distance du nœud. D'après la description que nous avons donnée plus haut, il est évident qu'il n'était guère possible de détacher le vagin de son insertion au col de l'utérus ; d'ailleurs la disposition de la suture n'exigeait peut-être pas une incision pratiquée dans ce point. Toujours est-il que le vagin fut détaché en arrière et deux longues incisions pratiquées sur les côtés de la suture. Une de ces incisions donna lieu à un écoulement de sang. Les lèvres de la suture cessèrent à l'instant même d'être tiraillées.

Plusieurs injections d'eau froide faites dans la cavité vaginale permirent bientôt d'introduire un tampon d'agaric qui devait soutenir la cloison et prévenir tout écoulement de sang. L'opération fut terminée par l'introduction d'une sonde dans la vessie, et la malade fut reportée dans son lit. Il est inutile de dire que la malade observa une position horizontale ; dans le décubitus dorsal, les jambes furent fléchies sur les cuisses et celles-ci sur le bassin. Ces diverses parties furent soutenues par un traversin de plume.

La journée qui suivit l'opération fut assez calme. Le soir, il survint des coliques et des envies d'uriner ; cependant la sonde donnait issue à la totalité de l'urine depuis l'opération, car il ne s'en échappait pas une goutte par le vagin.

Le 12, la sonde marche assez bien : l'urine est un peu sanguinolente ; il n'y a pas eu d'écoulements de sang, mais les coliques persistent. Cataplasmes sur le ventre.

Le 13 au matin, la sonde se bouche, on en introduit une autre qui donne aussitôt issue à une grande quantité d'urine accumulée dans la vessie. Le soir, la malade prit un bouillon de poulet qu'elle vomit presque tout de suite. Le reste de la nuit fut assez bon.

Le 14, l'urine est transparente ; elle est conservée en assez grande quantité dans la vessie, ce dont il est facile de s'apercevoir, la sonde ne fournissant d'urine que lorsqu'on la pousse un peu en arrière. La langue est blanche, la bouche mauvaise ; il n'y a pas d'appétit : cependant le pouls est normal et le sommeil est assez bon. Une pilule d'opium d'un centigramme pour le soir.

Le 15, à cinq heures du matin, il survient un frisson violent suivi de chaleur et de sueur. Ce frisson se renouvela à onze, puis à cinq heures du soir. Malgré cela, la nuit fut assez bonne et l'urine a bien coulé par la sonde.

Le 16, un quart de lavement avec le sulfate de quinine, 15 centigrammes.

Le 17, les frissons ne sont pas revenus et la sonde a parfaitement fonctionné.

Le 18, état satisfaisant.

Le 19, les organes sont examinés et les fils coupés.

L'un d'eux, placé sur le col de l'utérus, avait coupé les tissus et pendait dans une des lèvres à la manière d'une boucle d'oreille.

Après une injection poussée dans le vagin, la malade est reportée dans son lit et la sonde remise à demeure.

Le 22. Depuis plusieurs jours, la malade est mouillée sous elle; elle sent l'urine passer par le vagin, la sonde ne donne plus issue qu'à une petite quantité d'urine. La bouche est mauvaise, la langue chargée, la face congestionnée, le regard abattu et les traits de la physionomie visiblement altérés. Eau de Sedlitz.

Le 25, la malade est de nouveau examinée.

On aperçoit très distinctement sur la ligne médiane une longue cicatrice dirigée d'avant en arrière, résultant de la réunion des lèvres de la fistule dans toute sa partie antérieure. En arrière de cette cicatrice il existe une ouverture. La vessie ne fait plus hernie. L'opérée est reportée dans son lit et la sonde remise dans la vessie. Elle est extrêmement faible, les traits de la physionomie sont tirés, la figure est pâle, la langue est blanche au centre, rouge sur les bords, le ventre est ballonné, mais il n'offre aucune sensibilité à la pression.

Le 26, la malade continue à être mouillée sous elle et quelques vomissements surviennent.

Le 27, nouveaux vomissements; on donne de l'huile de ricin dans une tasse de bouillon aux herbes ; elle est aussitôt vomie. La malade prit la potion anti-émétique de Rivière. Les vomissements s'arrêtèrent.

Le 28, il y a un peu de chaleur ; la peau des pommettes est rouge, le visage est abattu. Nouvel examen qui fait voir qu'il y a quelques excoriations au siége. Quant à la fistule qui livre passage aux urines, elle n'offre rien autre chose de particulier que ce qui a été noté plus haut.

Le 6 novembre, la sonde est retirée, la prostration est toujours très grande.

Le 7, la prostration continue : on applique un vésicatoire au mollet.

Le 8, l'état général est plus satisfaisant ; quant aux urines, elles coulent à la fois par la sonde et le vagin.

Le 10, on procède à un dernier examen qui permet de constater que la cicatrice est complète dans la presque totalité de la solution de continuité.

Il ne reste plus qu'une ouverture située tout à fait à la partie postérieure entre la cloison et le col de l'utérus, dans le point où les lèvres étaient le plus écartées l'une de l'autre. Les jours suivants l'état général s'améliore, et cependant j'attends, pour fermer ce qui reste de l'énorme perte de substance, que la santé se soit complétement rétablie.

Depuis ce moment jusqu'au 11 janvier, aucune opération ne fut donc tentée, et je m'occupai seulement de mettre la malade à même de supporter une opération devenue nécessaire pour compléter la guérison. Une partie du mois de novembre et tout le mois de décembre furent employés à rétablir les forces de la malade très affaiblie et très fatiguée par les complications successives qui l'avaient assiégée. Dans le courant de son traitement, il est, en effet, survenu chez elle des accès de fièvre intermittente et des diarrhées qui ont singulièrement aggravé son état. Le chirurgien est bien forcé, en de pareilles circonstances, d'attendre, pour renouveler une opération, que la nature soit en état de résister aux efforts qu'il fait pour parvenir à un résultat satisfaisant.

Avant de dire comment j'ai agi pour fermer les restes de la fistule, il est important de raconter dans quel état la malade se trouvait alors, tant sous le rapport de l'état général, que sous celui des organes génitaux. En ce qui concerne l'ensemble de la constitution, évidemment la santé s'est beaucoup améliorée ; aussi les fonctions s'accomplissent-elles régulièrement et sans trouble. Les règles cependant n'ont pas encore reparu.

Si nous interrogeons les organes génitaux, voici dans quelles conditions ils se trouvent :

1° L'entrée du vagin est sans rougeur ni excoriation ; 2° il y a absence de rétrécissement du vagin ; 3° on aperçoit sur le milieu de la cloison la cicatrice solide dont il a été parlé plus haut; 4° au devant du col, il existe une ouverture qui peut admettre le bout du doigt, dont la circonférence est indurée et épaissie ; 5° la paroi périnéo-vaginale étant déprimée, et les grandes lèvres étant écartées, on aperçoit la fistule qui est arrondie. On remarque sur les côtés de cette fistule que le vagin offre une teinte plus pâle et des traces de cicatrice qui sont l'indice de la largeur primitive de l'altération, dont la forme était, dès l'origine, celle d'un fer à cheval.

Je ne décrirai pas longuement le procédé opératoire, et je me bornerai à dire que le col de l'utérus a été saisi avec les pinces de Museux, que les lèvres de la fistule ont été ravivées et que quatre anses de fil ont été passées sur les deux lèvres et nouées à double nœud, qu'un tampon d'amadou a été glissé dans le vagin, et qu'enfin une sonde de gomme élastique a été placée à demeure dans l'urètre. Je dois dire qu'une petite hernie formée par la muqueuse vésicale a seule gêné un peu la manœuvre. La malade accusa peu de souffrance et perdit peu de sang. Aucun débridement ne fut pratiqué sur les côtés du vagin.

Dans la soirée, la malade a peu souffert; elle se plaint d'avoir envie d'uriner; la sonde ne coule pas parce qu'elle est bouchée par un caillot : une nouvelle algalie fournit de l'urine sanguinolente, puis de l'urine claire.

Le 12, la malade a eu du repos, n'a pas mouillé sous elle. Ce matin la sonde est changée, elle rend de l'urine claire, et l'introduction commence à en devenir douloureuse.

Le 13, la malade, après avoir éprouvé une grande envie d'uriner, a senti tout à coup une espèce de soulagement, en même temps qu'elle s'est sentie mouillée. A la visite du soir, on trouve un gros caillot de sang près du siége de la malade. La sonde est changée et une urine naturelle s'est écoulée en petite quantité.

Le 14, la malade a mouillé sa couche, elle a pourtant éprouvé plusieurs envies d'uriner ; une certaine quantité d'urine est dans l'urinal, et le linge en est imbibé. Le tampon est ôté, la sonde va bien.

Le 15 au soir, nouvelle sonde : introduction douloureuse, urine normale ; la malade mouille toujours son lit.

Le 16, rien de particulier.

Le 17, la sonde fournit peu d'urine : la malade est constamment mouillée. L'état général est bon ; quelques douleurs de bas-ventre.

Le 18, les fils sont retirés aujourd'hui ; il y en a un qui vient tout seul.

Le 20. Depuis l'ablation des fils, la malade continue à mouiller beaucoup sous elle et à rendre peu d'urine par la sonde.

Le 26, la malade garde la sonde, quoiqu'elle perde de l'urine. A un nouvel examen, un fil qui était demeuré inaperçu est enlevé.

Le 4 février, aucun accident nouveau quant aux

fonctions urinaires ; mais l'état général paraît s'altérer. Depuis quelque temps, vers le soir, la face de cette malade est rouge, la peau est chaude, le pouls fréquent ; la langue est sale et la bouche mauvaise : il n'y a pas d'appétit.

Le 8, l'état saburral continuant, la malade ayant accusé des envies de vomir, le ventre étant tendu, on administre de l'eau de veau tenant en dissolution du sulfate de magnésie.

Le 9, la purgation a augmenté les coliques, sans amener de selles. Les malaises généraux continuent, le ventre est tendu. Orge, 2 pots, bouillon aux herbes avec l'huile de ricin, 30 grammes ; cataplasmes sur le ventre.

Le 10, il n'y a pas encore de selles. Le malaise général persiste : fatigue dans tous les membres, pesanteur de tête, bouche mauvaise, langue sale, pas d'appétit, soif, envies de vomir, sensibilité du ventre, borborygmes, abdomen tendu, sonore, douloureux à la pression ; la sonde ne peut tenir plus longtemps dans la vessie, on est obligé de l'ôter. La peau est chaude, couverte de sueur le soir, le pouls moyen à 100 pulsations environ, pas de sommeil. Lotions narcotico-émollientes contre les cuissons de la vulve : cataplasmes sur le ventre, lavement simple.

Vers le soir, la malade a sa première selle seulement.

Le 11, les selles ayant eu leur cours, la malade a eu un grand soulagement : la fièvre a diminué ; elle prend quelques aliments.

Le 14, examen au spéculum. Une excoriation de la vulve témoigne de l'âcreté acquise pas les urines pendant le mouvement fébrile dernier : onction avec la pommade au nitrate d'argent, ablutions fréquentes. Une sonde est remise dans la vessie.

Le 16, le mouvement fébrile est revenu : il a lieu surtout vers le soir ; tantôt il prend vers trois heures, tantôt un peu plus tôt, et tantôt enfin un peu plus tard ; il est en pleine force à la visite de cinq heures. La malade est alors prostrée, la peau brûlante, le pouls fréquent, les pommettes enflammées. Pas de sommeil, pas d'appétit, langue sale, bouche mauvaise.

Le 20, les mouvements de fièvre continuent avec leur irrégularité habituelle.

Le 22, la fièvre persiste avec ses mêmes caractères : il y a en outre de l'oppression ; et cependant elle tousse peu, elle crache à peine.

Le 23, transpiration abondante pendant la nuit, et la fièvre est calmée le matin ; mais la faiblesse, le dégoût que ressent la malade, indiquent assez que tout n'est pas fini. La forme intermittente des accès de fièvre engage à administrer le sulfate de quinine. Diète absolue ; lavement à la graine de lin, suivi du lavement suivant : infusion de camomille, 120 grammes ; sulfate de quinine, 30 centigrammes. Un jaune d'œuf pour lier la dissolution.

Le 24, la fièvre a paru moins intense hier soir, mais il y en a encore. Diète ; même traitement.

Le 26. La fièvre persiste : elle a deux exacerbations, l'une vers midi, l'autre le soir; frissons, sueurs, fatigue générale; soif, pas d'appétit, bouche mauvaise, langue sale; ventre sensible, borborygmes; nausées; tête lourde, peau chaude, pouls à cent pulsations. La malade maigrit sensiblement. Eau de groseille, 2 pots; 2 bouillons; lavement au sulfate de quinine.

Le 27, au matin, deux vésicatoires sont appliqués aux cuisses. Diète.

Le 2 mars, les vésicatoires sont entretenus; une potion gommeuse additionnée de 40 centigrammes de sulfate de quinine est substituée au lavement. Aucune amélioration notable ne s'ensuit.

Le 4, pendant la nuit, il y a eu des sueurs abondantes; 50 centigrammes de sulfate de quinine dans la potion.

Le 6. Quelques vomissements, un peu de dévoiement. La fièvre persiste.

Le 9. Amélioration. La fièvre est moins forte, mais la faiblesse et les sueurs sont toujours très grandes. Sinapismes. Potions avec acétate de morphine, 1 centigramme. Diète.

Le 10. Un vomissement durant cette nuit, abattement un peu moindre.

Le 12. L'appétit commence à revenir, la bouche est moins mauvaise, la face moins abattue, un peu de sommeil, sueurs abondantes : la fièvre paraît éteinte. Deux bouillons, un potage.

Le 15. L'amélioration se soutient; la peau est à

peine plus chaude qu'à l'état normal, le pouls faible, et sans fréquence ; quelque repos, moins d'abattement ; appétit ; pas de selles depuis quelque temps, coliques sourdes, ventre un peu tendu.

Le **18**. Toujours de mieux en mieux ; il n'y a plus de fièvre ; repos, appétit.

Le **20**. Un peu de douleur faciale. Pédiluve sinapisé. Lavement de guimauve.

Le **22**. Deux selles diarrhéiques pendant la nuit.

Le **23**. Quelques coliques, deux selles liquides ; ventre souple et sans douleur : 2 pilules d'opium d'un centigramme. Bouillon, potage.

Le **26**. Encore deux à trois selles liquides. Gargouillement, peu d'appétit, sueurs nocturnes. L'opium ne peut être toléré ; il provoque des envies de vomir.

Le **28**. La malade était encore ce matin animée, elle se sentait de petits frissons ; le ventre est toujours sensible ; elle a eu deux selles ; peu d'appétit ; grande faiblesse, pas de sommeil, sueurs nocturnes ; pas de fièvre. Lavement laudanisé.

Le **3 avril**. Cette malade reste affaiblie ; elle a des sueurs, un peu de fièvre le soir, et du dévoiement lorsqu'elle mange.

Le **6**. Il n'y a plus de fièvre.

Le **12**. La fièvre n'a pas reparu ; les digestions sont bonnes, l'embonpoint revient.

Le **17**. Enfin il est permis d'examiner la fistule abandonnée pendant tout le temps qu'a duré la fièvre. Au milieu d'une surface blanchâtre, est une petite dépression qui est le seul orifice persistant de la fistule; une auréole rouge l'entoure : le stylet y pénètre, l'urine en sort par jet. On touche cet orifice avec le nitrate d'agent.

Le 21, au matin, une nouvelle opération est tentée pour achever l'oblitération, deux points de suture seulement sont posés.

Le 26. Le tampon a été ôté le troisième jour; on a dû faire une injection dans le vagin pour en déterger le pus. La malade accusait le tampon de l'empêcher de rendre quelques gaz qui la gênaient. Elle n'a pas mouillé sous elle.

Le 28. Depuis que le tampon est ôté, la malade perd de l'urine, elle est tourmentée sans cesse par des coliques venteuses qui se sont dissipées un peu sous l'influence d'un lavement qui a provoqué plusieurs selles.

Le 8 mai. Depuis cette opération, la malade mouille sans cesse, quoique l'orifice fistuleux soit réduit à un simple point à peine capable d'admettre un stylet. On cautérise tous les deux jours au nitrate d'argent.

Le 13. On cautérise de nouveau.

Le 22. La sonde, mise avec soin, ne laisse mouiller qu'à peine la couche. L'état général est bon; la malade reprend des forces.

Malgré nos représentations, la femme Monnier désire s'en retourner dans son pays, pour refaire sa santé. Elle nous promit de revenir, mais elle n'a pas tenu parole. Lors de son éloignement de Paris, il n'y avait plus chez elle qu'un pertuis que j'aurais facilement fermé si elle avait pu prendre patience encore pendant quelque temps.

Mon excellent confrère, M. le docteur Cornac, membre de l'Académie de médecine, qui m'avait recommandé cette malade, m'a, il n'y a que peu de temps, dit qu'elle était dans un état de santé parfait.

Ajoutons que la nuit, elle ne perd pas une goutte d'urine, et qu'elle est baignée, le jour, par ce liquide qui s'écoule pendant la marche ou la station debout. On me fait espérer que Monnier viendra bientôt pour compléter sa guérison.

SEPTIÈME OBSERVATION. *Fistule vésico-vaginale du col et du bas-fond de la vessie. — Vaste perte de substance. — Autoplastie par glissement. — Opération en deux temps. — Lambeau autoplastique formé aux dépens de la lèvre antérieure du museau de tanche. — Varioloïde. — Guérison.*

L'observation qui va suivre est un second exemple de fistule vésico-utéro-vaginale superficielle. Comme dans le premier fait, je n'ai pu compléter la guérison qu'en deux temps. On trouvera ceci de particulier dans cette observation, que la lèvre antérieure du museau de tanche a été relevée à la manière d'un lambeau contre la fistule qu'elle a servi à boucher complétement.

Madame D..., âgée de quarante et un ans, habitant Eschwege, petite ville de la Hesse électorale, vint à

Paris, dans le mois d'août 1851, réclamer mes soins pour une fistule vésico-vaginale dont elle est affectée depuis deux ans.

D'une constitution nerveuse et impressionnable et d'un tempérament lymphatique, madame D... a passé les premières années de son enfance dans un état de santé très satisfaisant. Mais, à l'âge de onze ans, il se développa dans le côté droit, au niveau de la région du foie et sans cause appréciable, une énorme tumeur qui fut ouverte au moyen du bistouri. Il en sortit une quantité considérable de pus. La poche persista pendant trois mois avant de s'oblitérer, malgré les mèches que l'on introduisait dans son intérieur. Il y avait un mois et demi que le traitement était mis en usage, lorsque l'on jugea nécessaire de faire des injections avec un liquide sur la nature duquel madame D... ne peut donner aucun renseignement. Quoi qu'il en soit, s'il faut en croire la malade, sous l'influence de ce nouveau moyen il sortit une grande quantité de petites tumeurs qu'elle compare à des œufs d'oiseaux. Leur grosseur d'ailleurs était variable, et leur couleur transparente. Au bout de trois mois, la plaie était cicatrisée et la santé de madame D... rétablie.

A l'âge de quatorze ans, la menstruation s'établit sans difficulté et sans donner lieu à aucun accident; sa régularité ne fut jamais troublée ou interrompue qu'au moment des grossesses.

Mariée à l'âge de vingt-trois ans, ce fut seulement

à vingt-neuf ans qu'elle devint enceinte de son premier enfant. Cette première grossesse ne présenta rien de particulier ; il n'en fut pas de même de l'accouchement. Celui-ci, en effet, ne dura pas moins de trois jours et ne put être terminé qu'au moyen du forceps. L'enfant était mort, et sa tête était volumineuse. Les suites de cet accouchement furent longues ; madame D... ne commença à se lever qu'au bout de dix semaines, et cependant, dès la quatrième, la menstruation reparut et prit sa régularité habituelle. Madame D... devint presque aussitôt enceinte. Cette grossesse ne présenta rien de particulier, et l'accouchement eut lieu avec une extrême facilité. Dès le neuvième jour, la malade commençait à se lever. Au bout d'un mois, le flux menstruel reprit son cours ordinaire.

Deux ans après, il survint une nouvelle grossesse qui ne présenta rien qui fût digne d'être noté. L'accouchement eut lieu naturellement. Au bout d'un an, madame D... mit au monde son quatrième enfant.

A l'âge de trente-sept ans, elle fit une fausse couche à six mois, sans pouvoir apprécier la cause qui donna lieu à cet accident.

A l'âge de trente-huit ans et demi, elle devint enceinte de son dernier enfant. Cette grossesse ne présenta rien de particulier et arriva à son terme normal. C'est le dix octobre 1849 que l'accouchement eut lieu. Les premières douleurs annonçant le commencement du travail se déclarèrent à midi. A quatre heures seulement la sage-femme fut appelée. Celle-ci, en examinant l'état des parties, s'aperçut qu'il existait dans le vagin, au-devant du col de la matrice, une tumeur qui devait s'opposer à l'accomplissement de l'accouchement ; elle fit mander un médecin qui, sans s'expliquer sur la nature de la tumeur, se décida à onze heures du soir (après onze heures de travail) à terminer l'accouchement au moyen du forceps.

Pendant ce temps, la malade urina parfaitement seule. L'enfant venu au monde était fort et bien portant. Quant à la délivrance, elle fut opérée sans difficulté. S'il faut en croire le récit de la malade, la tumeur dont j'ai parlé tout à l'heure, poussée par la tête de l'enfant, sortit du vagin pour y rentrer aussitôt que l'accouchement fut terminé. Pendant la première journée, madame D... éprouva le besoin d'uriner, et le satisfit naturellement ; mais le soir, elle sentit tout à coup sa couche inondée, et à partir de ce moment, elle continua à perdre involontairement les urines sans éprouver le besoin de les rendre.

La malade resta longtemps avant de se remettre, et au bout d'un mois, les règles reparurent avec la même abondance et la même périodicité qu'avant.

Il y avait trois mois que l'accouchement avait eu lieu, lorsque la tumeur vaginale se perça spontanément pour donner issue à du pus et à des matières que la malade compare à des raisins écrasés. Un mois après, la tumeur se remplit de nouveau ; mais elle ne tarda pas à se percer, et put être extirpée par lambeaux. Sans connaître précisément le siége qu'elle occupait dans le vagin, il est certain qu'elle devait avoir quelques connexions avec l'ouverture anormale de la vessie; car sa présence fut toujours accompagnée d'une perte un peu moins abondante du liquide urinaire.

Mes savants confrères les médecins allemands ne négligèrent rien pour obtenir la cure radicale de la fistule vésico-vaginale, mais ils se contentèrent d'abord de conseiller à madame D... l'usage de bains et d'injections, qui furent continués jusqu'au moment où elle se décida à venir à Paris. Elle y arriva dans le mois d'août 1851. Voici sa situation :

Les parties génitales externes, les régions supérieures internes des cuisses, sont rouges, érythémateuses, et sont le siége de cuissons, dont la longueur du voyage n'a fait qu'accroître l'intensité. L'urine coule involontairement et d'une manière incessante par le vagin, quelle que soit la position prise par la malade, qui ne ressent nullement la nécessité d'uriner. La surface muqueuse est couverte de tubercules muqueux, d'ulcérations et de gerçures.

En examinant les parties à l'aide d'un spéculum univalve qui déprime la paroi postérieure du vagin, pendant que deux aides écartent les grandes et les petites lèvres, on aperçoit :

1° Le méat urinaire, dans l'intérieur duquel une sonde est facilement introduite ;

2° En arrière de cette ouverture et à une petite

distance, une ulcération de la largeur d'une pièce de vingt-cinq centimes environ, laquelle est recouverte d'une incrustation pierreuse.

3° A un demi-centimètre environ, en arrière de cette incrustation, une longue et large solution de continuité qui communique avec l'intérieur de la vessie; elle est située longitudinalement un peu plus à gauche qu'à droite, et s'étend jusqu'au niveau du col de l'utérus, où elle se termine. Sa plus grande largeur est au milieu. Sa partie antérieure, correspondante au bulbe de l'urètre, est un peu arrondie. Sa forme, d'ailleurs, n'est pas régulière, et dans son ensemble, elle décrit une courbe à concavité droite et à convexité gauche. Elle est circonscrite de toutes parts par des bords durs et calleux. Par cette ouverture, qui n'est distante du col de l'utérus que de quelques millimètres, on peut facilement introduire plusieurs doigts de la main. Par là, la muqueuse vésicale fait hernie et forme une tumeur rouge, qu'il est facile de pousser en haut avec une sonde de femme. Une sonde, introduite dans la vessie par l'urètre, parvient bientôt dans le vagin et parcourt la fistule dans toute son étendue.

4° En arrière de la fistule vésico-vaginale, le col de l'utérus, dont la lèvre antérieure a subi une déperdition de substance.

Après avoir laissé reposer la malade et l'avoir préparée par des bains, des injections, et lui avoir prescrit l'eau de Vichy, je pratique l'opération autoplastique par glissement, le 23 août 1851, en présence de MM. Rayer, Andral, Louis, Arnott et Lacrosse, etc.

1° La malade est couchée sur le dos, le siége placé sur le bord du lit, comme pour ces sortes d'opérations.

2° La portion restante du col utérin est saisie avec les pinces de Museux, et attirée en avant. Le mouvement reste très limité, ce qui fait présumer qu'il existe quelque adhérence entre le vagin, l'utérus et les parois du bassin.

3° A l'aide du bistouri, je pratique au-devant du col utérin une incision demi-circulaire, poussée plus loin et plus profondément à droite qu'à gauche, à cause de la plus grande mobilité, dans ce sens, de la cloison et de sa plus grande conformation.

4° Deux autres incisions superficielles sont pratiquées sur chacun des côtés de la perte de substance, à un centimètre environ de ses bords libres : elles sont faites parallèlement aux bords de la fistule ; toutes, en concourant à mobiliser les parties qui entourent la solution de continuité, permettent d'en opérer le rapprochement des lèvres.

5° Le ravivement des lèvres de la fistule est pratiqué au moyen d'une pince à dents de souris et d'un bistouri, qui, promené tout autour de la perte de substance, enlève presque d'un seul coup un lambeau de membrane muqueuse très étendu. Le ravivement, exécuté de cette manière, est terminé avec une extrême rapidité.

6° Les lèvres de la fistule sont réunies au moyen de trois points de suture entrecoupés, placés à un centimètre environ de distance les uns des autres. La lèvre gauche est traversée la première par l'aiguille, qui, passant au-dessus de la solution de continuité, traverse du même coup la lèvre du côté opposé en sens inverse de la première, c'est-à-dire que, tandis que le bord gauche de la fistule est pénétré de dehors en dedans, celui du côté droit est traversé de dedans en dehors.

7° Les fils, composés de plusieurs fils de soie réunis ensemble au moyen de la cire, sont noués et coupés ras du nœud.

8° Après plusieurs injections d'eau froide poussées dans le vagin, m'apercevant qu'il existe encore quelques parties de la suture qui sont tiraillées, j'augmente l'étendue des incisions latérales.

9° Un tampon et quelques lames d'agaric sont placées dans le vagin, au niveau des incisions qui fournissent du sang.

10° Enfin, une sonde de gomme élastique est mise à demeure dans la vessie, et la malade est reportée dans son lit.

La première journée qui suivit l'opération fut calme, la sonde donna issue à de l'urine, d'abord légèrement sanguinolente, qui ne tarda pas à devenir claire et transparente. Dans la nuit, il fut nécessaire de changer la sonde. Il ne s'est écoulé qu'une très petite quantité de sang par le vagin.

Le 26, la malade est agitée, et veut se lever. Il lui semble qu'il passe de l'urine par le vagin. Le soir, le tampon et les lames d'agaric sont retirés. (Infusion de tilleul ; diète absolue).

Le 27, le matin, la sonde est changée. Le soir, le ventre est légèrement météorisé et non douloureux à la pression. L'urine qui s'écoule par la sonde est claire et limpide. L'alèze placée sous le siége de la malade est mouillée. (Infusion de camomille, cataplasme sur le ventre.)

Le 28, la malade se plaint de douleurs vagues dans l'abdomen. A sept heures du soir, elle prend un lavement qu'elle rend immédiatement avec une assez grande quantité de gaz. Cette évacuation la soulage, et la nuit qui suivit fut très calme. L'urine qui s'écoule par la sonde est claire.

Le 29, le ventre n'est plus ni douloureux ni ballonné. L'état général est satisfaisant. Il survient un petit écoulement de sang par le vagin ; l'urine qui coule par la sonde est elle-même chargée de quelques petits caillots sanguins.

Les jours suivants, l'écoulement du sang continue et tous les jours la sonde est changée deux fois.

Le 1er septembre, madame D... est examinée ; les trois fils sont coupés et enlevés. La malade est immédiatement reportée dans son lit, et la sonde remise.

Le 2, la sonde marche assez bien, mais sa présence détermine des douleurs d'autant plus vives que, pour la faire aller, on est obligé de l'enfoncer de temps en temps dans l'intérieur de la vessie.

Le 3, madame D... est de nouveau examinée. Le tiers antérieur de la fistule est fermé. Les lèvres sont donc réunies dans une certaine étendue. La malade est agacée. Elle a pris hier soir de la rhubarbe. Dans la journée elle va deux fois à la garderobe et elle se trouve soulagée.

Le 4, la sonde par sa présence détermine toujours des douleurs vives.

Le 5, nouvel examen. Les efforts que la malade a faits en allant à la garderobe ont agrandi la principale ouverture fistuleuse qui est placée à la partie postérieure ; de plus, il existe au niveau de la partie antérieure de la cicatrice une seconde petite ouverture, et dans d'autres points une inflammation diphthéritique et des plaques pseudo-membraneuses semblables à celles que l'on observe dans la pourriture d'hôpital. Ces différents points sont touchés avec le crayon de nitrate d'argent.

Le 6, la malade a été agitée toute la nuit. Le pouls est fréquent, la figure souffrante. L'écoulement de sang par le vagin a cessé depuis hier.

Le 7, le pouls est fréquent, la langue est blanche et rouge dans certains points où elle est dépouillée de son épiderme. Les environs des organes génitaux sont le siége de quelques boutons qui offrent l'aspect des pustules varioliques. Le soir, l'éruption, plus apparente, ne laisse plus le moindre doute sur sa nature. (Infusion de bourrache.)

Le 8, l'éruption est plus étendue et dans la journée il survient un peu de délire. Le soir, je supprime la sonde.

Le 9, nouvel examen qui permet de constater qu'une partie de la fistule est oblitérée et remplacée par une cicatrice solide. On aperçoit encore des plaques diphthéritiques au fond du vagin ; elles sont touchées légèrement avec le nitrate d'argent.

Le 10, là où l'éruption variolique a commencé, les boutons sont dans la période de dessiccation ; mais on en aperçoit quelques nouveaux sur d'autres points du corps, en particulier au visage. Ces derniers ne tardent pas eux-mêmes à parcourir leurs périodes.

Le 16, l'éruption est presque entièrement éteinte ; il en est de même des plaques diphthéritiques qui existaient dans le vagin au niveau de la suture. L'état général est meilleur. Je permets à la malade de se lever et de prendre des aliments.

Les jours suivants, la santé de madame D... continue à s'améliorer ; ses forces reviennent, et elle ne tarde pas à faire quelques promenades. Elle perd les urines involontairement, comme auparavant. Après l'avoir laissée se reposer, l'examen est fait de nouveau, le 10 octobre.

L'état général est sensiblement amélioré.

Les parties génitales externes sont érythémateuses, ainsi que les parties internes et supérieures des cuisses.

En écartant les grandes et les petites lèvres, et en

déprimant la partie postérieure du vagin avec le spéculum univalve, on aperçoit d'avant en arrière :

1° Le méat urinaire qui est rouge.

2° A 2 centimètres en arrière de ce dernier, une cicatrice linéaire solide terminée postérieurement par une petite ouverture qui permettrait à peine l'introduction d'une tête d'épingle. Elle est ronde, enfoncée en cul-de-poule, et l'on ne peut bien la voir qu'en déprimant avec une sonde les parties qui l'environnent.

3° En arrière de cette ouverture, une autre cicatrice linéaire triangulaire et qui se termine à la partie postérieure par une seconde ouverture plus grande et plus large que celle dont nous venons de parler. Elle est également enfoncée et elle est limitée en arrière par la lèvre antérieure du col de l'utérus.

4° L'obliquité du col utérin cache en grande partie la lèvre antérieure et une partie de la perte de substance.

5° Les deux ouvertures que nous venons de décrire sont entourées par un tissu cicatriciel dense et résistant.

6° Enfin, à droite et à gauche, en dehors de la ligne médiane, existent deux cicatrices résultant des incisions latérales pratiquées au moment de l'opération.

Après avoir laissé la malade se reposer encore pendant quelques jours, je pratique, le 23 octobre, une nouvelle opération de la manière suivante :

1° La malade est placée dans la même position

que pour la première opération. La paroi postérieure du vagin est déprimée avec le spéculum univalve, et ses parois latérales sont écartées avec des
leviers.

2° Le contour de la fistule postérieure est ravivé
à l'aide du bistouri, ou des ciseaux et des pinces à
dents, dans une étendue circonférentielle de plusieurs centimètres environ, et ce ravivement porte
sur la lèvre antérieure du col.

3° De la même manière, le contour de la fistule
antérieure est ravivé.

4° Trois points de suture entrecoupée sont appliqués d'arrière en avant, de manière à comprendre
dans la même anse de fil les deux ouvertures fistuleuses; la lèvre postérieure du museau de tanche,
par l'effet de la traction des fils, se relève et vient
s'appliquer contre l'ouverture fistuleuse, qui est
elle-même ravivée. De la sorte, le col forme un véritable lambeau autoplastique qui vient boucher la fistule. Le point de suture médian est appliqué le
premier.

5° Ne pouvant détacher le vagin de son insertion
au col, j'agrandis les commissures de l'ouverture
utérine au moyen de deux incisions transversales.
L'incision gauche est un peu plus grande et un peu
plus profonde que celle du côté opposé. Ces deux incisions ont pour résultat de faciliter l'élévation du
lambeau utérin et de détruire le tiraillement qui
pourrait exister de ce côté.

6° Deux longues incisions vaginales latérales sont pratiquées de chaque côté de la suture.

7° Après plusieurs injections d'eau froide poussées dans le vagin, un tampon d'agaric est appliqué sur les parties susceptibles de donner du sang.

8° Enfin, une sonde est mise dans la vessie, et la malade est reportée dans son lit.

La première journée a été très bonne ; l'urine a très bien coulé par la sonde.

Le 24, je retire le tampon d'agaric; la sonde marche ; l'urine est claire et limpide.

Le 25, le ventre est ballonné. La malade, impatiente et indocile, retire le bandage de corps. La sonde est changée et je prescris une potion avec de l'eau de tilleul, du sirop de sucre, et 12 gouttes de laudanum. La nuit est plus calme, et le lendemain matin l'état de la malade est bon.

Le 26, un peu de sang s'écoule par le vagin et par la sonde. Le ventre est ballonné.

Le 27, la malade continue à perdre du sang par le vagin, mais l'urine qui coule par la sonde est parfaitement claire et limpide. Il en est de même le lendemain.

Le 29, j'examine l'état des parties et j'enlève deux points de suture, et le troisième est enlevé le lendemain.

Le 30, tout paraît être dans un état très satisfaisant. A la partie postérieure, on aperçoit un lambeau triangulaire dont le sommet est en avant, et la base en arrière, au niveau de l'ouverture du col. Ce lambeau est collé aux parties avec lesquelles il est en contact.

Le 31, la sonde marche bien.

Le 2 novembre, il s'écoule un peu de sang par le vagin. L'alèze placée sous la malade est mouillée ; la garde affirme avoir vu l'urine passer entre la sonde et le canal.

Le 3, madame D... continue d'être mouillée sous elle.

Le 4, j'examine de nouveau la malade, et je constate que tout est dans un état satisfaisant. Cependant, en introduisant une sonde dans la vessie, je ne retire pas d'urine, et les alèzes sont mouillées.

Le 5, la sonde est retirée, et madame D... prend une bouteille d'eau de Sedlitz.

Le 6, elle prend un bain amidonné. Depuis le moment où l'on a retiré la sonde, madame D... n'éprouve pas une seule fois le besoin d'uriner et perd involontairement ses urines. A l'examen, je m'aperçois qu'il existe une petite ouverture au dessus du sommet du lambeau.

Le 7, pendant la nuit, la malade a éprouvé plusieurs fois le besoin d'uriner et l'a satisfait seule ; mais le soir, les urines recommencent à couler involontairement. La sonde est remise dans la vessie.

Le 8, un nouvel examen fait voir au sommet du lambeau autoplastique l'orifice fistuleux placé au milieu du tissu cicatriciel ; je touche avec la pierre infernale.

Le 10, nouvel examen, cautérisation avec le nitrate d'argent. La sonde est retirée.

Le 13, pendant la nuit, madame D... a éprouvé le besoin d'uriner ; mais dans la journée et lorsqu'elle est debout, elle perd involontairement ses urines. Elle les conserve pendant trois heures, lorsqu'elle est couchée ou assise.

Le 17, même état, cautérisation avec le nitrate d'argent.

Le 20, nouvel examen. Depuis deux jours madame D... ne conserve plus du tout ses urines ni le jour ni la nuit. En examinant avec attention, je découvre, vers le sommet du lambeau triangulaire, au niveau du tissu cicatriciel touché plusieurs fois avec le nitrate d'argent, une petite ouverture arrondie, légèrement enfoncée, qui permet, quoique avec un peu de difficulté, l'introduction d'un mince stylet. A l'aide du porte-caustique de M. Lallemand, je cautérise l'orifice vésical de la petite fistule dont il vient d'être question ; son orifice vaginal est en outre cautérisé avec le crayon de nitrate d'argent.

Le 22, nouvelle cautérisation des deux orifices de la fistule ; seulement le porte-caustique de M. Lallemand est remplacé par un porte-caustique qui m'appartient.

Les deux jours qui suivent, la malade va bien, et l'urine claire et limpide coule en totalité par la sonde.

Le 24, les deux orifices sont cautérisés, et tout

fait présager que ces cautérisations suffiront pour amener la guérison de la petite fistule.

Le 27, la malade est examinée. Après avoir cautérisé l'orifice interne de la *fistulette*, je constate ce qui suit :

1° L'urètre est dans une situation normale.

2° Le bulbe urétral est légèrement déprimé en arrière.

3° La paroi vaginale postérieure est intacte.

4° Sur le bulbe de l'urètre, on aperçoit une sorte de dépression ou de fossette. Là viennent se rendre plusieurs lignes cicatricielles presque blanches.

5° En arrière de cette espèce de fossette, on voit une pièce triangulaire à sommet antérieur et à base dirigée vers le col de l'utérus, dont elle fait partie. Ce lambeau autoplastique, formé par la lèvre antérieure du museau de tanche, est limité latéralement par deux lignes obliques qui se dirigent en dehors vers les commissures. Ce sont deux cicatrices parfaitement blanches.

6° Ce lambeau concourt à former ensuite l'ouverture du col de l'utérus.

7° Sur les côtés du vagin et d'arrière en avant, on constate l'existence de deux cicatrices qui limitent latéralement la cloison et qui viennent se rendre sur les côtés du bulbe.

8° Sur la paroi antérieure du vagin, on voit une petite ouverture anormale qu'un stylet ténu traverse, ainsi que l'urine. Les cautérisations multipliées avec

le nitrate d'argent ne pouvant en obtenir l'oblitération, je me décide à raviver la fistule avec l'instrument tranchant, et à rapprocher les lèvres saignantes
par la suture.

Le petit trou fut donc cerné avec le bistouri, qui
enleva un petit lambeau circonférentiel comprenant
toute l'épaisseur de la cloison.

De l'urine et du sang tombèrent en certaine quantité dans le vagin. Un point de suture fut fait d'arrière en avant et serré assez fortement pour effacer
l'ouverture fistuleuse. Deux incisions latérales relâ-
chèrent les lèvres de la fistule. Le cinquième jour,
le fil fut coupé. La fistule était oblitérée. Maintenant
notre malade retient ses urines et urine à volonté.

Quoique l'intérêt le plus vif s'attache à cette observation, mes réflexions seront courtes.

N'est-il pas curieux de suivre pas à pas notre malade en ce qui a rapport au rétablissement des fonctions utérines et vésicales ? Nous voyons, par exemple,
la menstruation se faire avec effort, et l'utérus demeurer engourdi, pour ainsi dire, pendant toute la
durée de la fistule. L'urine a donc une influence
réelle sur les fonctions utérines, et nous en avons une
preuve irrécusable dans le fait dont je viens de tracer
l'histoire. Dès que l'urine, en effet, a commencé à
reprendre son cours normal, les règles se sont mon-
trées avec abondance et régularité. Leur durée n'a
pas été la même qu'avant l'opération ; huit jours de
suite, les règles se maintiennent, et pendant l'exis-

tence de la fistule, elles ne duraient que quatre jours. L'organe semble donc maintenant réparer le temps perdu, par une sorte de dégorgement abondant et prolongé.

Le sang lui-même a subi de grands changements dans sa nature; car il est rouge et vermeil maintenant, de noir qu'il était auparavant.

La vessie n'a repris complétement ses fonctions qu'à dater du moment où le liquide urinaire a pu être conservé en totalité. Le besoin d'uriner ne s'est fait sentir que lorsque tout écoulement vaginal a cessé d'exister. Aucune envie d'uriner ne s'est fait connaître pendant tout le temps que la petite fistule notée dans l'observation n'a pas été oblitérée. L'intégrité complète de la vessie est donc indispensable pour que la sensation d'uriner s'établisse. De plus, il faut la présence du liquide urinaire pour déterminer cette impression.

On a pu voir que plusieurs opérations étaient devenues nécessaires pour mener à bonne fin la fistule grave dont cette malade était affectée. Il était impossible d'en venir à bout par une simple opération. Cette fistule rentrait dans la catégorie des fistules vésico-utéro-vaginales superficielles qui sont triangulaires et dont la base repose sur le col de l'utérus.

Nous avons donc dû commencer par fermer la partie antérieure de la fistule, et il me restait ensuite à compléter l'opération par l'oblitération de l'extrémité utérine de l'ouverture accidentelle. Cette fois, au lieu

de fixer les restes de la cloison sur le col de l'utérus,
je me suis servi de la lèvre antérieure du museau de
tanche pour réparer la perte de substance. Je ne reviendrai pas sur ce procédé qui a été décrit tout au
long à la page 160.

Enfin, comme dernière réflexion, j'insisterai sur
ce qui a rapport à la miction. Constatons que pendant qu'on sondait la malade, la sonde à demeure
ayant été supprimée, les besoins d'uriner revenaient
toutes les heures et demie, et ce n'est qu'au bout de
quelques jours que ce besoin s'est éloigné. Les
urines pouvaient être conservées pendant une heure
et demie, deux heures, et plus tard elles restaient
dans la vessie trois heures de suite, sans fatiguer la
malade.

Ce nouveau fait prouve donc que la vessie est
d'abord excitée par le liquide irritant qui est continuellement versé dans son intérieur, et aussi par
l'étroitesse de la poche, qui ne se laisse pas distendre
tout d'un coup.

QUATRIÈME PARTIE.

**DES PROCÉDÉS DE GUÉRISON DE CES DIVERSES FIS-
TULES, ET DU RÉTABLISSEMENT DES FONCTIONS
DES ORGANES URINAIRES QUI ONT SUBI DES OPÉ-
RATIONS AUTOPLASTIQUES.**

Les recherches que je vais exposer comprennent l'étude du travail qui a lieu entre les surfaces saignantes, lorsqu'elles sont mises en contact par la suture, quel que soit d'ailleurs le procédé mis en usage. C'est assez dire que j'examinerai ici les procédés que la nature emploie dans l'admirable mécanisme de l'adhérence des parties entre elles.

Que se passe-t-il entre les surfaces mises en contact? Quelle est la marche que suit la nature pour arriver à produire l'agglutination et la fusion de ces diverses parties entre elles?

On se demande comment des tissus qui contiennent si peu de l'élément réparateur qui est comme le canevas des organes peuvent se réunir par première intention. Ne sait-on pas que, jusqu'à présent, on a regardé le moyen de cicatrisation avec ou sans suppuration comme étant fourni par le tissu cellulaire, les membranes séreuses et les autres trames organiques qui se rapprochent de leur structure?

On ne trouve, en effet, ainsi que je l'ai prouvé,

aucune trace de tissu cellulaire dans l'épaisseur du corps et du col de l'utérus; il y en a seulement autour de cet organe, et encore se trouve-t-il détruit par la gangrène qui précède la fistule. La cloison seule qui contient la trame cellulaire fournirait donc le produit de cicatrisation? Comment compter dans de pareilles dispositions sur la réunion par première intention?

Pendant longtemps cette idée m'a préoccupé, et ces dispositions anatomiques laissaient dans mon esprit une hésitation peu favorable à des essais et à des entreprises opératoires. Mais la nature sait mieux calculer et diriger ses efforts réparateurs que le médecin et le physiologiste ne savent les apprécier et les juger. J'ai remarqué que dans tout travail morbide, après toute section d'organe, il se fait une déposition en quantité variable de fibrine spontanément coagulable. Les recherches de MM. Andral et Gavarret ont établi ce fait, et il en résulte que la lymphe se trouvant déposée partout où des vaisseaux sont ouverts, on doit s'attendre nécessairement à un travail réparateur.

J'étais donc autorisé à espérer dans les cas dont je m'occupe, et malgré les structures anatomiques défavorables, l'agglutination et la fusion des parties au moyen de la lymphe plastique; seulement, comme ce produit s'organise moins promptement dans des organes d'une structure aussi peu celluleuse, j'ai pensé que les surfaces, pour se réunir, auraient besoin de demeurer plus longtemps en contact.

Le travail d'organisation n'a pas lieu seulement

entre les surfaces saignantes mises en contact, mais il s'étend à toutes les parties que baigne le liquide urinaire. Il est évident que les plaies se couvrent d'une membrane de nouvelle formation qui se met en rapport par son mode de sensibilité avec l'urine.

Jetons maintenant un coup d'œil sur les fonctions des organes que l'on a ainsi réparés, après une gangrène profonde et étendue.

Il est fort intéressant de savoir ce que deviennent les organes qui ont été en partie détruits par la gangrène et qui sont ensuite refaits par l'art.

On en est à se demander, par exemple, comment une vessie refaite avec le col de l'utérus, le déplacement du vagin et le déplissement des restes de la poche urinaire, peut tout à la fois servir de réservoir et d'organe excréteur. Autrefois je ne pouvais résoudre cette question que par l'analogie, en jetant les yeux sur les incroyables réparations de l'estomac, des intestins, de la vessie, etc., lorsque ces divers organes avaient été perforés par des altérations qui sont rarement les mêmes. Le tampon formé par le foie, par l'épiploon et par le canal alimentaire qui souvent servent d'obturateur, n'empêche pas l'estomac de fonctionner, l'intestin de servir de conduit et de réservoir, et la vessie ne s'en contracte pas moins pour expulser l'urine qu'elle renferme.

Il ne s'agit plus maintenant de l'analogie seulement, de l'anatomie pathologique, et des apparences rationnelles, puisque l'expérimentation ne laisse rien à désirer quant au point pratique et à la doctrine.

Les graves lésions qui ont existé dans la vessie, l'utérus, les délicates opérations pratiquées pour y remédier, n'empêchent pas ces organes de conserver leur sensibilité et les fonctions qui leur sont dévolues.

Il est inutile de dire que le vagin ne subit que fort peu de changement par les opérations; sa longueur et sa largeur diminuent, il est vrai, en raison de la perte de substance qui résulte de la gangrène. Ce n'est pas là l'organe qui mérite le plus d'attirer notre attention, attendu qu'il ne sert que de conducteur et de réservoir passager à différents liquides. C'est sur la vessie et l'utérus que doivent porter mes réflexions.

Que deviennent les organes qui se trouvent en contact avec l'urine, et que se passe-t-il dans ceux qui entourent la portion du réservoir nouvellement créée?

L'expérience a déjà répondu à ces questions, et il nous est démontré que cette partie de la vessie formée aux dépens du col de l'utérus fait très bien l'office de réservoir, en permettant à l'urine de passer sur lui, protégé qu'il est par une membrane muqueuse accidentelle. Il se passe là ce qui a lieu sur un trajet parcouru par l'urine. Il se fait, en effet, une sorte de retrait dans les tissus, et rien de plus. On peut ajouter même que l'urine, étant conservée dans son réservoir, n'a nullement les caractères irritants. Aussi ne détermine-t-elle aucune altération dans les tissus avec lesquels elle se trouve sans cesse en contact.

Il est une autre question qu'il est important de résoudre, c'est de savoir si l'emprisonnement de l'utérus n'altère pas le jeu de ses fonctions, soit quant à la périodicité de la menstruation, soit quant à la durée des époques.

Sur les malades affectées de fistules vésico-utérines dont j'ai rapporté l'histoire, j'ai vu la menstruation se rétablir d'une manière régulière, l'écoulement des règles ne subir aucun changement dans sa durée et probablement dans sa quantité.

Ainsi les lois immuables de l'organisme exercent leur empire même dans l'état morbide. La menstruation, une fois rétablie, revient régulièrement chaque mois, lorsqu'il existe une fistule vésico-vaginale; seulement le sang est versé en moins grande abondance. Lorsqu'il n'existe aucune communication fistuleuse avec le vagin, il n'en est pas de même; c'est du moins ce que j'ai remarqué sur les deux observations que j'ai rapportées et dans lesquelles j'ai noté que le sang a été versé à la surface interne de la vessie en aussi grande quantité que par la voie normale.

Ces observations apprennent aussi que le sang est versé à la surface interne de la vessie sans intermittence, qu'il se mêle à l'urine, et que celle-ci, qui est d'abord rosée, prend bientôt, la quantité de sang étant plus considérable, une couleur plus foncée. Enfin, vers la fin de l'époque, elle n'est plus que teinte par ce fluide.

Rien n'est changé dans les fonctions de la vessie ; car elle sert de réservoir, puisque les urines s'y accumulent et y sont gardées pendant plusieurs heures sans que la malade soit forcée de les rendre. Le besoin d'uriner atteste aussi que l'urine impressionne encore l'organe comme dans l'état physiologique. L'expulsion s'opère aussi de la même manière que dans l'état normal. C'est, en effet, avec bruit que l'urine s'échappe et qu'elle tombe dans le vase qui la reçoit. C'est ce que j'ai pu observer chez les malades précitées. On s'explique aisément cette circonstance, lorsqu'on réfléchit que la cloison fixée sur le col établit la continuité de la vessie avec ce qui demeure de libre de ce dernier organe. D'ailleurs, les rapports sont les mêmes avec l'utérus, si ce n'est que celui-ci entre encore d'une manière un peu plus intime dans ces mêmes rapports, en concourant à rétablir le réservoir.

On comprend, d'autre part, quoique l'utérus conserve ses fonctions, et qu'il soit disposé à recevoir le produit de la fécondation, qu'il n'est guère possible de compter sur l'imprégnation, toute communication étant interrompue entre le vagin et la matrice.

Au reste, les femmes se résignent très facilement à ne plus avoir de nouveaux enfants, quand elles ont été aussi terriblement éprouvées en devenant mères. Se délivrer d'une pareille infirmité est pour elles désormais tout ce qu'elles ambitionnent.

J'arrive au rétablissement des fonctions de la vessie après la guérison des fistules vésico-utérines et vésico-utéro-vaginales.

Quelle que soit l'étendue de la perte de substance, quel qu'ait été le mode de réparation, la vessie, dans un temps plus ou moins long, fera définitivement l'office de réservoir ; car aucun organe ne se prête autant à la dilatation que la poche urinaire. Lorsque le sommet et la paroi antérieure ont été respectés par la cause destructive, la miction s'opère sans difficulté. Ainsi donc, une partie de cette poche peut remplacer la totalité de la vessie saine en prenant une part active à l'expulsion de l'urine. Il suffit, en effet, qu'une contraction partielle de la vessie presse le liquide incompressible dans la cavité où il se trouve, pour qu'il s'échappe par la voie normale. Les changements survenus dans l'action de la vessie après l'opération ne sont que temporaires, et j'insiste sur ce point pour prouver que les discussions qui ont eu lieu dans ces derniers temps ont roulé sur un point scientifique entièrement jugé.

Examinons les changements qui ont rapport à la fréquence de l'expulsion de l'urine et à son écoulement involontaire par l'urètre.

Il peut arriver que les urines ne soient pas retenues facilement dans la vessie, parce que l'orifice urétral a été fortement dilaté, et enfin parce que la poche urinaire n'a pas encore eu le temps de reprendre une capacité voulue pour les conserver, sans être forcée de les rendre à mesure qu'elles arrivent dans son intérieur.

Incontinence d'urine. — Autrefois, lorsque je me servais de grosses sondes de gomme élastique pour livrer passage aux urines, j'observais assez souvent une incontinence qui, il est vrai, n'était pas de longue durée. Les urines s'engageaient, chez ces malades, dans l'urètre, sans qu'aucune cause, pour ainsi dire, les forçât à en sortir; mais cet inconvénient n'a été que temporaire. Cette sorte d'inertie et cette dilatation anormale de l'urètre ont promptement cessé pour ne plus reparaître.

On observe quelquefois ce phénomène à la suite de l'accouchement, lorsque le col de la vessie a été pendant longtemps comprimé par la tête de l'enfant.

Envies fréquentes d'uriner. — La cause qui ne permet pas aux urines de demeurer longtemps dans la vessie doit être distinguée de l'incontinence, puisque en effet, il n'y a pas incontinence à proprement parler, l'urine tendant seulement à être expulsée par l'organe trop étroit ou trop irritable.

Il est incontestable que les urines excitent plus vivement la vessie, lorsque cet organe n'est plus habitué à leur contact: c'est ce qui explique les envies fréquentes d'uriner qui se font sentir chez les femmes qui, guéries, portaient des fistules vésico-vaginales depuis longtemps, et même chez celles qui en sont affectées depuis peu, lorsque l'urine passe en totalité par la voie accidentelle. Lorsqu'au contraire l'urine continue à passer en partie par l'urètre, comme dans les fistules très étroites, les malades, après la guérison, urinent aux mêmes époques et de la même manière qu'autrefois. Toutes les fois que la vessie est devenue très étroite par suite d'une perte de substance considérable, l'urine ne peut, après la guérison, s'accumuler dans son intérieur qu'en petite quantité ; aussi les femmes sont-elles obligées de se présenter fréquemment au bassin pour satisfaire un besoin d'uriner devenu impérieux.

Ces incontinences d'urine ou ces envies fréquentes d'uriner cessent assez souvent au bout d'un mois ; mais toujours la vessie finit par reprendre ses fonctions après un certain temps.

La cessation de ces incommodités est annoncée par la diminution graduelle du besoin d'uriner.

Le rétablissement des fonctions de la vessie est tellement constant, que j'ai vu des malades chez lesquelles cet organe, qui avant l'opération n'était pas plus large qu'une coquille d'œuf, s'est dilaté en un temps très court, au point de pouvoir contenir au moins un litre d'urine. C'est ce que j'ai observé sur la femme d'un matelot de Calais, qui fut opérée devant un de nos anciens collègues, M. Frédéric Cuvier, actuellement conseiller d'Etat, dont la coopération courageuse et intelligente me fut si utile. Il put constater comme moi, sur cette femme, l'étroitesse excessive de la vessie. J'expose en peu de mots ce fait.

Une fois la suture pratiquée, la vessie ne pouvait admettre que le petit bout de la sonde ; aussi crûmes-nous que la suture avait porté sur d'autres points que sur la cloison. Je dus couper les points de suture, et cependant rien ne fut changé aux dimensions de l'organe. Une nouvelle suture fut faite, la malade guérit, et après sa guérison cette vessie, qui avant l'opération pouvait être représentée par l'urètre terminé en cul-de-sac, constituait un grand réservoir dans lequel l'urine s'accumulait sans obstacle.

Je pourrais rapporter des observations en très grand nombre qui prouvent que ce besoin de rendre fréquemment les urines ne s'est pas montré chez un certain nombre de femmes, et que, chez les autres, il n'a été que momentané : il suffira de consulter les observations que j'ai publiées, pour en être convaincu.

HUITIÈME OBSERVATION. — G. M .. fut opérée le 20 janvier 1836. Dès le 31, l'urine commence à s'accumuler dans la vessie.

Le 24 février, on supprime la sonde, l'urine s'accumule dans la vessie et est rendue volontairement.

Le 5 mars, la malade a été deux fois réveillée par le besoin d'uriner ; elle a eu le temps de prendre son vase.

NEUVIÈME OBSERVATION. — E. G... fut opérée dans les premiers jours du mois de mars 1835 par le procédé d'élytroplastie.

Le 8 mai, la sonde fut supprimée et la malade sentit

le besoin d'uriner. La vessie, qui, au moment de l'opération, était rétrécie, a repris depuis cette époque les caractères d'un véritable réservoir, puisque aujourd'hui le besoin d'uriner se fait sentir à des intervalles éloignés.

DIXIÈME OBSERVATION. — La nommée C. M…, âgée de vingt-six ans, fut opérée le 9 juin 1845 par le procédé de cystoplastie par glissement. La fistule existait depuis la fin de juin 1841 ; depuis cette époque, la vessie ne faisait plus fonction de réservoir.

Le 28 juin, la malade se lève.

Le 15 juillet, elle est examinée. On constate alors qu'une sonde introduite dans la vessie pénètre à une grande profondeur et exécute des mouvements très étendus.

Cette femme peut maintenant retenir ses urines pendant plusieurs heures.

ONZIÈME OBSERVATION. — Sur la nommée G…, âgée de trente-cinq ans, l'opération d'autoplastie par glissement est pratiquée.

Le 11 novembre, vingt et un jours après l'opération, on retire la sonde et l'on introduit l'instrument toutes les deux heures pour faire uriner la malade.

Le 21 novembre, la malade urine seule, quand le besoin s'en fait sentir.

Le 5 décembre, j'examine madame G…, à dix heures du matin. Quoiqu'elle n'ait pas uriné depuis huit heures, elle n'en éprouve pas encore le besoin.

Quinze jours après avoir retiré l'algalie, madame G... n'urinait que deux fois par jour, et le 20 juin elle urinait comme à l'état normal.

DOUZIÈME OBSERVATION. — La nommée E. R..., âgée de vingt-deux ans, fut opérée le 2 juillet 1846 par ma méthode.

Le 24, la malade fut sondée très souvent, et chaque fois on retira près d'un verre d'urine.

Le 14 août, elle urine à volonté et garde ses urines assez longtemps.

Le 27 décembre, la nommée R... peut pendant plusieurs heures de suite conserver ses urines.

TREIZIÈME OBSERVATION. — La nommée J. P..., âgée de vingt-quatre ans, subit le 23 décembre 1845 l'opération autoplastique par glissement.

Cette malade, constamment indocile et imprudente, fut examinée le 11 janvier 1846. Les urines sortent par un jet continu lorsque la malade sent le besoin d'uriner.

Le 15, elle a des envies fréquentes d'uriner.

Les jours suivants, l'émission des urines se fait par l'urètre d'une manière normale.

QUATORZIÈME OBSERVATION. — La nommée M. G... ne présentait qu'une faible perte de substance, aussi n'a-t-elle offert aucune particularité après l'opération.

QUINZIÈME OBSERVATION. — La nommée A. B..., âgée de vingt-quatre ans, supporta l'opération autoplastique par glissement le 9 août 1847.

Dès le 11, la sonde, qui est sortie de la vessie, est

remplacée par une autre. Cette dernière donne immédiatement issue à une grande quantité d'urine.

Le 22, on retire momentanément la sonde, et chaque fois que la malade est sondée, on retire une assez grande quantité d'urine.

Le 24, la sonde est retirée.

Le 25, la malade garde ses urines plusieurs heures, et urine à volonté.

SEIZIÈME OBSERVATION. — La nommée C..., âgée de quarante ans, subit le 19 octobre 1847 l'autoplastie par glissement. Dans le courant du jour, les urines s'accumulent dans la vessie.

Le 2 novembre, on cesse l'usage de la sonde; la malade peut garder les urines quatre à cinq heures avant que l'envie de les rendre se fasse sentir. Elle reste même une grande partie de la nuit sans uriner.

Le 3, la malade urine par un jet continu, comme autrefois.

DIX-SEPTIÈME OBSERVATION. — Madame N. D..., âgée de trente-cinq ans, subit l'opération autoplastique par glissement le 9 octobre 1847.

Le 11, la sonde, bouchée pendant un certain temps, est remplacée par une autre qui donne issue à de l'urine.

Le 22, la sonde est retirée, la malade conserve ses urines pendant deux heures : au bout de ce temps, elle éprouve le besoin d'uriner, et le satisfait aisément. L'urine sort par un jet continu.

L'observation suivante se rattache tellement à

notre sujet, et est si remarquable par elle-même et par les complications survenues pendant le traitement, que je crois devoir la rapporter ici avec détail.

Malgré le siége de la fistule et la pourriture d'hôpital qui a encore augmenté la perte de substance qui déjà existait, la guérison n'a été suivie d'aucun grand changement dans l'excrétion urinaire. Disons même que la vessie s'est facilement et promptement habituée au séjour de l'urine.

DIX-HUITIÈME OBSERVATION. — *Fistule vésico-vaginale. Perte de substance. — Autoplastie par glissement. — Pourriture d'hôpital. — Guérison.*

Lazarette Lamour, âgée de vingt-huit ans, née à Hanau (Saône-et-Loire), entrée à l'Hôtel-Dieu le 12 avril 1851, couchée d'abord salle Saint-Roch, n° 9 bis, puis salle Saint-Maurice, n° 24, est sortie guérie le 15 août 1851.

D'une constitution assez médiocre, cette femme assure toutefois n'avoir jamais été malade, quoique son facies traduise une chétive existence.

Son père est mort d'une affection pulmonaire, regardée par la malade comme une fluxion de poitrine, pour laquelle il resta quarante jours au lit. Sa mère vit encore et jouit d'une bonne santé, après avoir mis au monde, sans aucun accident, neuf enfants,

dont trois seulement vivent encore. Les accouchements furent laborieux, le travail était long, mais il
ne se manifesta jamais rien de ce qui amène aujour-
d'hui sa fille à l'hôpital.

Notre malade a été réglée à l'âge de vingt ans.
Pendant deux ans ses règles ne venaient qu'à des
époques irrégulières et éloignées, deux ou trois fois
par an. Mais après ce temps, les menstrues s'établi-
rent avec régularité et parurent tous les mois. Elles
étaient assez abondantes et duraient trois jours. Dans
l'intervalle des règles, il n'existait point de flueurs
blanches.

Interrogée sur l'état de ses fonctions urinaires avant
l'accident qui l'amène aujourd'hui à l'hôpital, elle
nous a répondu qu'elle n'avait point l'habitude d'uriner souvent. La miction s'opérait trois ou quatre fois
par jour, dans l'état ordinaire. Pendant ses grossesses,
le besoin d'uriner était plus fréquent et avait lieu
jusqu'à deux fois par jour.

Notre malade s'est mariée le 6 mars 1847. Elle accoucha de son premier enfant le 10 décembre de la
même année. C'était un garçon mort-né d'un volume
assez considérable. Le travail dura trente-deux heures. L'accouchement fut naturel, se fit par la tête,
et au bout de huit jours notre malade se levait et
travaillait. Quinze mois après, une nouvelle grossesse
survint, mais sans présenter aucun phénomène digne
de fixer notre attention. L'accouchement eut lieu le
14 octobre 1850. L'enfant était une fille, mort-née

comme dans le premier accouchement ; cette enfant offrait aussi des dimensions considérables.

Précisons plus complétement les détails de cet accouchement.

Les douleurs de l'enfantement survinrent vers quatre heures du soir. Une sage-femme visita la malade vers sept heures, et jusqu'à minuit essaya, mais en vain, de terminer l'accouchement. L'enfant se présentait par la tête. Un médecin, appelé dans la nuit, termina l'accouchement avec le forceps. Son application ne fut nullement douloureuse pour la malade, qui se plaignit, au contraire, beaucoup des nombreuses et douloureuses manœuvres auxquelles la sage-femme se livrait avec la main : la délivrance eut lieu aussitôt.

Immédiatement après cet accouchement, la malade s'aperçut qu'elle était mouillée et qu'elle rendait ses urines par le vagin. Elles coulaient goutte à goutte, sans entraîner aucune portion de la cloison vésico-vaginale sphacélée. Depuis cette époque, elle n'a jamais pu les retenir.

Après une interruption de trois mois, les règles reparurent aussi régulières et aussi abondantes qu'avant l'établissement de la fistule.

La malade garda le lit pendant trois semaines, après cet accouchement ; elle avait alors une très grande faiblesse, mais sans souffrir d'aucun point.

Le médecin qui accoucha cette femme lui annonça qu'une opération pourrait la guérir ; mais elle alla consulter un autre médecin qui lui pratiqua sur la fistule une dizaine de cautérisations au fer rouge. Ces cautérisations étaient faites tous les trois ou quatre jours. Ce traitement n'amena aucune amélioration dans l'état de la malade. C'est alors qu'elle se décida à venir à Paris. Elle entra à l'Hôtel-Dieu le 12 avril 1851. Après quelques jours d'acclimatement à l'hôpital, elle fut soumise à un examen complet de la fistule, qui présente les particularités suivantes :

1° Il existe un érythème chronique du pourtour de l'anus, des grandes et des petites lèvres, et des tubercules en plaques sur les dernières ; de petits boutons se voient aussi sur les grandes lèvres et dans le sillon qui sépare celles-ci de la cuisse. On trouve aussi un œdème de ces parties.

2° L'orifice de l'urètre est rouge et un peu bourgeonnant.

3° En introduisant la sonde dans la vessie, on éprouve une certaine difficulté à pénétrer dans son intérieur. Cet obstacle est latéral et supérieur. C'est seulement en poussant l'instrument directement en avant et vers le vagin qu'on peut l'introduire sans difficulté.

4° Du méat urinaire à la fistule on trouve 2 centimètres d'étendue.

5° Le bulbe de l'urètre est saillant et entouré de plicatures. Derrière lui, on trouve la fistule qu'il semble recouvrir. L'ouverture fistuleuse est ronde et peut admettre le bout du petit doigt. On peut facilement y introduire deux sondes de femme.

6° Le col de l'utérus est ulcéré.

7° Il existe des adhérences entre le vagin et les organes environnants.

8° Quand on examine le bassin de cette femme, on trouve qu'il possède à peu près l'étendue d'un bassin normal. Ainsi donc, entre les deux épines iliaques antéro-supérieures, on reconnaît, par la mensuration, une étendue de 26 centimètres (8 pouces 6 lignes, chiffre donné comme moyenne par les accoucheurs).

L'état des organes étant ainsi constaté, on se disposait à opérer cette malade, lorsqu'à un nouvel examen, on s'aperçut d'une production jaune, pseudo-membraneuse au niveau de la fourchette, sur les parois latérales du vagin et au pourtour de l'orifice fistuleux. Ce dépôt diphthéritique était constitué en certains points par quelque chose de résistant, et en certains autres par une sorte de bouillie jaunâtre qui comprenait une légère épaisseur de la muqueuse vaginale. Aucun doute ne pouvait rester dans l'esprit, nous avions sous les yeux une pourriture d'hôpital vaginale. Cette grave affection, que Delpech a si bien décrite, a été observée plusieurs fois par M. Jobert dans la cavité du vagin. Alors, gagnant en profondeur, elle détruit jusqu'au rectum et jusqu'à la vessie, et transforme toutes ces cavités en un hideux cloaque. Un remède énergique devait être opposé à une maladie aussi sérieuse, et c'est dans ce but que trois cautérisations avec le nitrate acide de mercure furent successivement pratiquées. Elles nettoyèrent ces surfaces couvertes de fausses membranes purulentes. Mais la malade, épuisée par cette attaque, s'affaiblit considérablement, et se vit soumise à quelques accidents nerveux qui retardèrent encore son opération. Tout cela explique comment elle ne fut opérée que le 11 juillet 1851.

La malade, placée comme d'habitude, le bassin soulevé et les jambes écartées, un spéculum univalve fut introduit dans le vagin, pour déprimer la cloison recto-vaginale, qui présentait une certaine résistance. Deux leviers servirent à écarter les grandes lèvres et les parois latérales du vagin. Cela fait, on procéda au ravivement, à l'aide de longues pinces à griffes, et alternativement de longs bistouris et de ciseaux. Ce ravivement comprit une certaine étendue de la muqueuse et du tissu sous-jacent, ainsi que tout le bord cicatriciel de la fistule. Après ce ravivement, il était possible d'introduire deux doigts dans la vessie par la fistule. Je procédai immédiatement à la suture par l'application de trois fils doubles passés d'arrière en avant, et serrés de façon à produire une ligne de réunion cicatricielle dirigée transversalement. Ces fils modérément serrés, on pratiqua sur les côtés du vagin deux incisions dirigées dans le sens antéro-postérieur. Toutes deux sont arrêtées à droite et à gauche en dehors du bulbe urétral.

La réunion faite, quelques injections froides sont

faites dans le vagin, une sonde est placée dans la vessie, et une mince lamelle d'agaric est enfoncée dans le conduit.

Cette opération n'a point été accompagnée d'un large écoulement sanguin.

Le lendemain et les jours suivants, aucun accident ne vint troubler la régularité de cette opération. Il n'y eut point d'hémorrhagie, ni de rupture prématurée des parties réunies.

Le sixième jour, 17 juillet, M. Jobert coupe deux fils de la suture et laisse celui du milieu.

Le 18, le troisième fil tombe, la paroi vésico-vaginale a été en ce point coupée par la suture. Un peu d'urine semble couler en dehors de la sonde; d'ailleurs la plus grande partie du liquide urinaire s'écoule par l'algalie.

Le 29, on ôte définitivement la sonde, mais en maintenant toutefois la malade au lit. Ce jour-là elle urine cinq fois et trois fois dans la nuit. Durant toute la journée, elle a pu retenir ses urines et n'a rien perdu.

Le 30 juillet, on permet à la malade de rester levée. Elle garde très bien ses urines. Elle les a rendues à volonté cinq fois dans le jour et trois fois dans la nuit.

Le 31, la guérison se maintient, et la malade n'a uriné que quatre fois, après être restée levée tout le temps. Dans la nuit, la miction ne s'est opérée que deux fois. Ainsi notre malade s'est couchée à sept heures et a uriné une fois à minuit, et une autre fois à quatre heures.

Cette malade est sortie vers le 15 août, complétement guérie, pouvant retenir tout à fait ses urines.

Plusieurs choses doivent frapper notre attention dans ce fait remarquable. En premier lieu, le développement d'une affection diphthéritique grave et peu commune. Sans nul doute, si elle eût débuté après l'opération, elle l'eût influencée d'une manière fâcheuse, et l'on n'eût pas manqué de faire rentrer ce cas dans la catégorie des insuccès. Rien, toutefois, n'eût justifié une pareille assertion. Après une aussi profonde atteinte à l'intégrité de la cloison vésico-vaginale, c'était chose hardie de tenter là une suture. Le succès le plus parfait, en venant justifier cette hardiesse, montre quelles ressources la nature met à la disposition d'une intelligente autoplastie. Pour couronner ce succès, nous avons pu assister tous les jours à la dilatation d'une vessie naguère fort petite.

Quand la malade quittait nos salles pour retourner dans son pays, on ne trouvait plus trace de cet érythème et de cette tuberculisation des parties génitales externes ; l'urètre n'était plus rouge à l'extérieur ; les rapports s'étaient conservés normaux ; une sonde y pénétrait facilement et l'on pouvait en diriger l'extrémité, libre dans la vessie devenue plus ample ; enfin, à la place de l'orifice fistuleux, on ne trouvait plus qu'une cloison traversée d'un côté à l'autre par une ligne cicatricielle blanchâtre, sur laquelle venaient s'abattre deux cicatrices longitudinales. Aucune trace d'urine ne se voyait dans le vagin dilaté, et au fond duquel on trouvait encore quelques restes informes du col utérin.

Le 30, en introduisant une sonde dans la vessie, on donne issue à une très grande quantité d'urine. La malade dit les conserver pendant trois heures.

DIX-NEUVIÈME OBSERVATION. — La nommée A. D..., âgée de trente-quatre ans, est opérée le 21 septembre 1847.

Dès le 23, lorsque la sonde ne donne pas issue à l'urine, ce liquide s'accumule dans la vessie.

Le 13 octobre, l'urine s'accumule en grande quantité dans la vessie : on supprime la sonde. La malade reste cinq heures sans être sondée ; au bout de ce temps on retire une quantité énorme d'urine.

Le 14, la malade continue de garder ses urines pendant cinq ou six heures.

VINGTIÈME OBSERVATION. — La nommée H. E..., âgée de vingt-quatre ans, est opérée le 8 juillet 1848.

Le 19, la sonde donne issue à une assez grande quantité d'urine.

Le 22, la sonde est retirée, et le 23, la malade conserve parfaitement ses urines.

VINGT ET UNIÈME OBSERVATION. —La nommée G..., âgée de vingt-huit ans, fut opérée de la même manière, et, lors de son départ de Paris, elle gardait ses urines pendant trois heures et les rendait à volonté.

Je pourrais citer un nombre beaucoup plus grand de faits, qui tous attestent que le cours de l'urine s'est rétabli normalement, et chez toutes les malades opérées à l'Hôtel-Dieu de fistules vésico-utérines, vésico-vaginales et enfin de fistules vésico-utéro-vaginales, l'opération a été suivie du rétablissement complet des fonctions de la vessie.

La vessie, rétrécie par suite d'une perte de substance, ne peut donc conserver l'urine immédiatement après la guérison, pendant aussi longtemps que lorsqu'elle a sa capacité normale, et il n'y a rien d'étonnant si les malades qui ont éprouvé des altérations pareilles désirent éviter la distension de la vessie par l'expulsion plus fréquente de l'urine. Toutefois, au bout d'un temps qui ne peut être ici précisé, la vessie reprend à peu près ses dimensions habituelles et se laisse dilater, au point que les malades peuvent conserver le liquide urinaire comme par le passé. Dans tous les cas, l'expérience nous a prouvé que c'était toujours dans un temps très court qu'elle reprenait ses facultés de réservoir.

D'autre part, il est certain que l'urine en s'accumulant dans la vessie, dans les premiers jours qui suivent la guérison, excite la poche urinaire et provoque des contractions qui donnent des envies fréquentes d'uriner et qui exigent que la miction s'accomplisse plus souvent. La vessie est donc devenue irritable par l'existence de la fistule, qui ne permet pas aux urines d'être en contact avec la membrane mu-

queuse. Cette susceptibilité ne doit être que de courte
durée ; car, aussitôt que l'organe s'est habitué au
contact de ce liquide irritant, les envies d'uriner cessent après s'être apaisées par degrés.

ARTICLE PREMIER.

INCISION DEMI-CIRCULAIRE ENTRE LE CLITORIS ET LE MÉAT URINAIRE.

Parmi les procédés qui ont été régularisés à propos
des fistules vésico utérines et vésico-utéro-vaginales,
se trouvera naturellement décrite une incision qui
n'avait figuré que d'une manière générale dans mon
ouvrage de chirurgie plastique, et qui mérite ici une
attention toute particulière, en raison des accidents
primitifs et consécutifs auxquels elle peut donner
lieu.

Lorsqu'il existe un grand dégât à la cloison vésico-
vaginale, et que la perte de substance s'avance jusqu'au
col de la vessie qui se trouve en partie détruit, et que
des adhérences existent entre toutes ces parties, au
point de ne permettre qu'un faible déplacement en
avant et en arrière du tube vulvo-utérin, j'avais pensé
mobiliser le vagin dans ces deux sens, pour rapprocher l'extrémité vulvaire de l'extrémité utérine. C'est
là une erreur d'autant plus grave, que les incisions
latérales suffisent toujours.

Par cette incision, j'abaisse l'urètre et la partie du

vagin dans laquelle il est creusé. Mais jetons d'abord un coup d'œil sur l'état de la région et les rapports des organes normaux entre eux avant l'opération.

Rapports.—Il existe entre les diverses parties sur lesquelles on opère une telle continuité, que les intervalles sont très peu considérables entre elles, et le chirurgien ne peut se guider dans cette opération que par des jalons parfaitement dessinés, qui servent de guide à l'opérateur.

Disons tout de suite que cette incision s'exécute entre l'urètre d'une part, le clitoris de l'autre, le bulbe urétral et les petites lèvres.

Dans l'état normal il y a un centimètre environ d'intervalle entre le sommet du clitoris et l'orifice de l'urètre. La distance qui sépare ces deux organes offre cependant des différences individuelles, et cette ligne tirée perpendiculairement de l'extrémité libre du clitoris à l'orifice extérieur de l'urètre peut être plus courte ou plus longue.

Il y a donc un espace plus ou moins considérable, suivant les individus, entre le clitoris et l'urètre, entre les nymphes et le bulbe, et c'est à cet intervalle qu'on a donné le nom de *vestibule*. J'insiste à dessein sur ces saillies qui limitent l'espace que doit parcourir l'instrument tranchant dans le but de relâcher les lèvres de la fistule.

Je rappellerai que l'urètre est oblique de haut en bas et d'arrière en avant, et qu'il est faiblement courbé sur lui-même, en se rapprochant du clitoris.

Cette disposition est curieuse à connaître, afin d'éviter ce conduit pendant l'opération.

Dans l'intervalle qui sépare l'urètre du clitoris,

Fig. 6 (1).

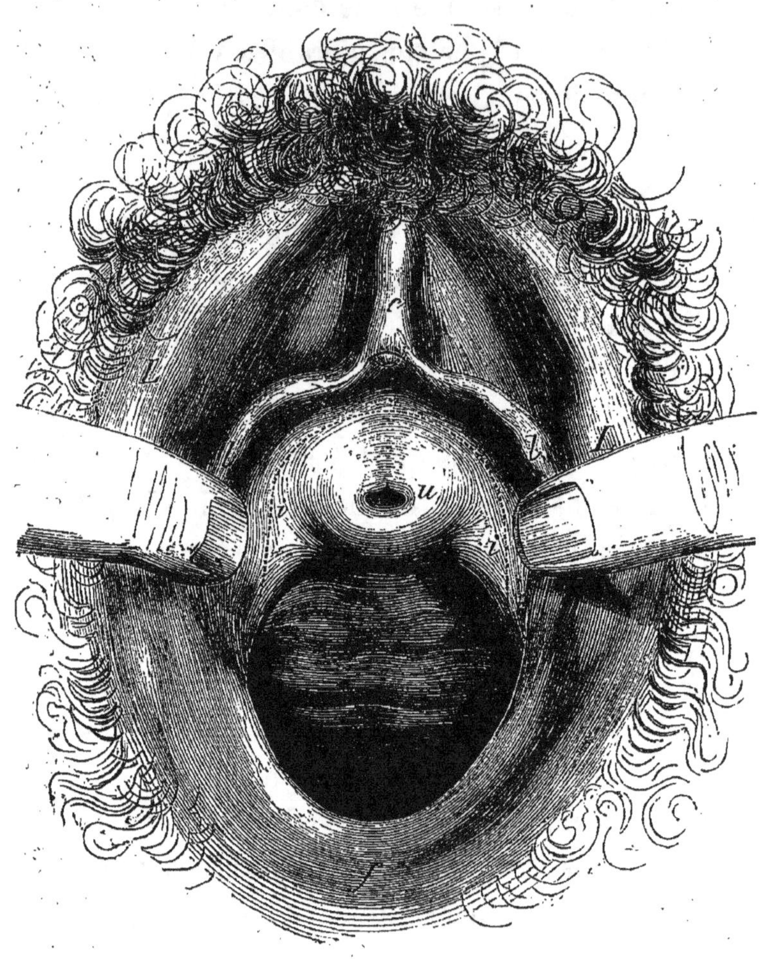

(1) La figure 6 représente les rapports normaux du vagin, de l'urètre et du clitoris. — *L L*, grandes lèvres ; — *l l*, petites lèvres ; —*c*, clitoris ; —*u*, urètre ; — *i i*, incisions.

dont les racines s'insèrent sur la branche ascendante de l'ischion et qui est fixé par un ligament au-devant des pubis, se trouvent dans ces limites circonscrites par l'urètre en bas, le clitoris en haut, par les petites lèvres sur les côtés, et le bulbe de l'urètre, la membrane muqueuse, un tissu cellulo-vasculaire ; puis on aperçoit en haut et sur les côtés, les racines du clitoris recouvertes par le muscle ischio-caverneux, les fibres du muscle sphincter de la vulve, l'aponévrose moyenne du périnée, renfermant l'artère transverse du périnée, les veines dorsales du clitoris, le col de la vessie entouré par des veines, les ligaments pubio-vésicaux et la vessie.

Cela étant posé, il s'agit d'indiquer quels sont les rapports de ces mêmes organes entre eux, lorsque l'opération a été pratiquée.

Avec un compas j'ai mesuré l'intervalle qui existe entre le clitoris et l'urètre, et j'ai trouvé 2 centimètres 1/2, et de l'arcade pubienne, ou du ligament symphysien à l'urètre, j'ai obtenu 2 centimètres.

Il est évident qu'on ne peut pas obtenir un écartement considérable entre ces deux parties, sans procurer une mobilité variable dans la région, et suivant, par conséquent, l'étendue, la profondeur de la dissection, et sans changer même d'une manière notable la direction de l'urètre et du col de la vessie.

Les tissus et les organes par ordre de superposition étant énumérés, je passe à la description du manuel opératoire.

Situation de la malade. — La position ne diffère pas de celle qu'occupe la malade dans les opérations autoplastiques analogues. Le chirurgien aura soin seulement de faire abaisser un peu plus le siége, ou de s'élever de manière à dominer les organes génitaux de la patiente.

Les grandes et les petites lèvres seront écartées par des aides, afin de bien mettre à découvert les parties sur lesquelles on opère.

Direction à donner à l'incision. —J'ai cru, dans le principe, que, vu la profondeur de la région, on pouvait obtenir des degrés de mobilité différents, suivant la profondeur à laquelle le bistouri pénétrait. C'est là la raison pour laquelle j'avais divisé l'opération en superficielle et en profonde. Il y avait donc alors plusieurs temps dans le *modus faciendi.* Il se divise en trois temps qui vont successivement être passés en revue.

Premier temps. — Le chirurgien, tenant son bistouri comme une plume à écrire, porte la pointe de l'instrument de droite à gauche en le promenant au milieu de l'espace qui sépare les nymphes du bulbe et le clitoris de l'urètre. Cette incision courbe, à concavité vaginale et à convexité clitorienne, a ses deux extrémités sur les côtés du bulbe urétral; et il n'y a, par conséquent, pour terminer le cercle, que l'espace qui sépare le commencement et la fin de l'incision ; c'est, par conséquent, le bulbe, le méat urinaire et la portion du vagin qui lui sert de gouttière qui écartent les deux points opposés de l'incision.

Deuxième temps. — Ce deuxième temps consiste dans l'incision des parties sous-muqueuses, et la division des tissus se fait dans le même sens que pour la première incision.

Troisième temps. — L'incision comprend l'aponévrose périnéale moyenne, et le relief que forme le vagin entre le bulbe et les petites lèvres.

Dans le premier temps, il y a division seulement de la membrane muqueuse, et dans le second et le troisième, les tissus cellulo-vasculaire et aponévrotique sont divisés par l'instrument tranchant. Bien entendu que des veinules, des artérioles et des fibres des muscles sphincter de la vulve et ischio-caverneux sont coupées. Ce n'est qu'en dernier lieu que le vagin se trouve intéressé.

Cette opération donne un écartement qui modifie peu l'état de la cloison vésico-vaginale entre les pubis et l'urètre. Ce dernier se trouve abaissé avec la partie correspondante du vagin, si bien que l'on peut déprimer alors et déplacer d'avant en arrière l'urètre et la partie du vagin qui le supporte.

Après cette opération, l'urètre, ainsi déplacé et mobilisé, peut en effet être porté en bas sans difficulté, et l'on peut réparer de la sorte une perte de substance qui appartiendrait à l'urètre et aux parties environnantes. L'urètre et la gouttière vaginale sont tellement abaissés, qu'ils ont perdu leur obliquité. Cette dépression est si grande, qu'on peut regarder ces organes comme ayant changé complétement de

position et de direction. Le vagin a donc beaucoup
perdu de son diamètre antéro-postérieur par le fait
même du simple abaissement de ces organes ; aussi
pratique-t-on alors le cathétérisme dans une direction antéro-postérieure directe. Il est facile de com-

Fig. 7 (1).

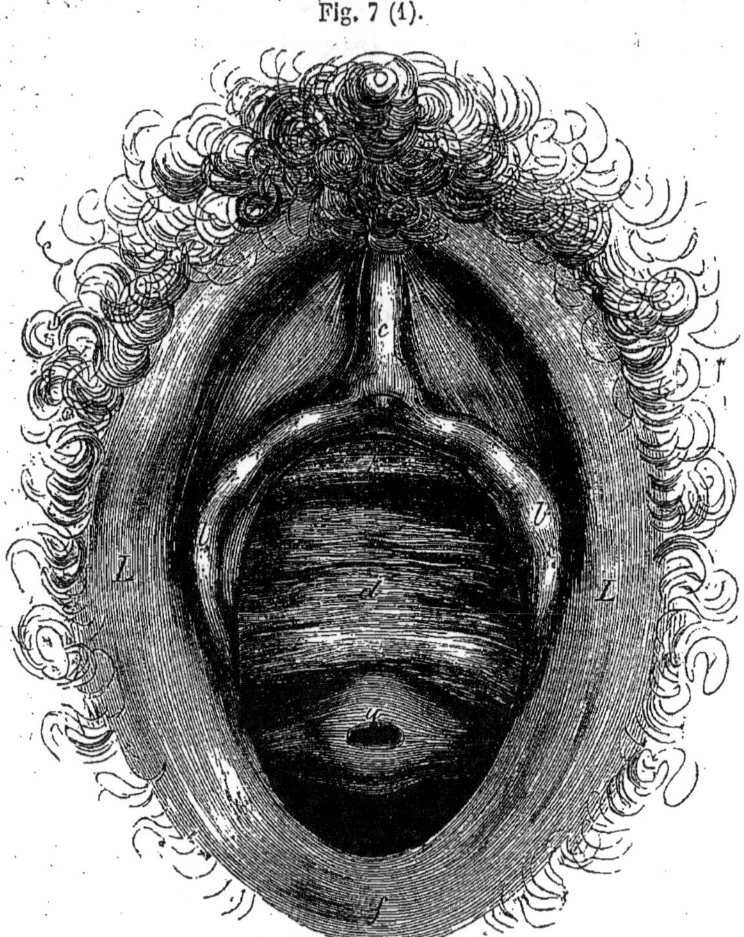

(1) La figure 7 représente l'état des parties après l'incision demi-circulaire.

prendre la *mobilité* dont sont doués ces organes entre eux, et la facilité avec laquelle l'urètre et la gouttière vaginale forment un angle avec le col vésical.

Après cette opération, on trouve donc :

1° Un abaissement de l'urètre et du vagin.

2° Un écartement assez considérable entre le clitoris, les nymphes et les organes mobilisés.

3° Une diminution notable du vagin dans le sens antéro-postérieur.

4° Une position directe d'avant en arrière de l'urètre, et qui exige que le cathétérisme se pratique dans le même sens.

Dans les cas où il existe une perte de substance latérale au col de la vessie et derrière le bulbe, on peut réparer complétement la perte de substance avec le renflement lui-même, ou encore en utilisant les petites et les grandes lèvres dont la surface saignante est renversée contre l'ouverture anormale, afin de la fermer.

ARTICLE II.

QUE SE PASSE-T-IL, APRÈS UNE SEMBLABLE INCISION, DANS LES PARTIES DIVISÉES ?

L'organe ne demeure pas définitivement dans la nouvelle position qu'il a acquise, et ce déplacement ne m'a paru d'abord que momentané.

Les premières heures qui suivent l'opération ne se passent pas sans que de la lymphe ne se dépose sur

les surfaces vulnérées. Cette matière plastique sert
à coller toutes ces parties entre elles et à effacer les
espaces créés par le bistouri.

Pendant les premiers jours rien de particulier ne se
présente dans les tissus qui ont subi un changement
de position, et ils demeurent *abaissés*, jusqu'à ce que
des changements d'un nouvel ordre, dont nous allons
rendre compte, surviennent dans le nouveau produit
qui sert à agglutiner et à fixer les parties sur lesquelles l'opérateur a porté la main.

Si le chirurgien promène fréquemment ses regards
sur les voies urinaires, il ne tarde pas à s'apercevoir des
modifications importantes qu'elles éprouvent, non pas,
comme je le pensais, sous le rapport de leur pression
et de leur direction.

Ce nouveau travail est dû tout entier aux métamorphoses que subit la lymphe dans son évolution
organique. Ce liquide agglutinatif passe successivement de l'état liquide à l'état demi-solide et de celui-ci
à une organisation complète. A mesure que ces changements s'opèrent dans cette substance agglutinante,
l'urètre s'élève, ainsi que la gouttière vaginale ; mais
cette élévation est pour peu de chose. On se rend compte
de tout ceci à merveille si l'on réfléchit que cette
faible rétractilité s'exerce des parties mobilisées vers
celles qui sont invariablement fixées comme le clitoris. Il est évident que l'ouverture vaginale, qui avait
perdu de son diamètre antéro-postérieur, tend fort
peu à le recouvrer, et, en effet, elle ne prend jamais

tout à fait ses dimensions. Il y a donc lieu de craindre que les organes déplacés conservent invariablement cette position. C'est ce que l'expérience a démontré d'ailleurs.

Les observations que je vais rapporter prouveront que cette incision est loin d'être sans inconvénients. Comme l'exposition des faits doit être l'expression de la vérité, je les exposerai sans détour.

Les inconvénients de cette opération peuvent être immédiats ou consécutifs, et ils peuvent par conséquent être dus à deux sources opposées.

La division des tissus détermine toujours un écoulement de sang assez abondant, fourni par des veines nombreuses et des artérioles d'un volume variable.

Cet écoulement sanguin pourrait même se transformer quelquefois en hémorrhagie, si l'on n'avait la précaution de la prévenir par l'application de quelques morceaux d'agaric. Disons toutefois que ce n'est pas là un désavantage très prononcé, s'il ne devait pas être suivi de notables changements dans la position et la direction des organes.

Toutefois je dois ajouter que l'expérience m'a appris que cette incision demi-circulaire ne pouvait servir qu'à faire prêter les tissus sur lesquels on agissait, et à remédier faiblement aux pertes de substance urétrale. Elle m'a fort peu aidé dans la réparation des pertes de substance du col de la vessie et de la cloison, et c'est au point que j'ai dû l'abandonner comme *dangereuse* et inutile, puisque les incisions latérales qui se terminent sur les côtés du bulbe permettent parfaitement de réparer les pertes de substance dont la cloison et le col de la vessie peuvent être le siége.

Toutefois l'inflammation intra-vaginale, qui est peu sérieuse, pourrait le devenir à l'extérieur, à cause de l'exposition à l'air de cette incision qui tend à suppurer.

Je veux attirer l'attention du lecteur sur le déplacement de l'urètre et sur l'angle que forme le col vésical sur quelques personnes.

Si ces déplacements organiques n'apportaient dans l'excrétion de l'urine aucun obstacle, il n'y a aucune espèce de doute que ces déformations mériteraient peu d'importance. Malheureusement il n'en est pas ainsi ; l'urine peut, en effet, éprouver de la difficulté à être expulsée, ou bien, ce qui est plus ordinaire, la malade peut perdre involontairement des gouttes d'urine pendant la station prolongée, la marche, le saut, etc.

Les changements qu'éprouve le col de la vessie apportent donc des modifications dans la manière dont l'urine est conservée dans la vessie ou expulsée de sa cavité.

VINGT-DEUXIÈME OBSERVATION. — *Fistule vésico-vaginale avec perte de substance comprenant tout le col de la vessie.— Nécrose du pubis. — Autoplastie par glissement.—Déplacement du bulbe de l'urètre. —Écoulement involontaire d'urine par moments. — Guérison.*

Le 23 mai 1851, madame C... vient à Paris me consulter pour se faire soigner d'une fistule vésico-vaginale dont elle est affectée depuis dix ans.

Cette dame, quoique d'un tempérament lymphatique, annonce une assez bonne constitution et jouit habituellement d'une santé parfaite. A l'âge de deux ans, elle fit une chute qui la força de garder pendant un an le repos le plus absolu. Ce ne fut qu'après un temps très long qu'elle finit par se rétablir complétement. Réglée à onze ans pour la première fois, sans que sa santé générale en reçût la plus légère atteinte, la menstruation prit tout de suite une régularité qu'elle a toujours conservée depuis. Elle se maria à l'âge de vingt ans, et devint enceinte de son premier enfant à l'âge de vingt-deux ans. C'était en 1841. Cette première grossesse ne présenta rien de particulier et parvint sans accident à son terme normal. Aussitôt que les premières douleurs annonçant le commencement du travail se firent sentir, un médecin fut appelé. La malade habitait alors Marseille. Malgré tous les moyens qui furent mis en usage et sur la nature desquels nous ne pouvons obtenir un renseignement précis, le travail dura huit jours ; au bout de ce temps, l'utérus tomba dans l'inertie la plus complète ; les douleurs, très fortes jusque-là, disparurent : c'est alors que deux autres médecins furent appelés. Après avoir examiné attentivement l'état des parties et de la malade, ils résolurent de terminer l'accouchement au moyen du forceps. L'application de cet instrument fut longue et douloureuse ; cela fut occasionné par une déformation des os du bassin, dont madame C... fait remonter la cause à la chute faite à l'âge de deux ans et dont nous avons parlé en commençant ; ou bien c'est qu'il existait un os anormal qui, par sa position, s'opposait au passage de la tête de l'enfant. Quelle que soit du reste la cause réelle de l'obstacle, toujours est-il que ce ne fut qu'après une heure et demie de tentatives et de manœuvres que l'accouchement fut terminé, grâce encore à la céphalotripsie que l'on fut obligé de pratiquer. L'enfant ainsi retiré était extrêmement volumineux. Quant à la délivrance, elle ne présenta aucune difficulté.

Pendant ces huit jours de travail et de douleurs, madame C... a constamment uriné seule et n'a jamais été sondée. Il n'en fut pas de même après l'accouchement, car le cathétérisme fut nécessaire durant environ les quinze premiers jours qui suivirent. Le ventre était alors tendu et les parties génitales externes très douloureuses et tellement tuméfiées, qu'il était impossible de rapprocher les cuisses l'une contre l'autre : au moyen d'injections émollientes, de cataplasmes et de diète, on se rendit maître des accidents, et au bout de quinze jours, tous les symptômes in-flammatoires diminuèrent. Ce fut alors que madame C... s'aperçut qu'elle perdait ses urines, qui ne pas-saient plus par la voie naturelle, puisque le besoin d'uriner ne se faisait plus sentir. De plus, il existait dans les deux jambes une espèce d'insensibilité et de pesanteur qui les empêchait d'obéir à la volonté de la malade.

La jambe droite était même presque entièrement paralysée. Ces accidents ne se dissipèrent que lente-ment, et ce ne fut qu'au bout de cinq mois que l'ac-couchée commença à se lever et à marcher avec des béquilles.

Vingt jours après l'accouchement, MM. Ducros, Villeneuve, Isoard, médecins distingués de Mar-seille, examinèrent l'état des parties, et retirèrent du bassin trois morceaux d'os de la grosseur chacun en-viron de l'extrémité du doigt.

Lorsque madame C... fut entièrement rétablie, on procéda à un nouvel examen. On put alors constater qu'il existait à la paroi antérieure du vagin une ou-verture qui communiquait avec la vessie et par où il était facile de voir sortir l'urine.

Aucune tentative ne fut faite pour oblitérer cette ouverture anormale; on se contenta de conseiller l'emploi de moyens palliatifs consistant dans des soins minutieux de propreté.

Malgré les nombreux et graves accidents que nous venons d'énumérer, la santé de madame C... se rétablit complétement ; et dès qu'elle put sortir, elle vit reparaître le flux menstruel avec sa régularité habituelle.

Deux ans après elle devint enceinte de nouveau ; mais, à quatre mois environ d'une grossesse parfaitement normale, elle fit une fausse couche, sans qu'elle pût même soupçonner la cause qui lui avait donné naissance. Bien que le placenta ne fût expulsé qu'au bout de cinq jours, notre malade ne tarda pas à se rétablir, et ses règles reparurent bientôt comme à l'ordinaire.

Vers l'année 1845, M. le docteur Villeneuve tenta de boucher l'ouverture fistuleuse au moyen de cautérisations pratiquées avec le nitrate d'argent.

Après plusieurs mois de traitement et quinze cautérisations faites sans résultat, madame C... s'en tint aux soins de propreté jusqu'au moment où elle vint à Paris demander mon avis ; je proposai de l'opérer, ce qu'elle accepta avec empressement. Elle entra dans la maison de santé de M. le docteur Ley, allée des Veuves, 45 ; c'est là qu'elle fut opérée le 18 juin 1851. Elle était alors dans l'état suivant :

1° Les grandes, les petites lèvres et la fourchette sont érythémateuses.

2° Les parties génitales répandent une odeur d'urine désagréable.

3° On constate une déformation du bassin.

4° L'introduction de la sonde dans la vessie fait reconnaître l'existence d'une fistule à son col. Le bout du doigt peut y être introduit, et la sonde la traverse avec facilité.

5° Il existe autour de la fistule du tissu inodulaire, et l'on aperçoit une dépression qui fait voir que le vagin est tiraillé par des adhérences établies entre lui et les pubis.

6° Le col de l'utérus est légèrement ulcéré.

Ces diverses lésions étant constatées, la malade fut préparée par des bains, des injections et des purgatifs.

Voici comment elle fut opérée :

Comme on ne pouvait bien apercevoir la fistule que dans une position exceptionnelle, on dut la choisir. La malade fut placée sur le ventre, sur un coussin qui lui permettait d'appuyer la poitrine et les parois abdominales, et au siége de l'élever. Dans cette position, la tête et la poitrine étaient très basses, si bien que l'œil pouvait plonger derrière les pubis et reconnaître la fistule qui fut ravivée.

Pendant que MM. Follin et Letixcrant, mes internes, s'occupaient d'écarter les parties génitales avec des leviers, et la cloison recto-vaginale avec un *spéculum* univalve, on termina la manœuvre en détachant le vagin de son insertion au col de l'utérus, en séparant le bulbe de l'urètre et en le mobilisant.

Cela étant fait, j'appliquai trois points de suture en soie ; ils comprirent les angles et la partie moyenne de chaque lèvre. Comme le bulbe avait été ravivé dans sa partie inférieure, puisqu'il faisait partie de la lèvre antérieure de la fistule, il fut facile de le comprendre dans l'anse médiane, de l'abaisser et de boucher la fistule avec lui.

Les deux premiers jours qui suivirent l'opération, il y eut un peu de ballonnement du ventre ; ce météorisme disparut promptement.

Les sondes ont toujours très bien fonctionné.

Le 3 juillet, madame C... est examinée ; j'enlève les points de suture. Les lèvres de la fistule me paraissent être dans l'état le plus satisfaisant.

Le 10, la malade est de nouveau examinée ; je peux constater que :

1° Les parties génitales sont sèches.

2° La vulve ne présente rien de particulier.

3° L'érythème chronique a disparu.

4° Les grandes et les petites lèvres ne sont point infiltrées.

5° La sonde de femme introduite dans l'urètre se trouve assez serrée par lui : quoique l'examen soit fait à dix heures vingt-cinq minutes, et que la malade ait uriné à dix heures, on peut retirer de la vessie une assez grande quantité d'urine. Le diamètre antéro-postérieur est donc considérable, tandis que le diamètre transversal l'est encore peu.

6° La cloison recto-vaginale abaissée, on aperçoit sur la lèvre antérieure du museau de tanche une toute petite ulcération.

7° Au-devant du museau de tanche, on voit une cicatrice demi-circulaire qui est le résultat du décollement du vagin, à son insertion au col pendant l'opération.

8° Sur la lèvre antérieure du museau de tanche, on aperçoit une dépression et une véritable cicatrice dirigée d'avant en arrière. Il est très probable qu'il y a eu là déchirure lors de l'accouchement, et sans aucun doute une gangrène superficielle.

9° L'introduction de la sonde dans la vessie rencontre, au niveau du col, un obstacle que l'on évite facilement en le plaçant horizontalement.

10° La tubérosité de l'ischion est plus saillante à droite qu'à gauche.

11° En renversant la malade sur le ventre, soulevé par les coussins, de manière qu'elle soit appuyée sur ses genoux écartés, on ne rencontre derrière le pubis aucune plaie, mais bien une cicatrice linéaire transversale formée à l'union du bulbe, qui avait été renversé en arrière lors de l'opération.

12° Derrière le pubis, il existe une dépression qui indique sans doute le lieu par lequel, comme nous l'avons vu, plusieurs morceaux d'os ont été retirés.

13° Le bulbe de l'urètre est porté en arrière, il n'offre aucune plicature.

Le 5 septembre 1851, la malade a de nouveau été examinée en présence de plusieurs médecins et de M. Rozé. Cette fois encore nos observations nous ont appris que nos impressions ne nous avaient pas trompé dans les premiers examens.

1° La cicatrice, en effet, est enfoncée vers les pubis.

2° C'est à peine si l'on peut introduire le doigt

entre les pubis et le col de l'utérus, qui, par conséquent, est très rapproché des premiers. A proprement
parler, il n'existe donc que des rudiments de la
cloison vésico-vaginale.

3° Nous reconnaissons la traction du bulbe en arrière.

4° Par le cathétérisme on trouve un point d'arrêt.

5° Par l'introduction d'une sonde dans la vessie, je
retire une grande quantité d'urine limpide, et quoique la malade ait marché et travaillé dans l'apparte-
ment, les organes génitaux étaient secs et n'offraient
pas la plus petite apparence d'humidité.

6° Par le cathétérisme, je reconnais que la vessie
s'est dilatée d'avant en arrière, et non de haut en
bas.

7° Avouons toutefois que si la malade ne perd pas
d'urine en se levant, que si, lorsqu'elle se met sur le
vase, elle les rend avec bruit comme dans l'état normal, avouons, dis-je, qu'il n'en est pas de même dans
le courant du jour, puisque madame C... dit en
perdre goutte à goutte.

VINGT-TROISIÈME OBSERVATION. — *Fistule vésico-vaginale occupant
le col et le bas-fond de la vessie. —Perte de substance. —Plusieurs opérations. — Autoplastie par glissement. — Abaissement de
l'urètre. — Ulcération du bulbe. — Incontinence de quelques gouttes
d'urine. — Guérison.*

Anne Bailly, âgée de vingt-trois ans, journalière,

entrée le 9 février 1851, née à Caligny (Normandie). Cette femme, qui jouit habituellement d'une bonne santé, n'a jamais fait de maladie grave. Elle a perdu sa mère, morte il y a vingt-deux ans d'une affection chronique des voies respiratoires ; son père vit encore et a toujours été bien portant. Réglée depuis l'âge de seize ans, notre malade l'a toujours été régulièrement ; ses menstrues duraient trois jours environ, mais cette fonction s'exécutait mieux l'été que l'hiver.

Pour la première fois elle devint enceinte au mois d'avril de l'année dernière. Sa grossesse se passa sans accidents et l'accouchement eut lieu à terme le 18 décembre 1850. C'est une fille qui vint au monde, mais elle mourut, dit la malade, pendant l'accouchement.

Le travail avait duré huit heures ; l'enfant se présentait par les fesses, et un médecin fut obligé, pour terminer l'accouchement, de faire la version. La malade raconte qu'on essaya d'amener l'enfant à l'aide de crochets. Quoi qu'il en soit, on réussit à faire l'extraction des pieds, le tronc les suivit, mais la tête resta encore engagée pendant un temps assez considérable, trois heures environ. L'expulsion s'en fit spontanément, sans qu'on appliquât le forceps.

Tout sembla bien se passer après cet accouchement et notre malade put se lever au bout de quatre ou cinq jours ; mais dix jours après ses couches, elle s'aperçut que ses urines coulaient par le vagin. Voici comment elle raconte cet accident. Depuis son accouchement la miction s'opérait assez difficilement.

Cette fonction, facile avant, nécessitait maintenant de pénibles efforts. Alors seulement les urines sortaient. Vers le dixième jour après l'accouchement, et à la suite d'un effort plus violent que les autres, l'urine sortit violemment comme un flot. Notons ici que depuis la veille notre malade n'avait pas uriné. Cette femme ne s'aperçut pas d'autre chose que d'un grand écoulement d'urine. Elle ne peut dire si ce liquide fut ou non accompagné de débris membraneux, fragments sphacélés de la cloison qu'on rencontre parfois au milieu du liquide urinaire. Depuis cette époque, l'urine n'a cessé de sortir par la fistule.

Les règles se rétablirent cinq mois après l'accouchement, et depuis elles paraissent tous les mois et durent trois jours abondamment, comme auparavant.

Notre malade alla d'abord consulter un médecin qui lui déclara qu'il n'y avait pas de guérison possible. Un autre lui conseilla de se rendre à Paris.

Voici ce que l'examen des parties nous a appris :

1° Bassin bien conformé.

2° Erythème des petites et des grandes lèvres, de la fourchette et du pourtour de l'anus.

3° Au pourtour de la vulve on rencontre des indurations assez nombreuses. Ces indurations appartiennent au corps de la peau et au tissu cellulaire.

4° A la fourchette on rencontre une espèce de bride transversale, très solide, disposée en arc, à con-

vexité rectale et présentant trois petites bosselures·
Cette bride se prolonge dans l'intérieur du vagin à
gauche.

5° Le spéculum univalve, introduit dans le vagin,
est arrêté par cette bride et ne peut pas permettre
qu'on déprime la cloison recto-vaginale.

6° Les grandes lèvres étant écartées et la vulve ouverte, on aperçoit un tissu blanchâtre à gauche, qui
remonte sur la cloison vésico-vaginale. Ce tissu cicatriciel, qui représente une véritable plaque, va se terminer à l'angle externe du côté gauche.

7° On aperçoit flottant dans l'intérieur du vagin
une tumeur cylindroïde d'un rouge vermeil, qui n'est
autre chose qu'une hernie de la vessie. Cette tumeur
a environ 0^m,02 en longueur.

8° On peut faire rentrer et sortir cette tumeur à
l'aide d'une sonde, alors l'urine tombe dans l'intérieur du vagin.

9° Cette tumeur est adhérente à la lèvre postérieure de la fistule, et lorsqu'on introduit une sonde
dans l'urètre, on la repousse ; mais il est impossible
de la faire rentrer tout à fait.

10° La distance du méat urinaire à cette tumeur
est de 0^m,03.

11° Cette fistule admet facilement le pouce dans
son intérieur.

12° L'ouverture irrégulière se rapproche toutefois
de la forme ronde.

13° Derrière la fistule on aperçoit une ulcération

rouge, granulée, qui occupe la place de l'orifice du col utérin.

14° Sur les côtés de l'ulcération, on aperçoit le col à l'état rudimentaire, c'est-à-dire qu'il a été détruit par la gangrène et qu'il n'en existe plus qu'un tubercule du côté gauche.

15° Il est impossible d'attirer le col et le vagin à l'e térieur.

Le 3 mars, la malade est opérée. Cette femme est placée dans la position ordinaire pour ces sortes d'opérations. Un spéculum univalve écarte la paroi inférieure du vagin de sa paroi supérieure, et permet ainsi d'arriver facilement sur la fistule. Les bords de cette ouverture sont avivés profondément à l'aide de longs bistouris et de pinces à griffes. Cet avivement terminé, j'excise dans une assez grande étendue une certaine portion de la muqueuse vésicale qui fait hernie dans le vagin. Cette excision est suivie d'un écoulement sanguin assez considérable. Quand l'avivement a été terminé, j'essaie de rapprocher dans le sens transversal les deux bords avivés de la fistule. Ce rapprochement ne s'opérant qu'avec une certaine difficulté, une incision demi-circulaire à concavité inférieure est pratiquée immédiatement au-dessus du méat urinaire. De la sorte l'urètre devient mobile dans une certaine partie de son étendue et peut facilement se laisser déprimer. Une seconde incision, devenue nécessaire, est pratiquée au niveau des restes du col utérin. Sous l'influence de cette incision dirigée transversalement, il est facile de constater un notable rapprochement des bords de la fistule.

La suture est faite par trois fils successivement passés d'arrière en avant et liés comme d'habitude. Cette réunion opérée, on constate dans le vagin une bride cicatricielle qui forme dans cette cavité un repli demi-circulaire à concavité intérieure. Une incision portée à gauche sur cette bride amène un assez notable relâchement de la plaie. Une seconde incision latérale est pratiquée. Cela fait, un petit tampon d'amadou est introduit dans le vagin, et la malade est reconduite à son lit. Une sonde de petit calibre est introduite dans la vessie.

Au milieu de la journée, une hémorrhagie ass z considérable, produite sans doute par l'excision de la muqueuse vésicale, donne lieu à un grand écoulement de sang. Le tampon est expulsé.

4 mars. Beaucoup de sang s'est encore écoulé par le vagin; de l'urine sanguinolente sort aussi par la sonde, mais dans la journée cet écoulement sanguin s'arrête, et jusqu'au sixième jour on n'a rien de nouveau à noter dans l'état de la malade.

9 mars. On coupe d'abord les deux fils latéraux, celui du milieu est seul conservé jusqu'au lendemain. L'urine coule un peu par la fistule.

15 mars. En examinant cette malade, qui n'a cessé de porter une sonde dans la vessie et dont les urines coulent en partie par le vagin, on constate sur les

bords de la fistule, sur le trajet des incisions latérales du vagin et de l'incision demi-circulaire située au-dessus de l'urètre, un dépôt jaunâtre pultacé et pseudo-membraneux en certains points. La pourriture d'hôpital, que nous avions vue se développer quelque temps avant dans la même salle sur une plaie d'amputation du sein, nous apparaissait ici avec tous ses caractères. Le développement de cette affection fut énergiquement combattu par des cautérisations avec la solution concentrée de nitrate acide de mercure. En même temps on enlevait à la malade sa sonde, de façon à lui permettre quelques mouvements dans son lit. Car le repos prolongé dans le *décubitus* dorsal avait donné lieu à deux ou trois petites escarres de la largeur d'une pièce d'un franc, situées dans la région coccygienne.

Les accidents de pourriture diminuèrent lentement ; les fausses membranes, éteintes sur un point, reparaissaient promptement sur un autre, et quand elles eurent complétement cessé, elles laissèrent à leur place une surface ulcérée jaunâtre et difficile à cicatriser. C'est alors que j'ai employé avec succès la teinture d'iode. Des pinceaux trempés dans cette teinture furent successivement portés sur ces différents points et amenèrent assez promptement la cicatrisation. Quoi qu'il en soit, ces accidents durèrent six semaines, et vers le 20 avril seulement tout avait complétement disparu ; notre malade se trouvait alors dans l'état suivant :

Au dehors, les parties génitales paraissent saines et ne sont plus recouvertes de ces dépôts blanchâtres qu'on observait autrefois. L'ouverture de l'urètre, considérablement abaissée, semble plus rouge que d'habitude, un peu élargie et légèrement bourgeonnante. Une sonde introduite dans la vessie par l'urètre ne s'y déploie pas facilement, constamment arrêtée par les parois rapprochées de la poche urinaire. L'examen de la paroi antérieure du vagin, au niveau de la fistule, permet de constater la disposition suivante : une bride fibreuse cicatricielle sépare en deux parties la cavité vaginale ; cette bride est demi-circulaire et sa concavité regarde en arrière.

Immédiatement en arrière de cet arc de cercle saillant et cicatriciel, on voit s'écouler l'urine et l'on peut glisser l'extrémité mousse d'une sonde de femme dans ce trajet fistuleux, mais la diminution dans cette ouverture est considérable ; la vessie n'y fait plus hernie, l'orifice n'est plus béant.

Pendant plusieurs jours on place la sonde. Pour introduire cet instrument dans la vessie, il est nécessaire de diriger le bec de la sonde presque directement en haut, puis, lui imprimant un léger mouvement de bascule d'arrière en avant, de le pousser directement dans la vessie : c'est qu'il s'agit de franchir un coude, véritable angle formé au point où l'on a pratiqué l'incision sus-urétrale. Par ce débridement l'urètre s'est abaissé et coudé au point de rapprocher considérablement de la paroi inférieure du vagin le méat urinaire.

Avec une telle disposition, l'écoulement de l'urine se fait plus facilement par la fistule que par le canal urinaire normal ; son passage à travers l'urètre est empêché par le coude dont j'ai parlé, et le cathétérisme devient au moins assez difficile.

Cette malade a été laissée dans cet état pendant quelques semaines, afin de reconstituer sa santé assez profondément délabrée par la longue et douloureuse affection dont nous avons parlé. Sa bonne constitution s'est de nouveau manifestée ; la malade a repris son embonpoint, et une nouvelle opération lui a été pratiquée le 6 juillet.

La malade étant placée comme dans la première opération, une incision est portée sur la bride demi-circulaire dont j'ai parlé ; puis, la portion saillante de cette bride étant excisée, on avive la fistule et deux fils sont placés pour en réunir les bords. Deux incisions latérales sont pratiquées dans l'épaisseur des parois du vagin. Une sonde est placée dans la vessie.

Rien de particulier ne se présente dans cette opération, et les fils sont ôtés vers le septième jour.

L'urine coule bien par la sonde et quelques gouttes seulement s'écoulent par le vagin.

Après l'enlèvement des fils, la malade, examinée chaque jour, laisse voir au milieu des saillies bourgeonnantes, des cicatrices vaginales, un très léger pertuis par lequel l'urine s'écoule encore goutte à goutte.

Ces bourgeons charnus, touchés légèrement avec le nitrate d'argent, se dépriment peu à peu , et l'orifice fistuleux semble disparaître.

Fig. 8 (1).

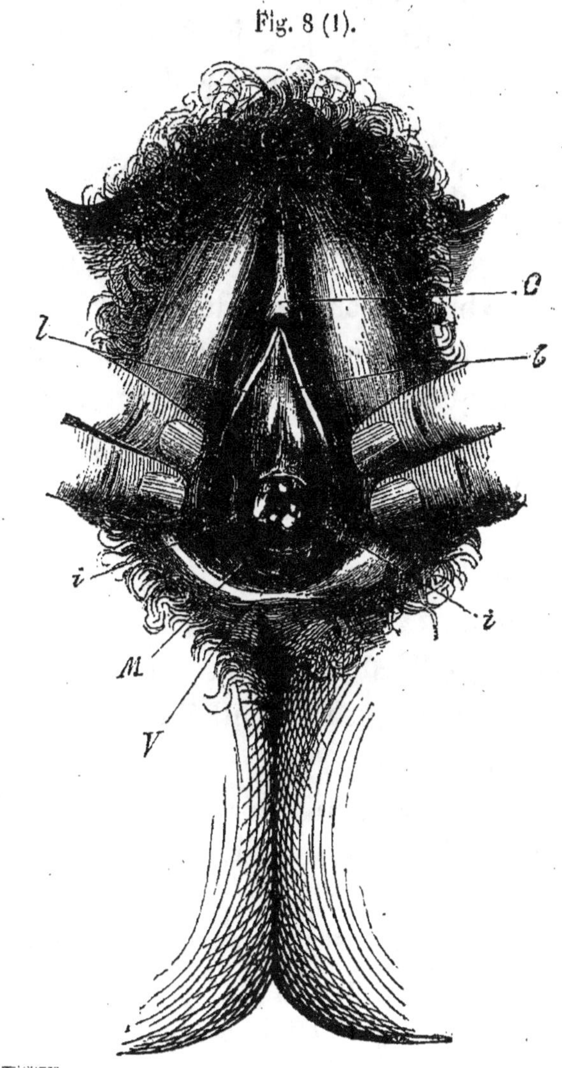

(1) La figure 8 représente l'état des parties après l'opération, sans dépression de la cloison recto-vaginale.

8 août. On retire la sonde; tout paraît cicatrisé, quoique encore rouge et légèrement bourgeonnant.

9. — Depuis hier la malade n'a pu retenir ses urines; mais elle s'aperçoit bien qu'elles ne coulent pas comme auparavant par la fistule, seulement l'urètre, coudé et élargi, ne retient pas facilement l'urine.

Peu à peu la malade parvient à mieux conserver ses urines, et celles-ci s'accumulent dans la vessie en assez grande quantité pour pouvoir être expulsées par un jet et avec bruit. Seulement lorsque la malade se lève, le liquide urinaire n'est plus aussi facilement retenu et quelques gouttes s'en écoulent au dehors; ce fait ne se produit pas dans le décubitus dorsal.

22 août. On procède à un nouvel et dernier examen des parties.

1° Du muco pus existe au fond du vagin, mais en petite quantité.

2° On constate l'état rosé de la paroi antérieure et postérieure du vagin; mais l'épithélium n'est pas encore partout reproduit.

3° De la réunion des petites lèvres au méat urinaire, on compte 2 centimètres; du clitoris au méat urinaire, 3 centimètres.

4° Le méat urinaire est un peu recourbé en bas.

5° Il n'y a plus de bulbe.

6° On remarque, à l'union du col avec l'urètre raccourci, un coude dont la convexité est dirigée en haut et la concavité en bas.

Fig. 9 (1).

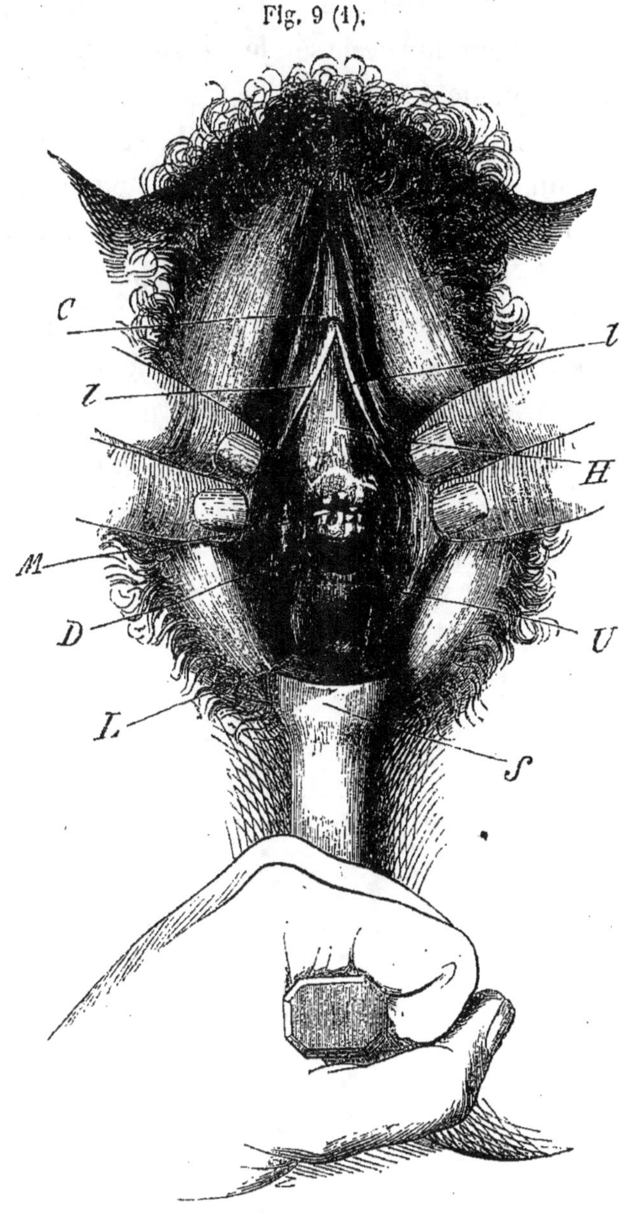

(1) La figure 9 représente l'état des parties après l'incision demi-circulaire, la cloison recto-vaginale étant déprimée par le spéculum univalve.

7° On aperçoit dans ce point un tissu cicatriciel.

8° L'introduction de la sonde fait sortir une certaine quantité d'urine de la vessie.

9° A l'endroit où existait le bulbe, on trouve une ulcération qui n'est pas encore complétement guérie.

10° En arrière de la cloison vésico-vaginale, on aperçoit le col qui représente une espèce de luette.

11° La paroi antérieure du vagin est un peu raccourcie, mais la paroi postérieure est conservée.

12° Il existe un tissu inodulaire partagé par une espèce de bride reconnaissable au toucher.

CINQUIÈME PARTIE.

ARTICLE PREMIER.

SIÈGE DES FISTULES INTESTINO-VAGINALES.

Les fistules dont il s'agit doivent être séparées des fistules recto-vaginales, qui termineront ce travail. Il n'était guère possible d'exposer dans un même chapitre ce qui est relatif à la communication de l'intestin grêle avec le vagin, et de ce dernier avec le rectum.

La nature du traitement, le genre de lésion, ne permettaient pas que l'on confondît dans une même description deux lésions qui, après tout, ont beaucoup de points de contact.

Au premier abord, on en est à se demander par quel point et par quel mécanisme il s'établit une communication entre l'intestin grêle et le vagin, qui semblent si éloignés l'un de l'autre par les situations différentes. Il est certain qu'en examinant les choses superficiellement, on serait porté à croire qu'une route peut difficilement s'établir entre l'intestin et le conduit vulvo-utérin.

En raisonnant de la sorte, on reconnaît que les apparences sont toutes favorables à cette manière de penser, puisque, d'une part, l'intestin grêle se termine à la fosse iliaque droite en s'abouchant avec le cœcum, et que, de l'autre, le vagin, étant plongé dans l'excavation du bassin, se trouve singulièrement éloigné du premier.

Pourtant, si l'on réfléchit que l'intestin grêle offre une longueur considérable, et qu'il plonge dans le bassin en masse pendant les efforts, et qu'alors il se trouve en contact avec les organes que renferme cette cavité, on sera bientôt convaincu pratiquement de l'établissement des fistules entéro-vaginales.

Cela étant posé, il s'agit de nous demander par quel point du vagin la voie peut être établie avec l'intestin.

Le vagin n'est pas accessible également par tous les points de sa circonférence, et l'intestin grêle ne peut offrir des contacts immédiats que par certains côtés et certaines longueurs de son trajet.

Il n'y a guère que par ses faces postérieure et latérales, mais surtout par la postérieure, que le vagin peut être le siége d'une perforation accidentelle par laquelle il communique avec l'intestin grêle. En effet, la face postérieure du vagin est directement en rapport avec le rectum, dont elle n'est séparée que par le péritoine qui, la recouvrant dans une grande étendue, forme là un cul-de-sac profond dans lequel des anses de l'intestin grêle peuvent facilement descendre;

tandis qu'en avant le vagin, chez la femme adulte, n'est pas en rapport avec le péritoine. Cette membrane séreuse, après avoir recouvert la face antérieure du col utérin, se réfléchit sur elle-même pour aller se déployer sur la vessie. Il résulte, de cette disposition, que la face antérieure du vagin étant en rapport immédiat avec la vessie, le péritoine, qui ne s'interpose réellement pas entre ces deux organes, ne peut former entre eux une dépression capable de recevoir une anse de l'intestin grêle.

Le vagin est donc admirablement protégé par sa face antérieure, et ce ne serait qu'après de grands dégâts qu'auraient supportés d'abord la vessie et le vagin que, par cet endroit, un trajet s'établirait entre ce dernier et l'intestin. On conçoit donc la possibilité, plutôt qu'elle n'est démontrée, d'une fistule stercoro-vaginale antérieure. Les choses pourraient se passer ainsi après les plaies d'armes à feu, ou à la suite d'altérations diverses dans lesquelles se seraient établies des adhérences, en premier lieu, entre la vessie, l'utérus et le vagin.

Tout est donc favorable à l'existence d'une fistule entéro-vaginale postérieure ; je n'ai donc à examiner que ce dernier mode de la formation de la fistule.

L'intestin grêle, comme on le sait, est souvent en contact avec le cul-de-sac postérieur du vagin à la manière de la courbure sigmoïde du côlon, et il en résulte par conséquent que cet organe peut être facilement atteint par l'intérieur du vagin, ou que l'altération de l'intestin peut se communiquer au conduit vulvo-utérin. Comme bien on pense, ces rapports intimes peuvent permettre l'établissement d'une communication complète ou incomplète entre ces divers organes ; il peut donc exister ici une fistule stercorale ou un anus contre nature, suivant que le dégorgement se fait en partie ou en totalité de l'intestin dans le vagin.

ARTICLE II.

CAUSES.

L'étiologie des fistules entéro-vaginales est fort peu avancée, et l'on peut dire que ce n'est qu'en passant que les chirurgiens en ont dit quelques mots. Toutefois deux genres de causes peuvent y donner lieu, les lésions traumatiques en premier lieu, et enfin les ramollissements, les gangrènes et les perforations.

Les perforations, les ulcérations et les ramollissements peuvent établir une communication anormale tantôt de l'intestin vers le vagin, et tantôt de ce dernier organe vers le premier.

Les causes mécaniques agissent au contraire presque toujours de l'intérieur du vagin vers la cavité abdominale, et le mécanisme de ces fistules est alors différent, suivant que l'instrument ouvre à la fois le vagin et l'intestin, ou que la cause productrice déchire, détruit le conduit vulvo-utérin, et livre passage à ce viscère qui s'étrangle en formant hernie.

D'après cela, il est clair que les matières, dans le premier cas, s'échappent immédiatement par le vagin, aussitôt que les parties ont été divisées par l'instrument, et dans le second, au contraire, la communication ne s'établit entre les deux conduits que lorsque leur continuité a cessé d'exister par le fait de la chute de l'escarre.

L'anus anormal du vagin existe constamment avec des adhérences qui se forment entre celui-ci et l'intestin dès les premiers instants de l'accident ; elles sont plus ou moins étendues, suivant que la lésion elle-même offre plus ou moins de gravité.

Dans l'anus contre nature vaginal, les matières passent en partie ou en totalité par cette nouvelle voie, suivant que l'intestin est incomplétement abouché avec le vagin, ou complétement ouvert dans ce conduit. Toutefois il ne faut pas conclure à l'existence d'une communication incomplète *dans un point seulement* de l'intestin, lorsque des fèces sont rendues par l'anus normal, puisqu'on sait que des matières solidifiées peuvent être expulsées malgré une interruption complète du canal intestinal.

L'observation que je vais rapporter servira de description des fistules vagino-stercorales.

Je ne parlerai, par conséquent, en aucune manière, de l'écoulement des matières fécales, qui est toujours involontaire, ni de leur consistance, qui est variable suivant l'endroit où existe l'abouchement entre l'intestin et le vagin. Je dirai seulement que la communication accidentelle se rencontre vers la partie supérieure du vagin ou à son cul-de-sac, ou sur ses côtés.

L'anus contre nature dont il s'agit peut être compliqué de rétrécissement du vagin, d'inflammation diffuse ou circonscrite du bassin.

VINGT-QUATRIÈME OBSERVATION. — *Tentative de guérison d'un anus contre nature ouvert dans le vagin par l'établissement d'une communication entre l'intestin qui versait les excréments dans ce canal et le rectum*, par le docteur Casamayor, médecin à Sainte-Marie (Basses-Pyrénées).

« Le 3 mars 1826, je fus appelé dans un village du canton de Sainte-Marie, auprès d'une femme qui, depuis près de quatre ans, gardait le lit pour un anus contre-nature ouvert dans le vagin. Cette femme était âgée de quarante-deux ans, d'une constitution robuste, et sans vice apparent de conformation. Elle avait fait six couches des plus heureuses, lorsque, enceinte pour la septième fois, elle avorta le 4 mai 1822, au cinquième mois environ de la grossesse. Au dire de la malade et des personnes qui l'entouraient, l'avortement fut précédé et accompagné de douleurs violentes, ainsi que d'une perte de sang considérable, et dix minutes après l'expulsion du fœtus, il sortit par le vagin, avec l'arrière-faix et une grande quantité de sang, une anse de l'intestin.

» Cette portion d'intestin descendit bientôt jusqu'à la partie moyenne des cuisses : elle s'enflamma d'abord dans toute son étendue, elle se mortifia ensuite à la partie la plus déclive, et s'ouvrit enfin à cet endroit, pour donner issue à des matières stercorales très fétides.

» La malade fit appeler alors le chirurgien d'un village voisin : mais celui-ci n'ayant pu aller à son secours, elle appliqua elle-même, dans la vue de forcer les matières fécales à passer par la voie naturelle, une ligature fortement serrée sur l'intestin, aussi haut qu'il lui fut possible. Au bout de quelques heures, les douleurs qu'elle ressentait dans le bas-ventre devinrent intolérables, et il survint des vomissements très violents de matières bilieuses et stercorales. Ces accidents ne cessèrent que le sixième jour de l'application de la ligature, où celle-ci tomba avec la portion entéro-vaginale de l'intestin. Pendant les vingt jours suivants, des douleurs légères , parfois assez vives, se firent sentir dans le bas-ventre, et la malade rendit par le vagin, avec des matières fécales, des matières bilieuses et muqueuses, de temps en temps sanguinolentes , et du pus en grande quantité. Bien que réduite à un état de faiblesse et de maigreur extrêmes, elle recouvra ensuite en peu de temps toutes ses forces et même son embonpoint ; cependant les déjections alvines s'effectuaient toujours par le vagin : elles avaient lieu ordinairement peu à peu, durant un quart d'heure, deux heures et demie après le repas. Quelquefois pourtant, la malade rendait par l'anus, tantôt tous les mois, tantôt tous les deux mois, quelques crottins qui, suivant son expression, ressemblaient assez à de la racine de réglisse bien mâchée, enduite de blanc d'œuf.

» Après avoir recueilli ces renseignements, je procédai à l'examen des parties lésées, et j'observai ce qui suit : La membrane muqueuse de la vulve et de la moitié inférieure du vagin était jaunâtre, rugueuse, épaissie et comme cartilagineuse dans divers points ; il existait dans le vagin, à environ un pouce du col de l'utérus, un rétrécissement considérable, et immédiatement au-dessous du rétrécissement ce canal offrait en arrière et à gauche une ouverture circulaire. Cette ouverture était assez grande pour recevoir le bout de l'index, et au moment où j'en faisais l'exploration, elle livrait passage à des excréments mous d'un gris verdâtre. Pour reconnaître les rapports de l'intestin qui aboutissait à cette ouverture avec le rectum, ayant porté l'index gauche dans le premier, et le droit dans le dernier de ces intestins, je trouvai qu'ils n'étaient séparés l'un de l'autre que par un cordon charnu, mobile, de la grosseur et de la consistance d'un cordon ombilical ordinaire. Ce cordon descendait de la région iliaque gauche, et venait, en serpentant, se terminer au bord inférieur de l'ouverture entéro-vaginale. Ayant encore, à l'effet de m'assurer s'il existait ou non quelque communication entre la partie supérieure et la partie infé-

rieure du canal intestinal, fait administrer à la malade un lavement de quatre livres d'eau tiède, je
remarquai qu'il n'en sortit pas une goutte par le vagin ; mais, bien que ce liquide fût, au bout de six
minutes, entièrement rejeté par l'anus, je compris,
après tout, que l'anse d'intestin sortie à travers la
paroi du vagin par une division de cette paroi ap-
partenait à l'iléon ; que les deux bouts de cet intestin résultant de l'ablation par la ligature de la portion
sortie du vagin étaient remontés, et avaient, à la
faveur d'une inflammation adhésive, contracté des
adhérences avec les bords de la division de la paroi
vaginale dans laquelle ils se trouvaient engagés ; que
le bout supérieur, étant resté béant, versait les excréments dans le vagin, et que le bout inférieur,
s'étant contracté, et par suite oblitéré, formait le
cordon charnu situé entre le bout supérieur et le
rectum.

» Plusieurs médecins avaient conseillé à la malade
de se faire ouvrir le ventre pour y aboucher et coudre
l'un à l'autre les deux bouts de l'intestin divisé, et
c'était, me dit-elle, pour me prier de me charger de
cette besogne, qu'elle m'avait fait appeler. Comme
j'étais loin d'être de l'avis de ces messieurs, et qu'au
contraire, je croyais que le meilleur parti à prendre,
dans cette circonstance, était d'abandonner la malade
à son malheureux sort, je lui conseillai, après lui
avoir fait entrevoir toutes les difficultés et les suites
de cette opération, de ne jamais s'y soumettre, et je

me retirai en lui promettant de m'occuper de la recherche d'un moyen propre à rendre son incommodité plus supportable.

» Le 15 avril suivant, elle me fit appeler pour me dire qu'elle avait pris la résolution de ne consentir à l'emploi d'aucun moyen autre que l'opération, qu'on lui avait donné l'assurance qu'elle ne pouvait guérir que par ce moyen, et qu'elle voulait donc la subir sans plus tarder, quelles qu'en dussent être les conséquences. Pensant alors qu'il était en effet possible d'obtenir sa guérison, je promis de lui faire, non l'opération proposée, mais bien une opération qui, à mes yeux, offrait moins de dangers et plus de chances de succès, et qui aurait pour but d'établir une communication entre l'intestin qui aboutissait au vagin et le rectum. Mais, convaincu encore qu'il valait bien mieux la laisser dans l'état où elle se trouvait, que de l'exposer aux dangers de cette opération, je la quittai en prétextant que la saison n'était pas favorable, et avec l'intention de ne plus la revoir.

» Cependant, un an après (le 16 avril 1827), je me rendis encore auprès d'elle ; je la trouvai dans le même état, et réclamant avec instance l'opération dont je lui avais parlé. Cette fois il me fallut céder à ses désirs. En conséquence, elle se fit transporter le lendemain à Sainte-Marie, pour y subir l'opération.

» En établissant une communication entre l'iléon et le rectum, à un pouce et demi au-dessus de l'ouverture entéro-vaginale, où elle me paraissait praticable, j'avais l'espoir que les matières fécales, rencontrant, avant d'arriver à cette dernière, une ouverture assez grande pour leur permettre d'y passer librement, se jetteraient par là dans le rectum, et qu'ainsi l'anus contre nature cessant de leur livrer passage, se rétrécirait et finirait par s'oblitérer. Je sentis que, pour parvenir sûrement à mon but, je devais avant tout mettre parfaitement en contact les parois correspondantes des deux intestins, puis y provoquer une inflammation adhésive, et enfin en emporter une portion plus grande que l'anus contre nature. La compression exercée graduellement sur les parois intestinales m'ayant paru propre à remplir ces conditions, j'eus recours à ce moyen. Je me servis, pour la pratiquer, d'une pince d'acier à branches séparées.

» Cette pince avait dix pouces et demi de longueur ; ses branches, que je distinguais en mâle et en femelle, étaient cylindriques, du diamètre d'une grosse plume à écrire, et courbes dans les trois quarts environ de leur étendue. Elles se regardaient par leur concavité, et laissaient entre elles un vide oblong, d'à peu près huit pouces de longueur, et d'un pouce et quart de largeur dans leur plus grand écartement ; elles se terminaient insensiblement, d'un côté, par un mors à face plane, ovalaire, sillonnée en travers, dont les diamètres avaient, le grand qui était suivant la longueur de l'instrument, huit lignes, et le petit ou transversal, quatre ; et de l'autre, par un prolongement droit, long d'environ deux pouces et demi,

aplati de dedans en dehors, ayant trois lignes d'é-
paisseur sur cinq de largeur. Le prolongement de la
branche femelle présentait, dans le sens de sa longueur, trois trous placés à huit lignes l'un de l'autre,
qui étaient destinés à recevoir trois clous fixés aux
parties correspondantes du prolongement de la
branche mâle. A un pouce du prolongement, les
deux branches offraient, au centre d'un renflement,
la branche femelle un trou, et la branche mâle un
écrou par où passait une vis qui servait à les rapprocher et à graduer la compression : les mors de
la pince étaient recouverts d'une peau fine, ainsi
que la partie des branches comprise entre eux et
la vis.

» Le 21 avril, la malade fut privée de toute sorte
d'aliments ; je ne lui permis de prendre pour boisson
que de l'eau d'orge et de citron, et l'on fit plusieurs
fois dans la journée des injections émollientes dans
le vagin.

» Le lendemain, à neuf heures du matin, je procédai de la manière suivante à l'application de l'instrument. La malade étant en supination, placée en travers sur son lit, la partie supérieure du corps un peu
plus élevée que le bassin, celui-ci sur le bord et en
partie hors du lit ; les cuisses écartées et dans la
flexion, maintenues ainsi par deux aides ; après
avoir fait quelques injections huileuses dans le vagin, et enduit la pince de cérat, j'introduisis la
branche femelle, tenue de la main droite, par son pro-

longement, et conduite par l'index de la gauche, dans l'iléon jusqu'à un pouce au-dessus de l'anus contre nature. Cette branche étant placée, je la confiai à un aide. Je portai ensuite la branche mâle, saisie aussi par son prolongement, mais avec la main gauche, le long de l'index de la droite dans le rectum, à la hauteur de l'endroit occupé dans l'iléon par le mors de la branche femelle. Cela fait, j'assemblai les branches de l'instrument, et les remis à l'aide pour les maintenir réunies et fermement en place. Ayant alors, afin de m'assurer de l'état des choses à l'intérieur, introduit les doigts indicateurs, l'un dans l'iléon et l'autre dans le rectum, je reconnus que les mors de la pince étaient, dans ces intestins, placés plus d'un pouce au-dessus de l'ouverture entéro-vaginale, qu'ils se correspondaient exactement, et qu'ils n'embrassaient que les parois de l'iléon et du rectum, le cordon charnu qui séparait ces parties l'une de l'autre ayant été chassé à gauche. Satisfait de cela, je serrai la pince jusqu'à ce que la malade témoignât de la douleur. L'instrument fut assujetti au moyen d'un bandage en T. On remit la malade au milieu de son lit, dans une position telle que les épaules se trouvaient un peu plus élevées que le bassin, la tête fléchie sur la poitrine, et les membres inférieurs écartés et dans la demi-flexion. Je lui recommandai de garder attentivement cette attitude jusqu'à l'enlèvement de la pince, de s'abstenir, durant ce temps, de tout aliment, et de ne prendre pour boisson que de l'eau de gomme. Il se manifesta dans la journée quelques phénomènes spasmodiques de nature à ne causer aucune inquiétude. Dans la nuit, ces accidents disparurent, et il se montra à leur place plusieurs signes d'inflammation du canal digestif et de la partie inférieure du péritoine. La douleur produite dans la partie comprimée des parois de l'iléon et du rectum arriva, vers la fin de la nuit, à son plus haut degré d'intensité, et ne fut pas cependant aussi vive qu'on aurait pu le craindre. Le lendemain, l'instrument fut serré autant que possible, sans exalter la douleur. Je prescrivis une saignée de trois palettes et des fomentations sur le ventre avec une forte décoction de mauve et de pavot. Le 25 avril, la douleur, qui avait occupé la moitié inférieure de l'abdomen, s'était retirée dans le bassin et concentrée à l'endroit où elle avait pris naissance. Elle ne tourmentait la malade que lorsque celle-ci toussait ou opérait quelque mouvement. La fièvre et les accidents consécutifs de l'inflammation, occasionnée dans les parois de l'iléon et du rectum par la compression, avaient presque entièrement disparu. Un écoulement de matières bilieuses, muqueuses et purulentes avait lieu le long des branches de la pince par le vagin et le rectum. La malade avait dormi une grande partie de la nuit, et demandait des aliments.

» Le 26, elle était gaie, et avait passé une bonne nuit ; elle se plaignait qu'on la laissait mourir de faim. La fièvre avait cessé, et le pus qui s'écoulait

par le vagin était plus abondant et plus consistant
que la veille. J'enlevai alors l'instrument, et en même
temps j'emportai la partie comprimée des deux intestins, qui se trouvait collée au mors de la branche
mâle. Cette portion des parois intestinales avait l'é-
tendue et la forme de la face du mors. Elle était fort
mince, compacte, élastique, d'un blanc jaunâtre, et
formée par deux feuillets juxtaposés. Le même jour,
malgré la recommandation que je lui fis de se borner
au bouillon de poulet et à la tisane de gomme, la
malade prit trois bouillons au vermicelle avec quelques cuillerées de vin, et le lendemain matin un
grand bol de soupe au lait, sans en être en aucune
manière incommodée. Toutefois, au moment de l'excrétion alvine, qui alors, comme avant l'opération,
avait lieu peu à peu pendant un quart d'heure, deux
heures et demie après l'ingestion des aliments, elle
ressentait quelques douleurs vers le bas-ventre. Les
excréments sortaient en partie par le vagin, en partie
par l'anus ; ils étaient mous, mêlés à du pus et striés
de sang.

» Le 1er mai, l'excrétion alvine s'effectuait sans douleur. La suppuration, qui était allée graduellement en
diminuant, avait entièrement cessé ; les excréments
étaient sans pus ni sang, et sortaient en plus grande
partie par l'anus que par le vagin. Ayant, à cette
époque, pour reconnaître les changements qui s'é-
taient opérés à l'intérieur, porté les doigts indicateurs
l'un dans l'iléon, l'autre dans le rectum, je trouvai,

à environ un pouce de l'ouverture entéro-vaginale, une ouverture de communication à peu près circu-laire, assez grande pour permettre aux deux doigts unis par leur bout de passer facilement de l'un dans l'autre de ces intestins ; ses bords étaient indolents, minces, et paraissaient être partout parfaitement cicatrisés.

» Le 8 du même mois, la malade avait repris toutes ses forces. Encouragé par l'avantage que je venais d'obtenir, je conçus le projet de tenter l'oblitération de l'anus contre nature. Comme je pensais que la constriction de l'anus, en retenant un certain temps dans le rectum les excréments qui s'y rendaient, ne permettait à cet intestin d'en recevoir qu'une partie, et qu'ainsi elle forçait le reste à sortir par le vagin, j'imaginai, pour obvier à cet inconvénient, de mettre à demeure une canule de gomme élastique dans le rectum. J'espérais que, par ce moyen, les ma-tières fécales trouvant, pour sortir avant d'arriver à l'anus contre nature, une voie toujours libre, se jet-teraient en entier ou en très grande partie dans cette voie, et qu'en conséquence, celui-là n'en recevant qu'une très petite quantité, ou bien cessant de leur donner passage, finirait tôt ou tard par se fermer. La canule fut placée dans le rectum ; mais, bien qu'elle remplît passablement mes vues, je dus l'enlever le lendemain, à cause d'un malaise intolérable dont la malade se plaignait sans cesse depuis son appli-cation.

» Le 10, j'eus recours à un autre moyen. Je mis dans le vagin, sur l'ouverture entéro-vaginale, un bouton métallique garni de coton et recouvert d'une peau fine. Ce bouton fut tenu en place par une double corde à boyau, préalablement ramollie dans l'eau chaude, qui, du centre du bouton, allait par le rectum et l'iléon à l'anus, où elle était retenue par un petit cylindre de bois. J'appliquai cet appareil avec la plus grande facilité. Je me servis, pour cela, d'une sonde d'argent suffisamment courbée pour aller par le rectum chercher la corde dans le vagin et l'amener à l'anus. Ce moyen s'opposait parfaitement à la sortie des excréments par l'anus contre nature, mais il avait l'inconvénient de tirailler les intestins et d'occasionner des douleurs fort importunes.

» Le 12, un troisième moyen fut mis en usage : il consistait à introduire une vessie de mouton remplie d'air dans le vagin, maintenue dans cette partie par un bandage en T ; mais je m'aperçus bientôt qu'en s'opposant à la sortie des excréments par le vagin, cette vessie gênait leur cours dans le rectum.

» Le 13, j'essayai un quatrième moyen. Je plaçai dans l'iléon et le rectum, pour recevoir les matières fécales et les conduire au dehors, une canule de gomme élastique du diamètre de quatre lignes, disposée en entonnoir à l'une de ses extrémités. L'introduction de cette canule fut faite sans difficulté, à l'aide d'une sonde d'homme qui alla par le rectum et l'iléon en chercher le petit bout dans le vagin et l'amena à l'anus. Peu d'heures après son application, la malade ressentit quelques douleurs dans le bas-ventre ; ces douleurs cessèrent après la sortie, par la canule, d'une petite quantité d'excréments, mais pour se montrer de nouveau avec plus de vivacité. La canule fut enlevée au bout de huit heures ; les douleurs cessèrent bientôt après. J'abandonnai dès lors les choses à la nature, espérant que l'oblitération de l'ouverture entéro-vaginale s'effectuerait enfin sans le secours de l'art.

» La malade, fort contente de ce qui avait été fait, se disposa à quitter Sainte-Marie pour retourner à son village. Elle était près de partir, lorsque le 22, s'étant exposée nue et en sueur à un coup d'air, elle fut subitement atteinte d'une pleuro-pneumonie des plus intenses. Au bout de quatre jours, le 26 mai, j'eus la douleur de la voir succomber à cette maladie. L'autopsie du cadavre ne fut point faite, parce que les parents ne voulurent y consentir à aucun prix (1). »

Les fistules entéro-vaginales compromettent l'existence des malades par les complications graves qui peuvent survenir par le fait même de cette infirmité. Cependant cette lésion entraîne des changements réels dans l'organisme tout entier, par suite du trouble fonctionnel du tube digestif, de l'influence morale, et de l'irritation incessante des organes gé-

____

(1) *Journal hebdomadaire*. Paris, 1829, tome IV, page 170.

nitaux, qui ne peuvent jamais entièrement s'habituer
au contact de matières aussi irritantes.

ARTICLE III.

TRAITEMENT.

Le traitement est *palliatif* ou *curatif*.

§ I. — Traitement palliatif.

Toutes les fois qu'il existe des complications
sérieuses, que la santé de la malade est affaiblie, il convient de s'en tenir à des moyens hy-
giéniques, à des moyens de propreté. Les bains
de diverses espèces, médicamenteux, amidonnés,
gélatineux, les injections narcotiques et émollientes, conviennent principalement, et le régime doit
consister surtout dans l'emploi des aliments de facile
digestion, dans des boissons toniques et les liqueurs
vineuses surtout. On évitera une alimentation réfrac-
taire aux organes digestifs, afin de ne pas donner
lieu à un obstacle au cours des matières et à l'étranglement interne.

§ II. — Traitement curatif.

Ce n'est que dans ces derniers temps que les médecins se sont occupés sérieusement de l'espèce de

fistules dont il s'agit, et qu'ils ont osé mettre à découvert l'organe lésé ou l'attaquer de manière à rétablir la voie normale, en abouchant ou en faisant communiquer le petit intestin avec le gros.

Deux procédés découlent de cette méthode : le premier appartient à un chirurgien de renom, M. Roux, et le second a été inventé par M. Casamayor.

A. Procédé de M. le professeur Roux.

Dans le tome Ier, page 436 des *Eléments de chirurgie et de médecine opératoire,* de notre ami M. Bégin, on lit ce qui suit :

« Dans un cas de ce genre, la communication existant entre le vagin et l'iléon, M. Roux, à qui la malade se confia, incisa la région hypogastrique, sépara du vagin la portion d'intestin perforée, et voulut l'invaginer dans le gros intestin. Mais, à l'ouverture du cadavre, il se trouva que l'extrémité de l'intestin grêle, au lieu d'être introduite dans le bout inférieur ou anal du côlon, l'avait été dans son bout supérieur ou gastrique. La péritonite enleva la malade avant que les conséquences de cette erreur de lieu eussent eu le temps de se produire. »

M. Casamayor s'est élevé hautement contre la gastrotomie. J'avoue que je serais peu disposé à pratiquer une opération de cette nature, car une double lésion intestinale est toujours une opération excessivement grave.

La lésion du péritoine par le bistouri dans plusieurs endroits, la destruction d'adhérences plus ou moins nombreuses qui fixent l'intestin au vagin, sont assurément des considérations qui doivent être sérieusement examinées avant d'entreprendre un procédé aussi périlleux.

B. Procédé Casamayor.

Sur la femme dont j'ai rapporté l'observation, notre confrère eut donc pour but, dans son opération, de faire cesser l'abouchement du vagin avec l'intestin, en établissant une communication large et facile entre ce dernier et le rectum. Pour parvenir à son dessein, M. Casamayor repoussa l'instrument tranchant, et eut recours à un instrument qui devait presser les parois des intestins adossées et produire une perte de substance par son action.

A cet effet, il employa des pinces de fer, à branches puissantes et recourbées, afin de laisser un intervalle entre elles. Les mors, terminés en plaques ovalaires longues de 8 lignes sur 4 de large, garnies d'engrenures correspondantes, devaient presser seulement un point de l'intestin.

Voici comment notre distingué confrère fit manœuvrer son instrument :

1° Il introduisit une plaque dans le vagin, la poussa dans la fistule, et bientôt dans l'ouverture supérieure de l'intestin.

2° La seconde plaque parvint, après avoir franchi l'anus, dans le rectum, et elle chemina jusqu'au niveau de la première, de manière à lui correspondre parfaitement.

Il ne s'agissait plus que de serrer les branches et les parois de l'intestin les unes contre les autres, afin d'établir un travail adhésif, et de gangrener les tissus qui se trouvaient compris entre les deux plaques. C'est ce qui fut fait sans désemparer.

L'instrument fut retiré six jours après son application, et le résultat était assez satisfaisant pour que les matières fécales passassent en presque totalité de l'intestin grêle dans le rectum.

L'entérotome avait produit l'effet désiré, lorsque la malade succomba rapidement à une pneumonie.

Cette idée ingénieuse et hardie de se servir d'un instrument comme celui de M. Casamayor n'est pas sans exemple dans la science, puisque dans mon ouvrage sur les maladies du canal intestinal, à l'article *Anus contre nature*, je fais connaître le procédé d'un jeune médecin, qui consiste, à l'aide d'un instrument à peu près semblable à celui de M. Casamayor, à trouer la cloison intestinale au-dessus de l'éperon. M. Liotard (1), en 1819, a décrit le procédé opératoire tel que l'indique à peu près M. Casamayor.

Quelle que soit l'ingéniosité du procédé de M. Casamayor, il n'en est pas moins vrai qu'on détermine

____

(1) *Traitement des anus contre nature*, thèse. Paris, 1819.

une gangrène partielle, qui toujours est une chose grave. Malheureusement on ne prend pas assez en considération, quand on crée un procédé opératoire, les troubles fonctionnels et locaux qui doivent être la conséquence de l'instrumentation.

L'invagination du petit intestin dans le rectum ne me semble pas avoir la gravité qu'on lui impute, si l'on pouvait, en agissant par le vagin, détacher l'intestin et le glisser dans le rectum préalablement incisé. Il est bien entendu que, par la suture, on maintiendrait en contact les lèvres de la plaie.

Ce serait là une nouvelle application de mon procédé par adossement des séreuses. Si l'occasion se présente, je ne manquerai pas d'y avoir recours.

SIXIÈME PARTIE.

DES FISTULES RECTO-VAGINALES.

ARTICLE PREMIER.

HISTORIQUE.

Je ne saurais placer en tête de cette dernière partie de mes travaux de chirurgie plastique, que des notes historiques très courtes. La raison en est simple. Les chirurgiens d'une époque reculée ont tout ignoré à cet égard ; quant aux auteurs classiques, ils se sont bornés le plus souvent à faire mention des fistules recto-vaginales, en s'abstenant entièrement d'en retracer l'histoire. Certains n'en ont parlé qu'en passant, et à l'occasion d'une autre maladie, comme, par exemple, le cancer du rectum, ou plus souvent à propos des vices de conformation de cette partie du gros intestin qui donnaient lieu à une communication anormale entre le rectum et le vagin.

Il n'est fait mention des fistules recto-vaginales ni dans les remarquables *Leçons de clinique chirurgicale* de Dupuytren, ni dans la *Nosographie chirurgicale* de mon illustre maître le baron Richerand. C'est à peine si elles sont indiquées dans le *Dictionnaire de chirurgie* de Samuel Cooper ; MM. Roche et Sanson (*Nouveaux éléments de pathologie médico-chirurgicale*) ne les citent qu'en passant. L'ouvrage de Lisfranc sur les maladies des femmes les passe complétement sous silence, et ce n'est pas sans une grande surprise que l'on voit ce savant chirurgien, qui a traité d'une manière si détaillée des diverses altérations du vagin, omettre de décrire et même de mentionner une maladie aussi grave.

On serait vraiment tenté, en présence d'un silence aussi singulier sur un sujet si important, de penser que les hommes les plus remarquables ont dédaigné de faire l'histoire d'une maladie tant qu'ils n'ont pas eu quelques moyens thérapeutiques efficaces à lui opposer.

J'ajoute que MM. Bégin et Casamayor, parmi nos contemporains, ont parlé sommairement des fistules recto-vaginales, et que ce dernier a même proposé un moyen de traitement qui, à quelques égards, est ingénieux.

Voici tout ce que la science m'a appris de plus important touchant l'histoire des fistules recto-vaginales : je l'extrais des œuvres de Desault et de Boyer.

ARTICLE II.

« L'observation précédente offre le tableau du traitement des squirrhosités dans les cas ordinaires, dans ceux de simple rétrécissement à l'intestin ; mais lorsqu'à ce rétrécissement se joint une ouverture dans le vagin, on sent quelle difficulté doit en naître. Or ce cas ne paraît pas toujours au-dessus des ressources de l'art, en employant le moyen que nous proposons. L'observation suivante prouvera cette assertion, sur laquelle nous n'avons pas sans doute assez de données pour établir des principes généraux, mais que cependant on peut mettre en avant avec assurance.

« VINGT-CINQUIÈME OBSERVATION. — Louise Grandner, âgée de quarante-six ans, avait été traitée, à l'âge de vingt ans, d'une maladie vénérienne. Des périostoses, survenues quelque temps après sur différentes parties du crâne, s'étaient terminées par des dépôts. Il s'était manifesté ensuite d'autres symptômes, et cette femme avait traîné, pendant plusieurs années, une vie languissante. Sa santé s'était enfin un peu rétablie, et sa vie avait été assez tranquille jusqu'au commencement de l'année 1787.

»A cette époque, elle ressentit une chaleur cuisante

dans le rectum, et, bientôt après, des douleurs qui devinrent si vives, lorsqu'elle allait à la garde-robe, qu'elle avait des mouvements convulsifs. La difficulté de rendre les excréments augmenta tous les jours, et bientôt ils ne sortirent plus que par une espèce de filière et mêlés de pus. On lui conseilla alors un nouveau traitement antivénérien, qu'elle subit complétement dans l'hôpital de Bicêtre, et dont elle ne retira aucun avantage.

» Quelque temps après, en faisant des efforts violents pour pousser les matières au-dehors, elle s'aperçut qu'elles sortaient par le vagin. Depuis ce moment, les vents et les excréments suivirent toujours cette nouvelle route, et les derniers, surtout lorsqu'ils étaient liquides, coulaient par là presque continuellement et sans que la malade s'en aperçût. C'est dans cet état qu'elle vint à l'Hôtel-Dieu le 10 septembre 1790.

» Desault, ayant introduit avec beaucoup de difficulté le doigt indicateur dans le rectum, rencontra, à deux pouces au-dessus de la marge de l'anus, un bourrelet dur et calleux qui fermait l'intestin. Parvenu à le dilater peu à peu, il le franchit, et trouva, au-dessus de sa partie antérieure, l'ouverture par laquelle les excréments passaient dans le vagin : elle avait environ 1 pouce de diamètre, et ses bords étaient durs et calleux.

» On plaça d'abord dans le vagin un gros tampon un peu conique qu'on enduisit de cérat, et dont la base fut tournée en haut, afin qu'il glissât moins, et que le canal de l'urètre ne fût pas comprimé. On introduisit ensuite dans le rectum une tente dont le bout fut porté au delà du bourrelet squirrheux. On prescrivit d'ailleurs une tisane sudorifique, à chaque pinte de laquelle on ajoutait 6 grains d'alcali minéral, et l'on fit prendre, le matin et le soir, une pilule composée d'un grain de calomélas et d'autant de soufre doré d'antimoine, dans une conserve appropriée.

» Dès les premiers jours de ce traitement, les matières cessèrent de passer par le vagin. Les tentes devinrent bientôt plus faciles à introduire dans l'intestin; on les augmenta par degrés, et les excréments n'éprouvèrent plus de difficultés à sortir par l'anus. Le vingt-cinquième jour on ne trouva plus le bourrelet squirrheux que la compression avait déjà affaissé. Le trou communiquant dans le vagin était diminué et ses bords s'étaient amincis.

» Il existait encore des callosités qu'on sentait avec le bout du doigt, et qui s'étendaient beaucoup au delà de sa portée, autant qu'on en pouvait juger par la difficulté d'y faire passer les tentes. Ces callosités n'étaient pas encore entièrement détruites, lorsque la malade, ne souffrant plus et se croyant tout à fait guérie, sortit de l'hôpital. Elle ne tarda pas à s'en repentir; car, deux mois après, les douleurs reparurent. Cette femme se rendit alors dans un autre hôpital, où elle fut traitée pendant trois semaines par des remèdes internes. Elle revint ensuite à l'Hôtel-

Dieu, avec les mêmes accidents qui l'y avaient conduite la première fois.

» On recommença le traitement, qui eut tout le
succès que l'on s'en promettait. Au bout de deux
mois, il ne restait plus de callosités dans l'intestin ;
l'ouverture fistuleuse du vagin avait à peine 3 lignes
de diamètre, et l'on pouvait espérer que le traitement, continué quelque temps, la ferait disparaître ;
mais, encore cette fois, la femme n'attendit point
que la fistule fût fermée pour sortir de l'hôpital. On
lui recommanda l'usage des tentes, qu'elle savait
s'introduire elle-même (1). »

Le passage suivant est extrait du *Traité des maladies chirurgicales* du baron Boyer, et il est suivi d'une
note de M. le docteur Ph. Boyer, son fils :

« *Imperforation de l'anus avec ouverture de l'anus dans le vagin.*

» Cette espèce d'imperforation n'est pas toujours
mortelle, mais c'est un vice de conformation très
désagréable. Si l'ouverture du rectum dans le vagin
est très étroite, les enfants périssent quelques jours
après la naissance, par l'impossibilité de rendre leurs
excréments ; si cette ouverture est assez grande, le
méconium sort avec facilité, et le plus souvent alors
les enfants nés avec ce vice de conformation ne lais-

____

(1) *OEuvres chirurgicales* de Desault, 3ᵉ édition, t. II, p. 435.

sent pas de vivre sans qu'on leur fasse aucune opération, en rendant pendant toute leur vie les matières fécales par la vulve. De Jussieu rapporte qu'il a
connu une fille de sept à huit ans qui avait l'anus
fermé et rendait ses excréments par la vulve. Beni-
venius dit qu'une fille née avec l'anus imperforé rendait, quelques jours après sa naissance, les matières
fécales par la vulve, et qu'elle vécut avec cette infirmité jusqu'à l'âge de seize ans, âge auquel elle mourut dans les douleurs les plus violentes de la colique.
Van-Swiéten a connu une fille nubile qui, bien portante d'ailleurs, avait la même incommodité. Haes-
bart dit avoir vu une fille de vingt ans chez qui les
excréments coulaient par la vulve, l'anus étant imperforé : elle jouissait d'une bonne santé.

» Il serait inutile de citer un plus grand nombre
d'exemples de ce vice de conformation ; cependant
nous ne passerons point sous silence l'histoire de la
fille d'un Hébreu de Padoue, appelé *Theutonicus*, dont
parle Mercuriali. Elle était venue au monde sans anus,
et rendait les excréments par le vagin. Malgré cette
incommodité, elle parvint à l'âge de cent ans, comme
le rapporte Morgagni. Les auteurs de ces observations
n'ont pas dit si les excréments s'écoulaient involontairement par la vulve, ou si les femmes assujetties à
cette infirmité avaient la faculté de les retenir. Ce
vice de conformation est incurable ; on ne doit pas
chercher même à y remédier en pratiquant une incision à l'endroit où l'anus devrait exister, parce

qu'il n'est pas sûr que l'intestin descende assez bas
pour qu'on puisse l'atteindre. D'ailleurs, en supposant que l'on pût arriver jusqu'à lui et y faire une
incision assez grande pour donner issue aux matières
fécales, comme cette ouverture serait dépourvue de
sphincter, et que probablement la voie ouverte par
la nature dans le vagin ne se fermerait point, la malade rendrait les matières par ces deux ouvertures,
ce qui doublerait son incommodité au lieu de la détruire. Mais lorsque l'ouverture du vagin dans le rectum est très étroite, et que les matières fécales ne
peuvent y passer ou n'y passent que très difficilement,
ne pourrait-on pas l'agrandir, comme on agrandit un
anus trop étroit par vice de conformation? Je pense
qu'on pourrait le faire sans inconvénient, surtout
lorsque cette ouverture est très près de la vulve :
c'est le seul moyen de prévenir les accidents auxquels
les malades sont exposées par la rétention des excréments (1). »

Boyer dit plus loin : « Dans le plus grand nombre
des cas, la mort n'arrive pas aussi rapidement; elle
vient au contraire lentement et avec tous les signes
de la cachexie cancéreuse. Quelquefois l'ulcération
du rectum s'étend aux parties contiguës; il se forme
une perforation dans la paroi recto-vésicale chez
l'homme, ou recto-vaginale chez la femme (2). »

(1) *Traité des maladies chirurgicales*, Paris, 1849, t. VI, p. 506.
(2) *Loc. cit.*, p. 634.

ARTICLE III.

DES DIFFÉRENTES ESPÈCES DE FISTULES RECTO-VAGINALES.

Les fistules recto-vaginales n'ont pas ce caractère d'incurabilité absolue qu'on attribuait, avant mes recherches, aux fistules vésico-vaginales. Néanmoins elles sont toujours fort graves, et, le plus souvent, elles sont au-dessus des ressources de l'art.

Le caractère commun de toutes ces fistules est de livrer passage, par le conduit vulvo-utérin, aux gaz et aux matières liquides et solides contenus dans la partie inférieure de l'intestin.

Ces matières peuvent arriver directement dans le vagin, soit du rectum, soit de l'intestin grêle, et cette distinction, importante au point de vue thérapeutique, n'a que peu de valeur, quant aux symptômes et aux effets de la solution de continuité. La principale différence consiste dans l'état des matières qui, dans les deux cas, sont rendues involontairement, à cause de l'absence du sphincter. Lorsque le *stercus* provient du réservoir rectal, il est solide et consistant, tandis qu'il est semi-fluide et versé d'une manière presque continue lorsqu'il provient de l'intestin grêle.

Dans les deux cas, des gaz franchissent l'ouverture accidentelle, à des intervalles plus ou moins éloignés.

La fistule est située à des hauteurs variables dans le conduit vaginal : toutefois les fistules iléo-vaginales occupent, en règle générale, le cul-de-sac de ce conduit ou l'extrémité supérieure du vagin.

Les fistules recto-vaginales sont congéniales ou accidentelles. Les auteurs se sont en général fort peu occupés des vices de conformation congéniaux qui donnent lieu à ces fistules. Il y a là une lacune ; car, outre l'intérêt scientifique qu'il y a toujours à apprécier exactement les divers points d'étiologie et de pathogénie, il est incontestable que cette appréciation, dans le cas qui nous occupe, doit influer sur le traitement.

Quoique les fistules recto-vaginales congéniales soient rares, leur existence n'en est pas moins certaine et bien établie. On peut dire qu'elles paraissent dues à un état embryonnaire anormal ; mais il y aurait témérité à vouloir préciser davantage. Je laisse à d'autres le soin de discuter sur le mécanisme de leur formation, et je pense que l'on dissertera d'autant plus longtemps qu'il y a moins de données acquises sur ce mécanisme.

On s'accorde, en général, à considérer la division du voile du palais, des lèvres, de la vessie, comme produite par un arrêt de développement plutôt que par une cause vraiment pathologique. Faut-il admettre aussi pour la division de la cloison recto-vaginale ce mode de production ? N'a-t-on pas trop insisté sur ce mode unique, et ne serait-on pas fondé à croire que, dans certaines circonstances, une altération quelconque peut produire ces mêmes divisions pendant la vie intra-utérine ? Mais je laisse là ces questions, et j'arrive aux faits.

Des observations déjà anciennes dans la science établissent incontestablement, je le répète, l'existence des fistules recto-vaginales congéniales, et prouvent qu'on a vu les matières fécales sortir soit par la verge, soit par la vulve, suivant le sexe des enfants nouveau-nés.

L'observation suivante de Morgagni (1) est trop importante pour n'être pas rapportée ici textuellement.

Vingt-sixième observation. —«De ce dernier genre, dit Morgagni, est une observation de mon compatriote Mercuriali, qui est devenue extrêmement célèbre dans les ouvrages des médecins D. Sennert, Th. Bartholin, J. Rhodius et autres. Mais il est étonnant de la part de Rhodius, qui passa trente-sept ans à Padoue, et qui y recueillit et publia ses observations l'an 1657, qu'il ne se fût pas informé de ce qui était survenu à cette même petite fille d'un Hébreu appelé Theutonicus, qui était née avec une imperforation de l'anus, et que Mercuriali avait vue, dans cette ville, rendre les matières fécales par la vulve, et survivre néanmoins, ce dont quelques personnes pouvaient douter. Mais, comme Rhodius n'ignorait nul-

____

(1) *Du siége et des causes des maladies*, lettre 31e, t. V, p. 230.

lement, d'après une observation semblable et aussi célèbre de Beniveni, qu'une autre petite fille avait peut-être succombé ainsi, peu d'années après que Mercuriali l'eut vue (or il l'avait vue avant l'année 1585), au même genre de mort, c'est-à-dire avec des douleurs des intestins produites par les excréments endurcis, et devenus à la fin trop épais pour pouvoir sortir par une voie peu naturelle, qui peut-être n'était pas propre à transmettre commodément aux intestins des clystères émollients et lubrifiants. Mais, soit que cet accident eût lieu plus facilement sur la petite fille de Beniveni, parce qu'elle ne déchargeait son ventre que tous les huit jours, soit que l'Hébreuse de Padoue fût plus heureuse, il est certain que, si Rhodius avait pris des informations, il aurait appris qu'elle vivait encore à l'âge de soixante-dix ans, bien différente d'une femme de Herborn, qui n'en vécut que vingt. Elle survécut même à Rhodius de plusieurs années, puisque, par un exemple rare, même chez les personnes très bien constituées, elle vécut cent ans, comme me l'affirma celui qui avait été quelquefois le médecin de cette vieille femme, Isaac Cantarini, vieillard savant qui s'entretenait par hasard avec moi de Mercuriali, l'an 1719. Au reste, elle avait toujours supporté son incommodité, se rappelant bien le conseil que son père avait reçu de ce dernier. »

Je crois devoir rapporter encore les observations suivantes.

VINGT-SEPTIÈME OBSERVATION. — « Une jeune femme,

entrée à l'hôpital de la Charité, se plaignait que les matières fécales sortaient par le vagin. Elle était d'une bonne constitution, bien conformée. Elle ne s'est jamais aperçue de son infirmité jusqu'à l'époque de son mariage : elle l'attribuait à une rupture qui avait été produite pendant le coït : un examen attentif et plusieurs fois répété a permis de constater que chez cette malade il y avait absence complète de cloison recto-vaginale. On ne retrouvait pas le moindre vestige de déchirure. Malgré l'assertion de cette malade, le chirurgien pensa que cette disposition était congénitale, et que, si cette femme soutenait ne s'en être aperçue que depuis son mariage, c'était ou par dissimulation, ou parce qu'en effet, à cause de l'étroitesse de l'ouverture du vagin, les matières n'étaient retenues et n'étaient expulsées que par la défécation : dans un cas de ce genre, toute opération deviendrait impossible. » (Velpeau.)

VINGT-HUITIÈME OBSERVATION. — M. Dieffenbach a publié (1) une observation d'anus imperforé compliqué de l'existence d'un cloaque vaginal, qu'il opéra avec succès.

La malade était une petite fille âgée de trois mois, bien développée pour un enfant de son âge, et présentant toutes les apparences d'une bonne santé. Les parties externes des organes reproducteurs avaient

____

(1) *Medico-chirurgical review*, 1826, extrait des *Literarische der gesamten Heilkunde* (janvier).

leur conformation naturelle ; l'anus était obturé et les matières fécales s'écoulaient au dehors, à travers une petite ouverture de trois à quatre lignes de diamètre dans la partie postérieure et supérieure du vagin.

L'opération fut faite en deux temps. Une sonde cannelée courbe fut introduite dans le rectum par l'ouverture vaginale, et poussée vers le périnée : alors on plongea la pointe d'un bistouri immédiatement derrière la fosse naviculaire, et l'on conduisit la lame d'avant en arrière jusqu'au point correspondant à l'extrémité de la sonde, sans cependant pénétrer dans la cannelure. L'incision ainsi pratiquée s'étendait presque jusqu'au coccyx, divisant la totalité du périnée. Alors, en écartant les lèvres de la solution de continuité, on aperçut l'extrémité inférieure du rectum terminée en cul-de-sac : on la sépara avec soin, à l'aide du bistouri, de la paroi postérieure du vagin ; on l'ouvrit, et on la mit en contact avec les lèvres de la première incision. Les lotions d'eau fraîche, remplacées par des fomentations tièdes, quand le travail de la suppuration fut établi, constituèrent les moyens employés après l'opération.

L'ouverture de la fistule se cicatrisa parfaitement après une seule cautérisation faite à l'aide de la pierre infernale.

Au bout de quatorze jours, pendant lesquels les matières trouvèrent par la plaie une issue facile, et qui n'avait été marquée par aucun accident, la cicatrisation était achevée.

Trois semaines après cette première opération, on procéda à une seconde, dans le but de restaurer le périnée. On commença par séparer d'une manière plus complète la partie antérieure et inférieure du rectum de la paroi postérieure du vagin, et les parties latérales de l'extrémité de l'intestin furent également détachées des lèvres de la première incision, avec lesquelles elles avaient contracté des adhérences. Quand la partie antérieure de l'intestin fut ainsi isolée, elle obéit à l'action des adhérences postérieures qui l'entraînaient en arrière.

On aviva les bords de la première solution de continuité dans la partie antérieure, afin d'en permettre la réunion : et, après les avoir unis en contact, on réunit les parties profondes à l'aide de points de suture dont les fils furent coupés au niveau de la peau, tandis qu'on procéda à l'union des téguments au moyen de la suture entortillée, par un procédé semblable à celui qu'on emploie dans l'opération du bec-de-lièvre. Immédiatement après, on eut la satisfaction de voir les matières fécales s'échapper par l'anus artificiel. Une petite bougie fut introduite tous les jours dans le rectum ; on recommanda la plus exacte propreté. Le cinquième jour, on enleva les sutures et les aiguilles : l'adhésion était complète ; l'opération avait rempli son but.

Les fistules recto-vaginales accidentelles sont de beaucoup les plus fréquentes. Elles surviennent à diverses époques de la vie, et toujours elles recon-

naissent pour cause une lésion mécanique ou constitutionnelle appréciable.

Ainsi que je l'ai dit en commençant, leur histoire
et leur description n'ont été, pour ainsi dire, qu'ébau-
chées jusqu'à ces derniers temps. Dupuytren s'en est
très peu occupé; Dieffenbach n'en a parlé qu'à l'occasion des ruptures du périnée, et dans les autres auteurs on ne trouve guère que quelques mots sur
l'étiologie et la symptomatologie de ces lésions. On
n'y trouve absolument rien sur leur anatomie pathologique. Quant à la thérapeutique, le vague des données et l'insuffisance des procédés montrent combien
le chirurgien était loin jusqu'ici de pouvoir appliquer
à ces fistules une médication rationnelle et efficace.

J'examinerai successivement ces divers points.

Il n'entre pas dans mon sujet de traiter des déchirures du périnée qui arrivent pendant l'accouchement, ni des perforations dont cette partie est le siége
lorsqu'elle s'élève beaucoup en hauteur et que la tête
vient plonger directement en arrière, en passant entre elle et le rectum. Il me suffit de dire, en passant,
que les exemples de cette dernière lésion sont assez
nombreux pour qu'on ne puisse révoquer en doute
son existence.

Mais quoique je n'aie pas à m'occuper des lésions
du périnée lui-même, je dois mentionner une incommodité grave qui accompagne quelquefois la déchirure de cette cloison : je parle de la lésion du rectum
qui résulte de l'action même de la cause productrice

de la déchirure du périnée. Il est surprenant que cette lésion n'ait pas fixé davantage l'attention des chirurgiens qui se sont occupés des déchirures du périnée, et qu'on n'en trouve qu'une description superficielle.

Toutes les fois que le rectum est ainsi divisé, ou bien la guérison a lieu par la réunion des deux lèvres, ou bien celles-ci se cicatrisent isolément.

ARTICLE IV.

ÉTIOLOGIE.

Les causes qui produisent les fistules recto-vaginales se divisent en deux groupes, suivant que leur action est lente ou instantanée.

Dans le premier cas, elles agissent en produisant une compression plus ou moins violente sur les tissus; dans le second, en déterminant de véritables déchirures avec tous les caractères des plaies récentes.

Le travail de l'accouchement peut être considéré comme la cause occasionnelle principale de ces lésions. Toutes les fois qu'il dure longtemps, la pression de la tête de l'enfant sur les organes situés dans l'excavation pelvienne tend à produire de graves désordres par la contusion et la gangrène des tissus. Dans certains cas même, ces désordres résultent d'une compression très courte, mais exercée avec une grande violence.

Les rétrécissements du bassin, l'excès de volume de la tête de l'enfant ou son séjour prolongé dans l'excavation, l'inertie utérine, en un mot, la violence de la compression des tissus intra-pelviens qui tend à éteindre la vitalité dans ces tissus, telles sont les causes qui, le plus souvent, donnent lieu à des fistules recto-vaginales.

Elles peuvent agir à la fois sur toute la circonférence vaginale, et l'on comprend toute la gravité d'une lésion qui intéresse à la fois la vessie, le rectum, le péritoine et les parties latérales du vagin, et peut désorganiser et détruire à la fois toutes ces parties. Heureusement les cas où se produisent ces lésions multiples sont rares ; le plus ordinairement c'est la vessie et la cloison qui lui sert de soutien qui sont lésées. Quant à la cloison recto-vaginale, ce n'est qu'exceptionnellement que la gangrène s'en empare, quoique cette exception ne soit pas aussi rare que pourrait le faire croire le silence des auteurs.

Le mécanisme des fistules recto-vaginales, toujours facile à comprendre pour qui veut se rendre un compte exact des faits, varie suivant que la solution de continuité est primitive ou consécutive, qu'elle résulte d'une déchirure ou d'un travail désorganisateur.

Dans le premier cas, toutes les fois que la puissance qui dilate les parois vaginales (chez les femmes en travail) est plus forte que la résistance des tissus dilatés, une déchirure se produit, plus ou moins grande, et qui, commençant par la partie vulvaire, s'étend au rectum, qu'elle intéresse dans une étendue plus ou moins variable. Alors, si la femme ne succombe pas à une péritonite, à des accidents traumatiques ou à une inflammation des organes contenus dans le bassin, une fistule recto-vaginale succède à la déchirure.

Quelquefois, comme je l'ai dit, surtout lorsque la cloison périnéale a beaucoup de hauteur et que la tête de l'enfant agit principalement sur elle, la déchirure du rectum suit celle du périnée, et n'en est, pour ainsi dire, que la prolongation.

Dans l'une et l'autre circonstance, la lésion est d'autant plus grave et les effets en sont d'autant plus prompts, que le rectum (et la vessie) sont plus distendus par les matières qu'ils contiennent. C'est dans des cas semblables que l'on a vu l'utérus et la vessie se rompre en même temps, ainsi que M. Lachapelle en rapporte un remarquable exemple (1).

Les fistules produites de la manière que nous venons d'indiquer présentent, comme on peut le prévoir, tous les caractères des plaies récentes, et en même temps les suites et les symptômes des lésions d'un réservoir. On a vu, dans les fistules vésico-vaginales, que la vessie cesse d'être distendue par l'urine, celle-ci s'étant répandue dans le vagin, dans le ventre et à l'extérieur. De même dans les fistules recto-vaginales,

______

(1) *Pratique des accouchements.* Paris, 1825, t. III, p. 168.

les matières contenues dans le rectum cessent de dilater cet intestin; elles passent dans le vagin, et de là à l'extérieur : il s'écoule une certaine quantité de sang, et le toucher fait reconnaître des changements notables dans l'état des parties.

Lorsque la déchirure de la cloison recto-vaginale ne résulte pas directement des efforts de l'accouchement, le mécanisme est bien différent. Dans ce cas, elles ne succèdent pas à une distension énorme des parties, mais à une gangrène produite par une pression longtemps ou très violemment exercée sur un des points du vagin.

Ainsi donc, une déchirure, ou une escarre gangréneuse qui, en tombant, laisse une perte de substance, tels sont, en général, les modes de production des fistules recto-vaginales; elles dérivent toujours, comme on voit, directement ou indirectement de l'action de causes mécaniques.

J'ajoute que les manœuvres obstétricales, les instruments de diverses espèces, les canules de seringue, les corps solides de diverses natures accidentellement introduits dans le vagin ou le rectum, les cautérisations faites dans le but de détruire une tumeur, et dont on n'a pas mesuré toute la puissance, peuvent être autant de causes qui produisent les fistules recto-vaginales plus ou moins étendues.

Mais il est un autre ordre de fistules qui connaissent un mode de production tout différent : ce sont celles que l'on peut appeler *constitutionnelles,* et qui reconnaissent pour origine le virus syphilitique, le vice scrofuleux, le cancer, etc.

Jusqu'aux recherches publiées en ce moment, on n'avait que fort peu insisté sur ces diverses causes locales ou générales des fistules recto-vaginales, et c'est pour ce motif que j'ai cru devoir m'arrêter particulièrement sur ce point de pathologie.

Des indurations de diverses natures se forment assez souvent dans l'épaisseur de la cloison recto-vaginale. Elles sont assez fréquemment liées à une inflammation folliculaire ou le résultat d'une inflammation chronique des muqueuses rectale et vaginale, spécifique et non spécifique. Toujours est-il que la résolution de ces duretés peut avoir lieu, comme il peut se faire que les choses se passent tout autrement. C'est ainsi qu'un travail de suppuration et d'ulcération peut établir une communication entre le rectum et le vagin.

Les fistules qui tirent leur origine de ce genre de lésion sont moins communes que celles qui reconnaissent pour cause des inflammations franches ou chroniques dont le point de départ existe dans l'épaisseur de la cloison recto-vaginale.

Des abcès de peu d'étendue, ordinairement circonscrits, aigus ou chroniques, peuvent s'ouvrir, à la fois ou séparément, dans le rectum et le vagin. Dès que cette double communication existe, la fistule peut être regardée comme définitivement établie; car le passage continuel des gaz et des matières liquides entretient cette double ouverture jusqu'à ce que la chirurgie vienne mettre fin à cet état de choses.

On sait que des instruments conduits par des chirurgiens, que des corps étrangers poussés de diverses manières, peuvent perforer la cloison recto-vaginale et provoquer une fistule. Une seringue, une pointe de bistouri, un manche à balai, etc., ont traversé la cloison recto-vaginale. Il n'y a pas très longtemps que j'ai vu une malade chez laquelle la cloison recto-vaginale avait été obliquement traversée par une seringue.

Dans l'accouchement, les instruments qui servent à extraire l'enfant peuvent blesser cette cloison, et leur mode d'action peut être tel qu'elle soit frappée de gangrène partiellement ou en totalité; et alors on comprend toute la gravité d'une lésion qui livre un libre passage à la totalité des matières fécales : le rectum et le vagin ne forment plus qu'un véritable cloaque.

J'ai vu ces formidables désastres produits chez une jeune femme : les cloisons vésico et recto-vaginales étaient l'une et l'autre détruites, en sorte que la vessie, le vagin et le rectum communiquaient largement ensemble. On peut dire que la tête de l'enfant ne produit que très rarement de pareils dégâts; car, en général, elle n'altère que l'une des cloisons.

L'un des exemples les plus graves de la lésion dont je parle ici, et que je crois devoir rapporter, est l'observation suivante (1), dans laquelle la pression de la

____

(1) *Archives générales de médecine*, 1844, 2ᵉ série, t. VI, p. 273.

tête de l'enfant et l'application d'un forceps mal
construit paraissent avoir agi à la fois. Voici ce fait.

VINGT-NEUVIÈME OBSERVATION. — *Destruction de l'utérus, du périnée et du rectum, après l'accouchement ; guérison,* par John Swett.

« Une femme, âgée de trente ans, robuste, accoucha
pour la première fois, le 28 juin 1830, après un
travail de trente-six heures, d'un enfant bien conformé. Pendant ce travail on pratiqua une saignée,
on administra trois ou quatre fois de l'opium ; un
forceps mal construit fut appliqué sans succès par
un médecin peu familier avec l'emploi de cette sorte
d'instrument ; immédiatement après, les douleurs
cessèrent, les membres inférieurs devinrent paralysés,
et des douleurs se firent sentir dans le dos et dans les
hanches. Les médecins qui assistaient cette femme
se couchèrent, et l'abandonnèrent à elle-même pendant plusieurs heures. Dans cet intervalle, l'accouchement fut terminé avec beaucoup de facilité par
les parents de la malade. Le 2 juillet, je fus appelé
auprès de cette femme : je la trouvai en proie à une
vive souffrance ; pouls à 100 ; vomissements vert
foncé. L'administration du sulfate de magnésie à dose
cathartique arrêta le vomissement ; bientôt la malade
demanda à manger, et les aliments lui parurent agréa-
bles. Les mouvements, s'étant renouvelés, furent
arrêtés de nouveau par le même moyen. En explorant
les parties de la génération, je trouvai les grandes

lèvres et le périnée dans un état gangréneux. (Levain de bière et charbon de bois tant à l'intérieur qu'à l'extérieur ; sulfate de quinine ; vin.) Le 12, tympanite. (Cessation des moyens indiqués ; huile de ricin à haute dose ; lotions d'eau froide ; application d'un bandage autour de l'abdomen.) En peu d'heures, les intestins furent évacués ; il s'établit une légère diaphorèse, et la douleur fut diminuée. Le 13, je m'aperçus que le fond de l'utérus s'était frayé un passage dans le vagin et se présentait à la vulve. Par de légères tractions de la garde, tout l'appareil utérin fut détaché du reste du corps. Le 15, le rectum, séparé à quelques pouces au-dessus du pubis, vint se présenter et pendre entre les grandes lèvres. La garde en fit l'extraction, et le sépara avec la plus grande facilité du sphincter de l'anus. Cette extraction ne causa aucune douleur. Je reconnus alors que le périnée était totalement détruit, et qu'il n'existait plus à la partie inférieure du tronc qu'une vaste ouverture s'étendant de la pointe du coccyx à la symphyse pubienne. Il y avait à la fois incontinence d'urine et des matières fécales. Pendant plusieurs semaines, cette femme souffrit d'une *phlegmasia alba dolens* qui fut combattue principalement par les antiphlogistiques. Dans le mois de novembre suivant, je trouvai le bassin cicatrisé ; une abondante suppuration s'écoulait de l'abdomen. Une portion de l'intestin était manifestement descendue de 3 à 4 pouces dans le bassin, se repliait en bas et pendait sur le sacrum, dans le vagin.

Un pessaire d'éponge fine fut employé avec succès pour la maintenir dans la cavité abdominale, et pour la garantir du contact de l'air. A cette époque, l'ouverture de la plaie était si vaste, que l'on pouvait voir tout l'intérieur de la cavité pelvienne, et s'assurer facilement que le rectum et l'appareil utérin avaient été enlevés. Depuis la séparation du rectum, les fèces avaient toujours passé par la vulve. Malgré les souffrances de la malade, la perte complète de viscères importants pendant le long espace de temps qu'elle fut obligée de garder le lit, et une suppuration abondante, elle conserva cependant de l'appétit, vit ses forces se soutenir, et recouvra assez promptement la santé. Le 10 janvier 1831, les mamelles commencèrent à sécréter une grande quantité de lait, qui s'écoula ainsi par le mamelon pendant deux mois environ. Ce phénomène eut lieu six mois après l'extraction du fœtus, et ne parut influer en rien sur la santé générale par son apparition et sa cessation. La femme prit alors de la fraîcheur et de la vigueur. — Le 16 janvier 1832, j'appris du père de la malade qu'elle pouvait commander un peu à l'expulsion de l'urine, et que tout portait à croire qu'elle finirait par la diriger entièrement. Quant aux matières fécales, elles passent toujours involontairement. Malgré les inconvénients qui résultent de l'incontinence d'urine et des fèces, cette femme jouit, sous tous les autres rapports, d'une santé parfaite au moment où j'écris, 24 mars 1833. »

Avant d'aller plus loin, je vais dire quelques mots des fistules recto-vaginales qui auraient spontanément guéri par le repos et les moyens de propreté. Bien qu'elle laisse à désirer, l'observation suivante (1) prouve qu'en effet ces fistules peuvent s'oblitérer et disparaître par l'emploi d'une médication simple et facile dans son application.

TRENTIÈME OBSERVATION. — *Fistule recto-vaginale guérie spontanément*, par M. le docteur Philippe, médecin à Mortagne.

« On rencontre fréquemment dans la pratique de la médecine des exemples de fistules vésico-vaginales à la suite d'accouchements laborieux. Il est plus rare d'observer la fistule recto-vaginale. En voici pourtant un exemple où la guérison a été opérée par les seules forces de la nature. Madame B..., âgée de vingt-neuf ans, d'une constitution faible et délicate, mariée depuis plusieurs années, déjà mère de deux enfants, accoucha, au mois de février 1829, d'un enfant fort et dont la tête était très grosse. L'accouchement fut heureux et naturel ; mais quelques jours après on s'aperçut de l'existence d'un abcès dans la cloison recto-vaginale, vers l'ouverture du vagin. Cet abcès s'ouvrit naturellement du côté de ce canal et donna issue à du pus de bonne qualité. On agrandit cette ouverture pour favoriser la sortie du pus, et

______

(1) *Archives de médecine*, 1840, 1re série, t. XXIII, p. 568.

M. Huart, mon confrère, qui avait soigné la malade jusqu'à ce moment, m'appela en consultation avec M. Saint-Lambert. Nous nous aperçûmes tous que la portion de la membrane muqueuse du rectum qui formait la paroi postérieure de l'abcès était dans un état de mortification. Bientôt elle fut entraînée par la suppuration, et il en résulta une communication entre le vagin et le rectum. On crut pouvoir obtenir l'oblitération de cette ouverture en empêchant qu'elle ne servît de passage aux matières stercorales et aux mucosités vaginales, par le moyen d'un mèche introduite dans l'anus à l'aide d'une sonde et d'un tampon de charpie placé dans le vagin. Le tampon était ôté de temps en temps, et des injections étaient faites dans le vagin pour le nettoyer. Mais nonobstant l'emploi de ce moyen, les vents passaient par le canal, à moins qu'on ne donnât une forte dimension au tampon, ce qui alors agrandissait la plaie et faisait souffrir la malade. On renonça à l'emploi de ces moyens, et l'on se contenta de placer dans l'anus un petit tuyau de buis de deux lignes de diamètre, pour donner aux vents une issue continuelle. Il produisit l'effet que l'on désirait : les vents et le pus ne sortaient plus que par ce conduit, et cependant, trois semaines après l'établissement de la fistule, celle-ci avait augmenté au lieu d'avoir diminué en étendue, ayant alors dix à douze lignes de longueur du côté du vagin et trois à quatre pouces du côté du rectum, se terminant par une espèce de cul-de-sac dans le tissu

cellulaire formant la cloison recto-vaginale, et s'é-
tendant jusqu'au sphincter, qui était intact. Nous
consultâmes alors de célèbres chirurgiens de Paris;
ils témoignèrent avoir peu d'espoir de la guérison,
conseillèrent des soins de propreté et peu d'autres
moyens. Nous nous bornâmes donc à prescrire le repos sur le côté, et des lotions émollientes fréquentes.
Le repos ne fut pas continué beaucoup pendant le
temps où la malade s'était décidée à rester couchée.
Depuis, l'amélioration a continué, et maintenant la
fistule est parfaitement guérie depuis longtemps. »

Il n'est pas fait mention dans cette note de ce qui
s'est passé depuis l'établissement du foyer purulent
jusqu'à l'époque de la guérison. Il y est bien dit que
la muqueuse rectale est tombée en gangrène, que le
tamponnement a été douloureux et sans succès, que
la fistule s'est agrandie, et qu'enfin la guérison a été
obtenue par l'introduction d'un petit tube de buis de
deux lignes de diamètre, et par le décubitus latéral;
mais l'auteur ne note pas le bourgeonnement qui a
dû s'établir pour fermer la fistule. Il dit que des gaz
et du pus s'échappaient par la fistule, et il ne fait
pas mention du passage des matières fécales par cette
voie nouvelle. La malade était-elle constipée? M. Philippe oublie encore de s'expliquer à ce sujet.

La cause de l'accident se trouve dans l'excès de
volume de la tête de l'enfant, et il est à noter que la
pression n'a pas été assez forte pour déterminer la
gangrène de toute la cloison, mais assez violente pour

produire un abcès qui s'est ouvert dans le rectum et dans le vagin.

Il me paraît assez clairement prouvé par la description des symptômes qu'il n'existait vers le vagin aucune perte de substance, et l'ouverture, en effet, était en grande partie produite par le bistouri.

J'ajoute qu'il n'existait pas là, pour moi, une fistule proprement dite, car cette ouverture n'en avait pas les caractères, et l'on peut dire que c'était plutôt une plaie non revêtue d'une membrane muqueuse nouvelle et susceptible de guérison par bourgeonnement.

Ainsi ce fait mérite d'être placé au nombre de ceux en très petit nombre qui se sont terminés par la guérison spontanée.

Dans des circonstances pareilles, M. Philippe de Mortagne indique parfaitement la conduite que devrait tenir le chirurgien : c'est au repos, à l'introduction d'une sonde, d'une canule, d'un cylindre de buis placé dans le rectum, et aux moyens de propreté, que l'on devrait avoir recours pour aider les efforts de la nature. Ce qu'il y a de mieux, en effet, à faire, c'est d'empêcher les gaz de passer par la voie accidentelle et de favoriser le développement des bourgeons.

Mais si les fistules recto-vaginales sont bien établies, et si on les abandonne aux ressources de la nature, elles me paraissent incurables. Elles peuvent sans doute diminuer d'étendue par l'action contractile incessante des tissus cicatriciels ; mais jamais elles ne se ferment complétement; le trajet persiste, par cela même qu'il est tapissé par une membrane muqueuse simple organisée.

Ordinairement on ne rencontre qu'une ouverture vaginale ; quelquefois il y en a plusieurs , et alors on est à peu près sûr que la fistule est le résultat d'une lésion organique grave du rectum.

Ces fistules sont *idiopathiques* ou *symptomatiques*, et elles offrent toutes, quelle que soit d'ailleurs leur origine , des dissemblances sous le rapport de leur forme, de leurs dimensions et de leur direction. Fréquemment j'ai rencontré des fistules recto-vaginales à la suite des rétrécissements du rectum déterminés par le cancer, l'engorgement syphilitique et les ulcérations de même nature. Tantôt la fistule débute par la surface muqueuse vaginale, tantôt par le rectum.

La cloison recto-vaginale n'est pas nécessairement détruite dans toute son épaisseur, comme cela arrive pour la cloison vésico-vaginale. Le vagin peut être gangrené partiellement dans différents endroits sans que le rectum le soit. Les choses se passent tout autrement pour la cloison vésico-vaginale. Ce mécanisme s'explique par les dispositions anatomiques qui permettent au rectum et au vagin de glisser facilement l'un sur l'autre. C'est l'union intime du vagin et de la vessie qui permet d'expliquer pourquoi ces deux derniers organes sont le siége de la même altération à des degrés différents.

Ne sait-on pas que la paroi antérieure du vagin et que la partie correspondante de la vessie se déplacent ensemble et subissent la même pression à la fois, en vertu de leur union intime.

Le trajet des fistules recto-vaginales varie ; car certaines sont directes, d'autres sont indirectes, et quelques unes sont remarquables par leur grande obliquité.

Toutes les fistules directes sont avec perte de substance, et représentent un trou ou une fente large. La gangrène et les ulcérations leur donnent naissance. Les fistules indirectes sont à peu près toujours caractérisées par un ou plusieurs orifices, et toutes reconnaissent pour causes des ramollissements partiels, des abcès, des petites ulcérations, ou un effort mécanique sans perte de substance.

ARTICLE V.

ANATOMIE PATHOLOGIQUE.

L'anatomie pathologique des fistules recto-vaginales n'a été étudiée jusqu'ici qu'avec bien peu de soin et de suite ; et c'est de là, cependant, que devaient jaillir les lumières les plus propres à éclairer les résultats chirurgicaux. Je retracerai donc aussi exactement que cela est possible aujourd'hui les altérations qui accompagnent les fistules recto-vaginales.

L'étude des lésions nous apprend que les follicules muqueux, que les muqueuses et la cloison sont le siége d'altérations diverses que je vais énumérer.

Les follicules muqueux sont plus développés et souvent en suppuration.

Les muqueuses de l'intestin et du vagin sont rouges, engorgées.

La cloison est épaissie lorsque la fistule est récente ; et, lorsqu'elle est ancienne, les bords de l'ouverture sont durs et couverts d'un tissu cicatriciel. Il résulte de là que les tissus, dans la première période, sont fragiles, imprégnés de liquide, et que, dans la seconde, ils sont consistants, blancs, à cause du retrait du sang par oblitération des vaisseaux.

La membrane qui tapisse l'intérieur du trajet organisé offre elle-même des différences, suivant l'époque à laquelle on l'observe.

C'est ainsi qu'elle est rouge, friable dans le principe, blanche, résistante et organisée quand elle est ancienne.

L'observation suivante mérite de figurer ici, à cause des altérations variées dont il y est fait mention.

TRENTE ET UNIÈME OBSERVATION. — *Double fistule recto et vésico-vaginale*, par M. G. Glen.

« Madame D..., âgée de vingt-sept ans, accoucha, pour la première fois, le 29 avril 1834. Le travail fut assez pénible et dura plusieurs heures. Peu de temps après, elle éprouva une vive irritation à la vessie, avec douleur à l'hypogastre, fièvre, délire et procidence vésicale. Les souffrances étaient si vives, que

MM. White et Anderson, qui la soignaient, soupçon-
nèrent l'existence d'une pierre dans la vessie. On la
sonda sans rien trouver. Ces symptômes, moins le
délire, persistaient encore lorsque la malade se confia
à mes soins. L'émission de l'urine était très douloureuse et fréquente. Comme la malade avait déjà souffert aux reins, je crus avoir affaire à une affection de
ces organes. La procidence vésicale cependant était
au nombre des causes principales des souffrances de
la malade. Elle continua dans cet état jusqu'à la fin
de décembre de la même année, puis elle se crut
guérie. L'amélioration pourtant n'a duré que jusqu'au
mois de juin 1835. A cette époque, les mêmes symptômes reparurent. On consulta alors les premières
notabilités chirurgicales de Londres : MM. B. Brodie,
Clarke, Merimann, Blundell et Roe furent d'avis que
la maladie existait dans les reins ou dans la vessie.

»Depuis quelque temps, la femme se plaint de vents
qui passent par l'urètre. J'eus de la peine à y croire
d'abord; j'en ai plus tard cependant acquis la con-
viction : ce qui m'a fait soupçonner que la vessie
communiquait avec le rectum. Les matières fécales,
en effet, sortirent bientôt mélangées avec l'urine.
L'état de la malade s'aggrava, et elle mourut le
20 juillet 1836.

» *Nécropsie.*—1° Adhérence des intestins aux parois abdominales, et principalement à l'hypogastre;
épiploon ulcéré et également adhérent; sérosité floconneuse et purulente dans la cavité ventrale, ce qui

indique déjà la préexistence d'une entérite chronique
très intense. 2° Utérus très sain; ovaire droit, six fois
plus volumineux que dans l'état naturel, ulcéré à sa
surface et contenant du pus dans son intérieur; adhérences très fortes de ces organes avec les parties
précédemment indiquées. 3° Vessie urinaire offrant
des parois très amincies; muqueuse vésicale couverte
de taches noires vers son bas-fond; existence d'une
ouverture sur ce point de la vessie, communiquant
avec le vagin. 4° Rectum présentant supérieurement
une ouverture de communication avec le vagin.
5° Trajet fistuleux partant du côté gauche du rectum,
s'étendant vers le fond de l'utérus et se terminant à
l'ovaire malade; communication du point ulcéré de
l'ovaire avec la vessie et avec le trajet fistuleux indiqué (1). »

ARTICLE VI.

SYMPTOMATOLOGIE.

Quel que soit le peu de gravité de l'état local, dans
les fistules recto-vaginales, l'organisme n'en est pas
moins profondément affecté dans la plupart des cas,
et il l'est surtout par l'ébranlement moral et les préoc-
cupations tristes qui naissent de la situation dans laquelle les femmes se trouvent placées.

(1) *Gazette médicale de Paris*, année 1857, p. 40.

Voici les phénomènes qui caractérisent l'état local :

Le vagin et le rectum fournissent, soit dans les environs de la fistule, soit dans le trajet de celle-ci, chaque jour une plus ou moins grande quantité de matière purulente. Ordinairement cette inflammation suppurative s'étend à une grande partie de la surface du vagin et même au col de l'utérus. J'ai été à même de constater dernièrement cette circonstance.

Quant au cours des matières fécales et des gaz, on peut remarquer qu'il est loin d'être le même dans tous les cas, et la fonction rectale est d'autant plus gravement modifiée, que la fistule offre plus de largeur et est plus directe.

Les fistules petites, étroites et obliques, ne laissent sortir souvent que des gaz, quelquefois des matières fécales extrêmement liquides, et toujours une matière purulente jaunâtre. Lorsque le trajet de la fistule s'enflamme (et cela est très commun), quand les femmes marchent, se livrent à leurs occupations habituelles, ou sont exposées à des complications, le trajet s'engorge, ferme momentanément la fistule, et il ne s'écoule et ne s'échappe aucun gaz et aucun liquide. Les femmes souvent se croient guéries; mais elles sont bientôt détrompées en voyant les mêmes symptômes se rétablir.

Quand les fistules sont directes et étroites, les gaz les traversent, du liquide purulent s'en échappe; mais les matières fécales ne parcourent le trajet accidentel que lorsqu'elles sont liquides. Toutefois, je dois dire

qu'il s'arrête à l'orifice rectal assez de matières fécales
pour que celui-ci soit sans cesse irrité.

Les choses sont bien différentes dès qu'il existe
une communication plus large et directe. Les gaz et
les matières fécales traversent alors involontairement
la fistule pour se répandre dans le vagin.

Les matières fécales solides et liquides traversent
donc également les fistules, et dans l'état de liquidité,
elles parcourent le canal accidentel en totalité.

Je ne parlerai pas, comme je l'ai déjà dit, des fistules recto-vaginales compliquant la destruction du
périnée, ni des fistules iléo-vaginales, faciles à distinguer d'ailleurs des fistules recto-vaginales. Dans
les unes, en effet, il est presque inutile de le rappeler, les matières fécales sortent continuellement rendues, tandis que, dans les autres, elles ne s'échappent que par intervalles.

Les chirurgiens qui ont porté leur attention sur les
fistules recto-vaginales, trop préoccupés de rétablir
immédiatement le cours naturel des matières fécales,
ont trop peu insisté sur les variétés que peuvent offrir
le trajet, la forme, la largeur et même l'étiologie des
fistules qui nous occupent. Toutes ces dispositions
cependant exigent des modifications dans le traitement
et des applications variées des moyens thérapeutiques.

J'insiste, avant de passer à d'autres considérations,
sur la faute que commettent les chirurgiens en n'at-
tachant presque aucune importance à la cause pro-

ductrice de la fistule ; en omettant, en effet, d'apprécier cette cause, on ne peut que tomber dans des erreurs graves, et faire subir aux malades des opérations, sans se rendre compte des insuccès.

Une affection syphilitique, par exemple, doit entrer en ligne de compte avant de penser à pratiquer une opération quelconque, et l'importance de ce précepte sera encore démontrée par ce qui va suivre.

Il n'est pas douteux non plus que l'on n'agira pas de la même manière sur une fistule sans perte de substance, les tissus n'ayant subi qu'un simple écartement, que sur une fistule qui reconnaîtra pour cause une gangrène ou une perte de substance.

En résumé, le pathologiste ne peut trop étudier la nature de la cause, le siége, la forme, l'étendue de l'altération avant de faire l'application d'un moyen quelconque à la cure de ces fistules.

ARTICLE VII.

TERMINAISON.

Tout en admettant la guérison spontanée des fistules recto-vaginales, je n'ai pas besoin d'ajouter que je ne partage aucunement l'opinion de quelques auteurs, qui ont avancé qu'il n'existe guère de maladie plus susceptible de guérir spontanément que les fistules recto-vaginales. Je crois être fondé sur l'expérience et sur les faits, en avançant que les cas de guérison spontanée sont rares. La lecture des observations qui relatent les cas de guérison spontanée m'a paru très peu convaincante. Dans la plupart des cas on peut se demander s'il existait de véritables fistules, alors que la guérison a été obtenue par les seuls efforts de la nature. Pour moi, je ne le pense pas ; je ferai observer toutefois qu'il existe pour moi une essentielle différence entre une ouverture récente qui mérite le nom de plaie et une ouverture ancienne avec formation d'un tissu cicatriciel.

La première de ces lésions est curable par bourgeonnement et par le bénéfice de l'action vitale ; la seconde ne peut se fermer sans l'intervention de la chirurgie ; et il n'y a pas de guérison possible, à moins que l'on n'ait détruit la membrane de nouvelle formation qui s'est organisée autour de la solution de continuité.

L'expérience journalière vient confirmer l'opinion que j'avance. N'a-t-on pas, en effet, l'occasion de voir des femmes chez lesquelles des fistules recto-vaginales très étroites sont entretenues par le passage des gaz, par la présence de la membrane qui traverse le trajet fistuleux, par la sécrétion purulente et l'issue des matières fécales ?

Il est question, dans Mauriceau, de fistules vésico-vaginales du col de la vessie guéries après quelques mois d'existence. Je crains que cet accoucheur célè-

bre ne se soit laissé abuser par les malades ou par un
examen superficiel.

ARTICLE VIII.

TRAITEMENT.

Si l'on cherche dans les annales de la science
quels sont les moyens chirurgicaux employés jusqu'à
ce jour, on trouve que ces moyens se rapportent à la
cautérisation, à la compression, à la suture, au séton
et à l'autoplastie.

Mon honorable confrère M. le docteur Michon
s'exprime ainsi (1) relativement à la communication
du vagin avec le rectum :

« Les opérations pratiquées pour les fistules recto-
vaginales sont assez nombreuses et dissemblables.
Il est presque impossible de les rattacher à des méthodes : chaque procédé porte pour ainsi dire son
cachet d'originalité ; on peut néanmoins les rapporter aux quatre chefs suivants : 1° cautérisation ;
2° compression ; 3° suture ; incision. »

Aucun principe n'a en effet jusqu'à présent servi
au chirurgien à le guider dans le traitement des fistules recto-vaginales, et l'on ne rencontre que des

____

(1) *Des opérations que nécessitent les fistules vaginales*, thèse de
concours pour une chaire de médecine opératoire, Paris, 1841, p. 201.

observations dans lesquelles il est dit que l'on a mis successivement en pratique, la cautérisation, la suture, l'excision, etc.

Ce sont là des tentatives faites dans le but d'arriver à un résultat, mais sans données précises pour l'obtenir, et toujours avec l'incertitude complète de ce qui adviendra. Les chirurgiens ont tous agi au milieu de ce vague et de ces ténèbres où l'esprit se trouve toujours plongé lorsqu'il ignore l'origine du mal qui l'occupe, et qu'il ne peut l'apprécier ni dans sa nature ni dans les changements qu'il doit éprouver.

On peut dire que jusqu'à ce jour, le chirurgien a tâtonné comme un géographe qui ne connaît point une contrée qu'il veut parvenir à décrire jusque dans ses plus petites particularités. Aussi les indications ont-elles fait défaut à tel point, que jamais le praticien ne s'est demandé s'il devait attaquer une fistule avec perte de substance de la même manière que celle qui est étroite, et qui n'offre aucune espèce de complication.

Mais avant de poser des bases plus solides pour le traitement curatif, examinons s'il n'est pas possible de prévenir une infirmité aussi désagréable.

§ I — Traitement prophylactique.

En posant cette question, nous reconnaissons qu'elle

peut être très difficile à résoudre, car il n'est pas
toujours possible de connaître la cause qui peut donner lieu à la fistule. Le plus ordinairement même ce
n'est que lorsque la communication entre le rectum et le vagin est établie que le chirurgien est
consulté.

Toutefois, dans le cas où le chirurgien est appelé
dès le début, il peut arriver à la découverte de la
cause par l'examen attentif des organes et par l'appréciation des commémoratifs dont le malade aura
tracé l'histoire.

Ainsi si le pathologiste est mis sur la voie d'une
affection vénérienne, si par la vue et le toucher, il
reconnaît une éruption, une ulcération syphilitique,
il ne manquera pas de faire usage d'un traitement
local et général approprié à la nature de la maladie.

Le chirurgien constate-t-il un travail inflammatoire
phlegmoneux, il a recours tout de suite à des incisions
afin de prévenir l'accumulation du pus en foyer, et la
perforation de la cloison recto-vaginale. C'est pour
ne pas avoir suivi ce précepte que l'on a vu assez fréquemment des fistules de la nature de celles dont je
parle s'établir définitivement dans cette région.

Il m'est impossible de passer sous silence cet accident si commun qui est produit par la tête volumineuse de l'enfant, je veux dire, la déchirure de la
fourchette, du périnée, de la cloison recto-vaginale,
déchirure qui permet aux matières fécales de pénétrer d'un conduit dans l'autre, et d'être la source

d'une incommodité grave, d'une fistule recto-vaginale,
si tout de suite on ne procède à la réunion des lèvres
de la plaie.

Il est donc indispensable de rapprocher promptement les surfaces en contact, et de les maintenir
réunies par la suture. Mauriceau déclare que si l'on
néglige de réunir ces déchirures, il survient des ulcères malins entretenus par l'humidité, la chaleur,
et les matières irritantes avec lesquelles elles sont
en contact. Ce sont ces lésions graves, c'est-à-dire,
ces déchirures de la fourchette, du rectum et du périnée, que Mauriceau proposait de réunir par la suture entrecoupée, et il regardait comme fort important de comprendre dans la suture le plus d'épaisseur possible en partie pour éviter leur déchirure.

Voici le passage dans lequel cet accoucheur célèbre
parle des contusions et des déchirures de la cloison
recto-vaginale. On est frappé, en le lisant, de la
manière claire, précise et positive dont il traite ce
sujet et expose la suture entrecoupée, qui est pour lui
le moyen de prévenir ce qu'il désigne sous le nom
d'ulcère malin (1).

« Il n'y a pas lieu de s'étonner de ce que souvent,
et principalement dans les premiers accouchements,
il arrive des contusions et des déchirements aux parties basses de la femme ; on en connaîtra facilement

______

(1) *Traité des maladies des femmes grosses et de celles qui sont
accouchées*, chap. VII, p. 399.

la cause, en faisant réflexion sur la grosseur de la tête de l'enfant, qui, pour sortir de la matrice, est obligée de faire aussi grande distension de ces parties qui sont étroites, qu'elle est grosse ; lesquelles étant extrêmement pressées par cette tête contre la dureté des os qui les environnent, en sont facilement con- fuses, et ne peuvent se dilater suffisamment : il est de nécessité qu'elles se déchirent pour laisser passer l'enfant.

» Presque toutes les femmes, dans leur premier accouchement, se plaignent, lorsque leur enfant est au passage, que la sage-femme les pique et les égra- tigne en ces parties, et croient que les meurtrissures qui y sont après sa sortie procèdent de ce qu'elle les a trop souvent et trop rudement touchées avec la main ; mais elles s'abusent grandement, car cela vient de ce que la tête de l'enfant fait en passant une vio- lente distension et séparation des quatre caroncules, et des autres parties voisines, lesquelles en sont meurtries et quelquefois déchirées. Et de là est cau- sée la douleur qu'elles disent sentir alors, comme si on les piquait ou égratignait, dont elles ne se plai- gnent jamais tant dans les accouchements suivants, à cause que ces parties, ayant une fois donné passage à un enfant, se relâchent et s'étendent après bien plus facilement, et avec d'autant moins de peine et de douleur, que la chose a été plus souvent réitérée.

» On doit bien prendre garde à ne pas négliger ces contusions et ces déchirements, de peur qu'ils ne se

convertissent en ulcères malins ; car la chaleur et
l'humidité de ces lieux , outre les immondices qui
s'en écoulent continuellement, y contribueraient facilement, si l'on n'y apportait les remèdes convenables.
C'est pourquoi , aussitôt que la femme sera accouchée , s'il n'y a que de simples contusions et écorchures, on lui mettra sur les parties basses, pour en
apaiser la douleur, un petit cataplasme, comme nous
avons déjà dit en autre lieu, fait avec les œufs frais,
dont on mêlera le jaune et le blanc avec huile d'a-
mandes douces, lequel on fera un peu cuire dans une
écuelle sur les cendres chaudes, en remuant le tout
avec une cuiller, jusqu'à ce qu'il soit un peu lié ; puis
l'ayant mis sur des étoupes fines ou sur un linge, on
l'appliquera chaudement sur tout l'extérieur de la
vulve, l'y laissant pendant cinq ou six heures. Après
quoi on l'ôtera, pour mettre de côté et d'autre, sur
chacune des lèvres, de petits linges trempés en huile
d'hypéricon, et en les renouvelant deux ou trois fois
le jour ; on étuvera ces parties avec eau d'orge et
miel de Narbonne, pour les nettoyer des excréments
qui s'écoulent de la matrice ; et quand la femme
voudra uriner, on les garnira de quelque linge, pour
empêcher que l'urine tombant dessus ne lui excite
grande cuisson et douleur. Mais si ces écorchures
sont fort douloureuses, on préférera l'huile d'œuf
tirée sans feu à tous les autres remèdes.

» La contusion de ces parties est quelquefois si
grande, qu'il se fait inflammation des grandes lèvres,

où il se forme un abcès considérable, comme je l'ai vu arriver en quelques rencontres, par les violences que la sage-femme avait faites à ces parties. En ce cas on donnera issue à la matière qui s'y sera faite, vers le lieu le plus déclive et le plus commode, après l'évacuation de laquelle on fera une injection détersive dans la cavité où elle était contenue, avec eau d'orge et miel, qu'on animera avec un peu d'esprit-de-vin, s'il y avait danger de corruption ; et, au surplus, on pansera l'ulcère selon que l'art le requiert.

» Mais il arrive quelquefois, par un bien plus fâcheux et déplorable accident, que toute la partie inférieure de la fente que nous appelons la fourchette, se déchire en la sortie de l'enfant, jusques au fondement, par le moyen de quoi les deux trous, savoir celui de la matrice et celui de l'anus, se mettent à l'extérieur tout à fait en un, qui, à cause de son énorme grandeur, ressemble pour lors à la bouche d'un antre affreux. Si on laissait un tel déchirement sans en faire la réunion, la femme, devenant grosse une autre fois, accoucherait ensuite avec bien plus de facilité, et sans être en danger de la récidive qui s'y fait ordinairement, quand ces parties se sont reprises après cet accident ; mais aussi, lorsqu'elles demeurent disjointes et séparées de la sorte, les femmes en sont si incommodées, à raison des excréments, qui barbouillent et infectent tellement toute leur nature, et les rendent si dégoûtantes à leur mari et à elles-mêmes, comme encore si peu convenables au coït, qu'il vaut

mieux en faire la réunion incontinent après l'accouchement. C'est pourquoi, ayant nettoyé avec gros vin
tiède tout le lieu déchiré, des excréments qui peuvent
être coulés entre ses lèvres, on y fera une suture assez
forte, à points séparés, y en faisant un, ou deux, ou
plus, selon la longueur de la séparation, et prenant à
chacun des points assez de chair pour empêcher qu'ils
ne quittent ; après quoi on pansera la plaie avec
baume agglutinatif, tel qu'est celui d'Arceus, ou avec
quelque autre de semblable nature, y mettant quelques linges par-dessus, qui puissent empêcher, autant qu'il est possible, que l'urine et les autres excréments n'y découlent ; car, par leur acrimonie, ils y
causeraient grande cuisson et douleur ; et afin que
ces parties se réunissent plus facilement, la femme
aura toujours les cuisses l'une contre l'autre sans les
écarter aucunement, la traitant ainsi jusques à parfaite guérison. Mais si, ensuite de cela, elle devient
encore grosse, elle sera obligée, pour ne pas tomber
en pareil accident, d'oindre souvent ses parties avec
huiles et graisses émollientes ; et lorsqu'elle sera en
travail, elle ne s'épreindra si fortement tout d'un
coup ; mais elle laissera faire peu à peu la nature,
qui sera aidée par une sage-femme, ou plutôt par un
chirurgien bien entendu en son art, lequel étant
averti de la première disgrâce, fera son possible pour
en éviter une seconde ; car ordinairement ces parties
ayant été déchirées une fois, il est bien difficile que
la récidive ne vienne à l'accouchement suivant, à

cause que la cicatrice qui s'y fait rétrécit encore les
lieux davantage ; c'est pourquoi il serait à souhaiter,
pour plus grande sûreté, que la femme ne fît plus
d'enfants, afin de ne pas retomber en la même peine ;
et si, pour avoir négligé un tel déchirement, les
lèvres en étaient cicatrisées, il faudra, si l'on veut y
remédier, en renouveler la cicatrice avec bons ciseaux ou avec le bistouri, comme on fait au bec-de-
lièvre ou lèvres fendues ; après quoi on en fera la
réunion de la même façon que si elles étaient nouvellement séparées. Je ne conseille pas, néanmoins, à
aucune femme, de faire faire une opération si douloureuse pour la simple décoration d'une partie qu'elle
ne doit jamais exposer à la vue.

» J'ai observé que ces parties extérieures de la vulve
se détachent bien moins, dans la sortie de l'enfant,
aux femmes qui ont les lèvres de la partie honteuse
peaucières et pendantes, qu'à celles qui les ont
fermes et charnues, et que ces déchirements se font
aussi d'autant plus considérables que les douleurs
de l'accouchement sont violentes et subites ; car ces
lèvres, dans les douleurs médiocres, se dilatant et
étendant peu à peu, ne se déchirent pas sitôt que
quand elles souffrent tout d'un coup un violent
effort.

» Il arrive aussi quelquefois que le col de la vessie
qui a été très fortement comprimé, pendant trois ou
quatre jours, par la tête de l'enfant qui sera restée
au passage, ne pouvant, durant tout ce temps, donner

libre issue à l'urine qui est retenue en la vessie,
vient à s'enflammer et à suppurer entièrement, par
la pourriture qui survient ordinairement aux parties
basses de la femme, après ces sortes d'accouchements
fâcheux ; ensuite de quoi il y reste des fistules qui
causent une issue involontaire de l'urine, qui est
très incommode à la pauvre femme qui en est affli-
gée, et même incurable quand la fistule est grande et
qu'elle procède d'une entière perte de la substance
du col de la vessie qui a ainsi suppuré. Mais si elle
est petite et qu'il y ait peu de substance perdue, elle
guérit quelquefois après un ou deux mois d'incommodité. Ce fâcheux accident arrive le plus souvent
dans le premier accouchement, à cause que la tête
de l'enfant fait pour lors une plus grande contusion
de ces parties qui n'ont pas encore été dilatées, que
dans les autres accouchements qui suivent, où elles
souffrent plus facilement, et sans aucun préjudice,
la distension qu'elles ont déjà reçue, à moins que la
grosseur du dernier enfant n'excédât beaucoup celle
du premier ; auquel cas l'accident pourrait bien
arriver pour le même sujet.

» Mais c'est assez souvent mal à propos que l'on
blâme le chirurgien ou la sage-femme, les accusant à
tort d'avoir été cause de ces fâcheux accidents, qui
arrivent ordinairement sans qu'il y ait eu aucunement de leur faute : car quelque expert que soit le
chirurgien, il est quelquefois impossible qu'il les
puisse empêcher, et principalement s'il est appelé

trop tard pour secourir la femme. C'est pourquoi on ne lui en doit pas imputer la faute, comme faisait la sœur d'un notaire de Paris, que je fus voir à Fleury près de Meudon, le 2 septembre 1672, laquelle taxait de grande imprudence un chirurgien de Paris dont elle avait été accouchée il y avait quatorze ans (quoiqu'il eût pour lors plus grande réputation qu'aucun autre pour le fait des accouchements), l'accusant de lui avoir arraché une partie de la vessie, en lui tirant avec violence son enfant hors du ventre. Mais comme l'ignorance de la véritable cause de son mal la faisait être de ce sentiment, je la désabusai autant qu'il me fut possible, et son mari qui avait toujours eu cette pensée aussi bien qu'elle, en leur expliquant et faisant entendre que la seule pourriture qui était arrivée à ces parties après son accouchement, pour les raisons que j'ai dites ci-dessus, avait fait une perte de la plus grande partie de la substance du col de la matrice et de tout celui de la vessie : d'où procédait une issue involontaire d'urine qu'elle avait toujours eue depuis ce temps-là, accompagnée d'une continuelle et insupportable douleur, qui lui faisait traîner une vie languissante et misérable, que je crus devoir bientôt se terminer par la mort de cette pauvre femme, à cause du mauvais état où je la vis pour lors ; ce qui arriva en effet quelques jours après, comme je l'avais prédit à son mari. »

On a pu remarquer qu'en parlant de la suture, Mauriceau donne pour précepte d'embrasser le plus d'épaisseur des parties molles possible, afin d'éviter la déchirure des tissus.

J'ai été surpris toutefois, je l'avoue, de ne pas trouver dans le remarquable chapitre que je viens de citer, le véritable mécanisme de presque toutes les fistules recto-vaginales. Il est évident que l'attention de cet habile observateur ne s'était pas dirigée de ce côté.

M. Danyau (1) a rapporté plusieurs observations qui prouvent que par l'emploi de la suture, on peut s'opposer souvent à la formation des fistules. Je renvoie le lecteur à ces observations.

J'arrive aux lésions physiques qui tendent à désorganiser ou à compromettre la vitalité de la cloison recto-vaginale. Lorsque la contusion seule existe sans désorganisation, il est possible de s'opposer à la formation de la fistule recto-vaginale, en diminuant le travail inflammatoire ou en le modérant par des injections émollientes, par des embrocations huileuses, des mouchetures qui permettent au sang épanché de sortir de sa cavité. Les incisions ont pour avantage de prévenir la compression exercée par le sang infiltré ou épanché et de rendre la circulation plus facile.

Ainsi le chirurgien doit s'occuper de faire cesser la compression, de rétablir la circulation et de modérer le travail inflammatoire.

(1) *Journal de chirurgie* de M. Malgaigne.

Quand la gangrène est définitive, la fistule est inévitable, et ce qui se passe alors rentre dans le traitement de la fistule proprement dite, dont je vais m'occuper, après avoir jeté seulement un coup d'œil sur
les contre-indications à l'opération.

§ II. — Des complications.

Les complications des fistules recto-vaginales sont
de plusieurs espèces ; elles sont constitutionnelles ou
locales.

Les complications constitutionnelles sont l'amaigrissement général, la syphilis, la scrofule, qui exigent toutes une médication spéciale, et il n'est pas
possible de s'occuper de la fistule en elle-même avant
d'avoir détruit la cause qui s'opposerait inévitable-
ment à la réussite de l'opération. C'est ainsi qu'il
convient de combattre le virus dont l'organisme est
infecté, et de donner au sujet plus de vitalité lorsqu'il est affaibli et amaigri, au moyen d'une bonne
nourriture, du repos et de la tranquillité morale.

Toutes les fois que la vie est languissante, il est
difficile d'obtenir la réunion des lèvres de la fistule.

Parmi les complications locales, il faut noter le
rétrécissement du rectum, les adhérences, les ramollissements de la cloison recto-vaginale, la lésion
du péritoine, le cancer utérin, des abcès ano-vulvaires
et les oblitérations congéniales du rectum ou de l'anus.

Je ne dirai rien des squirrhosités du rectum, du

cancer du vagin et de l'utérus, car alors la fistule n'est qu'une complication, et les moyens de propreté seuls peuvent convenir. Il est une complication sérieuse, et que l'on doit prendre en considération avant de songer à pratiquer l'opération de la fistule recto-vaginale : c'est l'amincissement du cul-de-sac du vagin par suite de sa destruction par la gangrène. La fistule vésico-vaginale, lorsqu'elle existe en même temps que la fistule recto-vaginale, est une complication fâcheuse. J'ai pour habitude, lorsqu'elles existent ensemble, de les fermer toutes deux en même temps pour empêcher que les liquides et les matières irritantes ne soient en contact avec les plaies ; toutefois, si la double communication offrait trop de largeur, il conviendrait d'abord de fermer la plaie de la vessie.

Lorsqu'un enfant vient au monde avec une oblitération du rectum et une ouverture vaginale, il faut avant tout songer à rétablir la voie normale, et ce n'est qu'après le rétablissement de l'ouverture naturelle que l'on peut rationnellement s'occuper de la fistule recto-vaginale.

Le ramollissement de la cloison recto-vaginale ne doit être regardé comme sérieux qu'autant que celle-ci a perdu beaucoup de sa consistance, car, lorsque cette altération est superficielle, comme cela est commun dans de certaines inflammations qui sont entretenues par les matières irritantes, il n'est nullement grave et ne doit pas arrêter le chirurgien dans son entreprise.

§ III. — Traitement curatif.

En lisant ce qui a été écrit sur le traitement des fistules recto-vaginales, on est étonné de trouver, je le répète, des observations incomplètes et des procédés qui, évidemment, ont été mis en pratique sans principe arrêté.

Les procédés dont on a fait usage ont été employés au hasard et sans préférence raisonnée. Rien de formel n'a été arrêté, aucune base n'a été établie. Le praticien est donc forcé d'essayer, comme ceux qui l'ont précédé, un premier moyen, un second, puis un troisième, comme on le pratique pour l'administration des médicaments qui sont loin d'avoir toute l'efficacité qu'on leur suppose, et pour lesquels le médecin est obligé d'avoir une certaine réserve. Si le médecin tâtonne avec raison et cherche parmi les médicaments celui qui convient le mieux à son malade, il ne doit pas en être ainsi certainement pour de certaines lésions qui exigent le secours de la chirurgie ; et cependant on voit que le temps et l'observation n'ont presque rien fait pour la thérapeutique des fistules recto-vaginales. Ici je m'efforcerai de régulariser leur traitement et d'établir des règles aussi fixes que possible.

L'étendue de la fistule, l'état pathologique de la cloison, le siége de l'ouverture, les complications, etc.,

serviront à nous guider dans cette application thérapeutique.

A. Anatomie pathologique.

On est à se demander comment il se fait qu'on n'ait
pas à l'instant même pensé à se rendre compte de
l'état des lieux avant de pratiquer une opération dont
le succès dépend de l'intégrité plus ou moins grande
des tissus qui composent la région.

Toutes les fois qu'il s'agit d'une lésion pareille, il
est nécessaire de s'assurer du degré de consistance
des tissus, car il est bien évident que de là décou-
lera le rejet ou l'admission de la suture entrecoupée,
ou la temporisation. Si les chirurgiens, avant de pratiquer une opération, réfléchissaient davantage aux
changements qu'un organe a subis par la maladie, il y
aurait moins d'insuccès dans les opérations, et ils
temporiseraient plus souvent et discuteraient davantage les préférences qu'ils accordent à tel ou tel mode
opératoire. Que faire quand la cloison recto-vaginale
est friable? Attendre et modifier par un traitement
local et général ce diaphragme afin qu'il puisse supporter plus tard une constriction quelconque. Agir
sur des tissus qui ont perdu toute résistance, c'est
vouloir pratiquer inutilement une opération.

Ce qui démontre combien l'anatomie pathologique
est précieuse au chirurgien, et combien il doit posséder de connaissances relativement aux lésions des or-

ganes lorsqu'il s'agit de tenter la guérison par une opération, c'est précisément ce que l'on voit, ce que l'on observe chaque jour.

B. Ancienneté de la fistule recto-vaginale.

Il est certain qu'il y a une différence essentielle entre les actes du chirurgien lorsqu'il s'agit d'une fistule ancienne ou récente. Les tentatives que l'on ferait pour obtenir la guérison d'une fistule recto-vaginale ancienne indurée, avec transformation fibreuse, seraient certainement vaines par l'emploi des caustiques qui détruisent les tissus en donnant à la cicatrice une densité plus grande; le ravivement devient donc alors indispensable, et ce n'est que par ce moyen que l'on peut arriver à la guérison. Il ne doit pas en être ainsi pour les altérations récentes qui, lorsqu'elles sont peu étendues, peuvent, par le bourgeonnement et quelques cautérisations, guérir.

Sous forme de propositions, et avant de parler des procédés opératoires que la science possède, je résumerai que l'on peut guérir, par différents moyens que j'aurai soin de décrire, les fistules recto-vaginales petites et étroites :

1° Que, dans tous les cas, il faut détruire le trajet organisé, sans quoi on ne pourra obtenir l'oblitération de la fistule ;

2° Que les fistules larges ne peuvent être guéries que par l'autoplastie aidée de la suture ;

3° Qu'il convient de détruire la cause constitutionnelle qui peut avoir produit la maladie et qui peut l'entretenir ;

4° Que tous les obstacles à l'accomplissement des fonctions des organes malades doivent d'abord être levés avant d'entreprendre la guérison de la fistule. On commencera donc par rétablir le cours des matières fécales, si le rectum est cloisonné ou oblitéré, et par faire disparaître les callosités et les indurations qui pourraient avoir leur siége autour de la fistule ou dans son trajet.

Cela posé, il nous reste à indiquer l'état de la science et à décrire, par conséquent, les procédés qui sont actuellement de son domaine.

Successivement je passerai en revue la cautérisation, la compression, le séton et la suture.

Il n'y a pas, dans l'énumération de ces procédés, l'idée d'une méthode, d'un principe, et l'on voit que le chirurgien marche au milieu des ténèbres.

1° *Compression.* — Cullerier l'oncle s'était servi d'un moyen de compression qui paraît plus ingénieux qu'utile ; car bien qu'on affirme qu'il ait réussi, personne depuis, pas même son neveu, n'a pu obtenir de guérison par ce moyen. Cullerier se servait d'un instrument composé de deux pelotes fixées sur deux lames qu'on rapprochait à volonté l'une de l'autre, à l'aide d'une vis de rappel.

2° *Cautérisation.* — On a proposé la cautérisation potentielle et actuelle pour amener le gonflement de la fistule et son oblitération. Quel que soit le caustique dont on se serve, en effet, on produit d'abord une escarre superficielle ou profonde, puis de la tuméfaction.

Il est facile de voir que, par ce mécanisme, toute communication, lorsqu'elle est petite, peut être temporairement suspendue entre le rectum et le vagin. Mais bientôt l'ouverture anormale se rétablit, et les choses demeurent dans le même état que par le passé.

Dupuytren, après avoir protégé les parties environnantes, appliquait superficiellement un cautère incandescent sur l'ouverture de la fistule.

Le nitrate d'argent est plus généralement employé, et peut-être a-t-il moins d'inconvénients en ce qu'il est moins douloureux et ne produit une perte de substance que très superficielle.

Pour une fistule recto-vaginale qui pouvait admettre une plume d'oie, M. Amussat cautérisa tout le trajet de la fistule avec du nitrate d'argent suracidifié. Il promenait dans le trajet de la fistule une sonde de femme en argent, trempée dans de l'acide nitrique pur. Au bout d'un mois de traitement, il observa une cicatrice assez solide pour lui permettre d'espérer une guérison assez durable.

3º *Suture.*—La suture dans les fistules recto-vaginales a fréquemment échoué et quelquefois réussi.

Noël donna d'abord quelques laxatifs, puis aviva avec des ciseaux et plaça ensuite deux points de suture entortillée, l'un à l'entrée du vagin, l'autre à un pouce au-dessus, entre cet orifice et l'angle supérieur de la division. La guérison fut prompte.

Saucerotte, s'aidant d'un spéculum, raviva la partie la plus superficielle de la division au moyen des ciseaux, et la plus profonde à l'aide d'un bistouri auquel un gorgeret de bois, introduit dans le rectum, servit de point d'appui. La réunion fut faite par la suture du pelletier ; puis une canule fut placée dans le rectum, et un linge enduit de baume du Pérou dans le vagin. L'opération ne réussit pas ; il fallut, pour obtenir un succès, en pratiquer une nouvelle, supprimer la canule du rectum, et maintenir la liberté du ventre à l'aide de lavements et de boissons laxatives. Je ne puis me dispenser de rapporter cette observation avec détail (1) :

TRENTE-DEUXIÈME OBSERVATION. — «Une dame, âgée de vingt-cinq ans, est accouchée de son premier enfant, à la campagne, le 13 octobre 1797. La tête du fœtus, fort grosse, est restée soixante heures au passage : l'accouchement a été terminé par le forceps.

» La fourchette, ainsi que la cloison recto-vaginale, excepté le sphincter de l'anus, ont souffert un déchirement, et lorsque, dans les premiers jours après l'accouchement, les matières fécales se sont présentées, une partie a pris sa route par l'anus, tandis que l'autre l'a prise par le vagin. C'est dans cet état

______

(1) *Mélanges de chirurgie.* Paris, 1801.

que cette dame est venue à Lunéville, plus de quarante jours après ses couches.

» Dans l'examen que j'ai fait de la lésion, soit par le
toucher, soit à l'aide du *speculum uteri*, j'ai trouvé
que la crevasse de la paroi recto-vaginale, longue,
dans la direction de l'axe du corps, d'environ quatre
centimètres, à peu près un pouce et demi de l'ancienne mesure, commençait au-dessus du sphincter de
l'anus; celui-ci jouissait de son intégrité, et restait
isolé entre la déchirure de la fourchette et celle de
la cloison recto-vaginale.

» Désirant m'environner de lumières, j'ai fait appeler les citoyens Roussel et Castara, mes confrères, qui
ont été d'avis, comme moi, d'engager la famille à
consulter plusieurs accoucheurs célèbres.

» Comme l'opinion de la plupart d'entre eux a été
de tenter la réunion de la paroi recto-vaginale, en
avivant les lèvres de la solution de continuité, et en
y pratiquant ensuite une suture, la malade, les parents et nous, avons accueilli ce moyen curatif.

» En attendant les réponses au mémoire à consulter,
nous avons esssayé si, par une diète sévère, et par le
secours de la constipation, nous ne parviendrions pas
à obtenir la réunion des parties divisées; en conséquence, la malade a été purgée plusieurs fois avec des
évacuants toniques : elle est restée couchée avec des
entraves au-dessus des genoux, pour empêcher l'é-
cartement des cuisses; elle a été mise, pour toute
nourriture, à quelques bouillons et à la crème de riz;

sa boisson a été la limonade et un peu de vin ; elle a pris souvent un bol de diascordium.

» Ce régime a duré pendant près de vingt jours, pendant lequel temps les règles sont revenues ; il n'y a pas eu, pendant cette époque, d'évacuations d'excréments durcis, jusqu'à ce qu'il s'est fait douloureusement une débâcle de matières stercorales fort dures, dont on a facilité la sortie par plusieurs lavements : le tout s'est évacué en partie par le vagin, en partie par l'anus.

» Notre tentative n'ayant pas réussi, comme nous avions presque lieu de nous y attendre, nous nous sommes décidés à en venir à l'opération, qui a été faite trois mois et vingt jours après l'accident.

» Voici mes procédés opératoires :

» J'ai fait couper la branche ascendante de mon spéculum, parce que celle-ci n'aurait pu s'appuyer dans son ascension contre le pubis, qu'elle ne fît presser les deux inférieures sur la cloison recto-vaginale, ce qui aurait gêné l'action de l'instrument porte-aiguille, dont il sera question plus bas, au lieu que le spéculum dilatatoire n'étant qu'à deux branches, le citoyen Roussel chargé de cette partie, les portant contre l'arcade du pubis, devait laisser absolument à découvert la paroi recto-vaginale.

» J'ai fait faire une gouttière mince, en bois de noyer, pour introduire sur le doigt indicateur gauche, dans l'anus, afin de pratiquer sur la partie convexe les incisions nécessaires avec deux instruments, dont le premier en forme de coutelet, et le second en forme de rugine. J'avais de plus des ciseaux droits et courbes ordinaires, ainsi que de ceux dont les lames sont courbes sur le plat.

» J'ai fait construire deux aiguilles d'une courbure différente, précaution dont j'ai reconnu la nécessité dans l'opération ; la plus courte m'ayant servi pour les points supérieurs, et la plus longue pour les deux côtés du sphincter, après avoir retiré le double fil ciré du double chas de la première pour le faire passer dans celui de la seconde.

» Enfin, j'ai fait établir un instrument porte-aiguille, sur lequel le talon des aiguilles peut être fixé à droite et à gauche, en ligne horizontale et en ligne oblique, et même en ligne droite, selon l'axe de l'instrument.

» Mon intention a été de pratiquer la suture du pelletier ou à surjet, comme la plus sûre et la plus unissante, en commençant de ma droite à ma gauche, par la partie supérieure de la plaie vers le fond du vagin. D'après ce plan, il a fallu à chaque point passé dans les deux lèvres de la division, démonter l'aiguille par le moyen de la vis adaptée à l'instrument, et de pincettes, avec lesquelles le citoyen Castara contenait cette aiguille et la reportait au dehors du vagin, pour la monter de nouveau. Il y a six points complets, c'est-à-dire que chaque bord de la solution de continuité a été perforé six fois.

» J'ai assuré au bout du fil un petit rouleau de linge enduit de l'emplâtre de Nuremberg, afin de tenir

20

lieu de nœud sur la première perforation, tandis que, sur la dernière, le fil double ciré a été ouvert en deux et lié sur un pareil rouleau auprès du sphincter de l'anus.

» L'opération terminée, j'ai introduit dans le vagin un linge couvert de baume du Pérou, et dans l'anus une canule de plomb un peu aplatie, courbée suivant la convexité du sacrum, évasée par le haut, et assez longue pour que l'extrémité supérieure portât au delà du plus élevé des points de suture.

» La malade a été mise à une diète sévère, pour favoriser la constipation ; en faisant observer que la majorité des avis avait été pour ce régime. Au onzième jour il est survenu de si puissantes épreintes, que l'on n'a eu que le temps de retirer la canule, et la malade a rendu avec de vives douleurs et avec effusion de sang, des crotins qui ont déchiré les trois points inférieurs ; de manière que les excréments ont presque tous passé par le vagin.

» J'avoue que cet accident nous a découragés tous ; cependant, quelques jours après, en examinant l'état des parties, nous avons vu que la plaie n'avait à peu près que la moitié de la grandeur que nous avions observée auparavant, et que sa figure, au lieu d'être longitudinale, était triangulaire, ayant sa base vers le sphincter.

» Cette dame, pourvue de courage et d'envie de guérir, s'est soumise à une nouvelle opération qui a été faite environ un mois après la première ; mais nous avons pris une voie inverse : 1° Nous avons supprimé la canule qui avait été fort incommode, et dont la présence avait sans doute causé une rétention d'urine, qui a mis la malade dans le cas d'être sondée plusieurs fois; 2° au lieu de provoquer la constipation, nous avons entretenu la liberté du ventre, par quelques verrées d'eau de tamarin; c'était l'avis d'un des hommes célèbres qui ont été consultés; 3° nous avons permis une nourriture peu abondante, avec cela relâchante et rafraîchissante; 4° nous nous sommes résolus à faire la section du sphincter de l'anus (c'était l'opinion de l'un d'entre eux), d'autant mieux qu'il restait isolé comme une corde tendue; qu'il opposait une résistance à la libre issue des matières fécales, et que, d'ailleurs, il était à présumer que ses fibres musculaires pourraient faciliter la réunion des parties adjacentes; je crois même que si la section eût été faite lors de la première opération, la déchirure des trois points inférieurs n'aurait pas eu lieu.

» D'après toutes ces considérations, j'ai coupé le sphincter auprès de la fesse droite, ce qui m'a beaucoup facilité l'avivement; ensuite j'ai pratiqué quatre nouveaux points de suture, le dernier de ces points unissant le sphincter avec les parties inférieures de la division de la paroi recto-vaginale; ce qui donnait une forme ovale au sphincter.

» Enfin, voici l'état de cette citoyenne, trois mois après la seconde opération: 1° Elle est maîtresse, malgré la section du sphincter de l'anus, de retenir ou d'évacuer à volonté les excréments durcis et même ceux qui sont liquides ; 2° la partie inférieure du vagin présente plusieurs froncés et plusieurs petites bosses qui en rétrécissent l'entrée ; 3° à l'endroit de la section du sphincter, il y a à l'extérieur une espèce de petite gouttière, où les matières stercorales solides ne séjournent pas quand cette dame va à la selle, mais où celles qui sont fluides s'arrêtent ; ce qui la met dans le cas d'essuyer cette partie avec un linge doux, ou avec une éponge un peu mouillée ; léger inconvénient, en comparaison de la sale incommodité à laquelle elle était sujette auparavant.

» Les circonstances qui ont accompagné cette maladie, et les résultats des moyens curatifs, donnent à conclure : 1° Que la constipation qui, à l'époque d'une solution de continuité récente, pourrait être un moyen de guérison, n'est d'aucune utilité, lorsque, comme l'on dit, les lèvres de la division sont devenues calleuses par le laps de temps ; 2° qu'après l'opération un régime rafraîchissant et relâchant, ainsi que la liberté du ventre provoquée par de doux laxatifs, mais non par des lavements, doivent être préférés à la constipation ; 3° qu'il est d'une nécessité absolument indispensable de faire la section du sphincter de l'anus si l'on veut ne pas rencontrer en lui un obstacle qui offre plus de résistance à la sortie des excréments que les bords de la solution de continuité recto-vaginale ; si l'on veut enfin faciliter la cohésion

des parties divisées, que je crois impossible sans
cette précaution préliminaire. »

Mon honorable et habile confrère, le docteur Ricord,
attaque les fistules recto-vaginales étroites avec du
nitrate acide de mercure qu'il porte dans leur trajet
à l'aide d'un fil trempé dans ce liquide et tortillé autour d'un stylet très fin en platine. On comprend
que le trajet fistuleux peut être facilement cautérisé
par l'introduction de ce stylet armé d'un fil imprégné
du caustique.

M. Amussat s'est servi d'acide nitrique que, dans
un cas, il a porté dans la fistule à l'aide d'une sonde
de femme préalablement trempée dans ce liquide
pur. Cette observation doit trouver place ici :

TRENTE-TROISIÈME OBSERVATION. *Fistule recto-vaginale accidentelle*
chez une jeune fille âgée de dix-huit ans. — Guérison en un mois
par des cautérisations réitérées avec une sonde de femme en ar-
gent trempée dans de l'acide nitrique pur.

« Mademoiselle X..., âgée de dix-huit ans, tomba, à
l'âge de six ans, en courant sur des banquettes. Dans sa
chute, l'extrémité d'un manche à balai pénétra dans le
rectum et le vagin, et déchira la cloison recto-vaginale.
Après avoir combattu les accidents inflammatoires
qui survinrent, on remarqua bien, à ce qu'il paraît,
qu'il existait une fistule : car le mot banal fut prononcé : « La nature fera le reste. »

» Quoi qu'il en soit de ces commémoratifs assez

vagues, mademoiselle X.... s'aperçut que son linge était taché d'une manière extraordinaire, ce qu'elle attribua d'abord, ainsi que ses parents, à des flueurs blanches ; mais ils furent bientôt détrompés par ce fait que les lavements donnés par le rectum sortaient en partie par le vagin. Bref, la nature n'ayant apporté aucun changement dans les suites de l'accident, au moment de la marier, on se décida à sortir de l'expectation si prolongée dans laquelle on était resté jusqu'alors.

» Le 13 août dernier, j'examinai cette jeune personne : je constatai qu'il existait sur la cloison recto-vaginale, à une petite distance de la vulve, justement à l'endroit où aurait dû se trouver l'hymen qui avait été détruit par suite de l'accident, une perforation faisant communiquer le vagin et le rectum. En mettant un doigt dans l'anus, j'arrivai à distinguer ce doigt en regardant dans le vagin, et j'aperçus distinctement l'ouverture de la fistule dans laquelle on aurait pu introduire facilement une grosse plume d'oie. Enfin un lavement que je fis administrer par le rectum sortit en jet par l'ouverture vaginale accidentelle.

» Je pensai d'abord à faire un ou deux points de suture, après avoir légèrement avivé les bords de la fistule : mais je voulus, avant d'employer ce moyen douloureux et si souvent inefficace dans les cas de ce genre, ou de fistules vésico-vaginales, essayer si, par la cautérisation avec l'acide nitrique, ou plutôt avec le nitrate d'argent suracidifié, je n'obtiendrais pas le résultat heureux auquel je suis arrivé plusieurs fois dans des cas de fistules uréthrales, congénitales ou accidentelles chez l'homme, fistules qui aboutissaient tantôt à la fesse, tantôt à la cuisse, etc....

» Je trempai donc un gros stylet d'argent dans de l'acide nitrique concentré, et je cautérisai les bords de l'ouverture fistuleuse, puis je fis des injections d'eau froide, et j'épongeai avec soin avec un petit linge mouillé que je laissai dans le vagin. Enfin, je recommandai d'observer une diète sévère et de garder le repos et la position horizontale. Je dois dire ici qu'avant de commencer le traitement, j'avais fait prendre à la malade de l'eau de Sedlitz dont l'effet est, comme tout le monde sait, de produire des garderobes d'abord, puis de la constipation.

» Trois jours après, je crois m'apercevoir que la fistule est rétrécie, et je pratique une nouvelle cautérisation avec une sonde d'argent de femme, trempée dans de l'acide nitrique.

» Sans vouloir entrer ici dans le détail des cautérisations que j'ai pratiquées à deux, trois ou quatre jours d'intervalle, qu'il me suffise de dire que peu à peu la fistule s'est oblitérée, et que le 14 septembre, c'est-à-dire un mois après le commencement du traitement, j'ai constaté qu'il existait à la place de la perforation une cicatrice assez solide pour nous permettre d'espérer une guérison durable. »

TRENTE-QUATRIÈME OBSERVATION. *Fistule recto-vaginale traitée avec succès*, par G. Fielding. — *Suture.*

« Mistriss D..., grande et belle femme, jouissant d'une bonne santé, fut délivrée, le 22 mars 1833, d'un enfant mort, à l'aide des instruments, après un travail qui avait duré trois jours. Le lendemain, la fièvre survint avec de vives douleurs ; l'urine ne passait pas, il fallut recourir à la sonde, qu'on employa durant dix-huit jours ; une médecine procura des selles avec beaucoup de douleur et de difficulté ; et la garde-malade distingua comme une sorte de lambeau de chairs mortifiées qui pendait vers les parties.

» Le 27, la malade prit une seconde potion laxative ; elle reconnut alors, à sa grande consternation, qu'elle avait perdu tout pouvoir de retenir les matières fécales, et que celles-ci s'écoulaient spontanément dans son lit. Avec le temps, la santé se rétablit, la vessie reprit ses fonctions ; mais les fèces continuèrent à s'échapper involontairement, hors quand la malade était affectée d'une constipation considérable.

» On avait essayé plusieurs remèdes, entre autres des éponges et des pessaires, mais sans aucun succès. M. Fielding vit la malade le 4 décembre 1834. A l'examen il ne trouva aucun vestige du périnée ; une cicatrice s'étendait de la commissure inférieure des grandes lèvres, le long du côté interne des deux tu-

bérosités sciatiques, et allait se perdre dans l'anus.
En dilatant légèrement les parties, on découvrait à la
partie postérieure du vagin une ouverture semi-
lunaire, de près d'un demi-pouce de profondeur, et
d'une largeur à peu près égale ; le doigt introduit par
cette ouverture, pénétrait dans le rectum. Les parois
postérieure et latérales de cet intestin paraissaient
intactes. Cette ouverture semi-lunaire embrassait
une partie de la paroi postérieure du vagin, une portion de la paroi antérieure du rectum, et le sphincter
qui la touche. De là l'impossibilité de retenir les matières fécales ; et tous ces désordres paraissaient le
résultat d'une gangrène du périnée et de la paroi
recto-vaginale.

» Dans ces circonstances on ne pouvait espérer beaucoup ; cependant M. Fielding proposa l'opération suivante, dans le but de rendre au sphincter ses usages
et d'obtenir la rétention des matières fécales.

» Le 18 décembre, après une préparation convenable, il rafraîchit les bords de l'ouverture semi-lunaire
suivant le procédé usité pour le bec-de-lièvre ; l'incision ressemblait à la lettre V renversée ; les lèvres en
furent soigneusement rapprochées par deux points
de suture ; l'un qui comprenait le sphincter ; l'autre
placé plus haut. On n'appliqua aucun appareil ; la malade se tint couchée sur le dos et fut mise à l'eau
d'orge et au thé.

» Les seuls accidents qui suivirent cette opération
furent une douleur qui, du coccyx, remontait vers les

lombes, et qui persista tout le jour et la nuit suivante, quoique sans fièvre ; et une rétention d'urine qui dura neuf jours, et nécessita l'emploi de la sonde.

» Le 13, les sutures s'étant relâchées, on les enleva avec précaution ; il y avait une réunion partielle du sphincter, avec des bourgeons charnus au-dessus et au-dessous.

» Le 17. La malade n'ayant pas été à la selle depuis l'opération, on lui administre un peu d'huile de ricin.

» Le 18. Il y eut une selle liquide. Bien que la malade ne trouvât pas d'amélioration dans son état, évidemment les bourgeons charnus comblaient de plus en plus l'ouverture. Une grosse bougie en cire fut introduite tous les jours à deux ou trois pouces dans le rectum et laissée quelques instants en place ; une diète légère fut observée, et on permit même à la malade de se mettre un peu sur son séant.

» Le 21. On donna de nouveau de l'huile de ricin, qui n'opéra pas ce jour-là ; mais le lendemain matin, le besoin d'aller s'étant fait sentir, la malade s'aperçut avec joie qu'elle pouvait se retenir et sortir de la chambre sans inconvénient, ce qui ne lui était pas arrivé depuis vingt mois. A dater de ce jour, elle alla quotidiennement à la selle.

» Le 25. La réunion était complète et se présentait sous forme linéaire ; les bourgeons charnus n'étaient pas encore entièrement cicatrisés ; on permit une promenade en voiture.

» Le 24 juin 1835. La malade était depuis long-temps guérie ; le sphincter remplissait parfaitement ses fonctions, même quand elle prenait des potions laxatives. M. Fielding l'a revue en janvier 1836 ; elle était devenue enceinte, était accouchée d'un enfant vivant, et continuait à jouir des bénéfices de l'opéra-tion (1). »

TRENTE-CINQUIÈME OBSERVATION. *Ancienne rupture du rectum, avec passage des excréments dans le vagin, guérie par la suture*, par le docteur Placido Portal, de Palerme.

« Le 17 février 1828, je fus invité à examiner une enfant de quatre ans, nommée Concettina Marvillo, de Palerme, née de parents sains et de forte consti-tution. Les parents me racontèrent que, dans le cou-rant de l'année 1825, ils s'étaient aperçus pour la première fois que les parties externes de la généra-tion se maintenaient continuellement enflammées et exhalaient une puanteur cadavérique accompagnée d'un suintement de sanie également fétide. A l'exa-men, je trouvai, en effet, qu'il s'était établi une com-munication entre le rectum et le vagin, sans que le périnée, la fourchette et l'anus eussent subi aucune altération ; et, dans les efforts que faisait l'enfant pour aller à la selle, il en sortait des matières excré-mentitielles qui entretenaient l'irritation. L'ouverture de communication était située à un demi-pouce au-

(1) *Gazette médicale de Paris*, année 1836, p. 374.

dessus de la fourchette ; assez large pour admettre le bout du petit doigt, elle offrait une forme elliptique, et ses bords étaient calleux.

» L'opération était la seule ressource dans un cas si grave. Je la proposai aux parents, mais non sans leur représenter les difficultés qu'elle entraînait et l'incertitude du résultat, à raison des accidents qui pouvaient suivre. Considérant que la maladie était fort ancienne et presque congénitale, mon projet était de raviver les bords de l'ouverture avec le plus grand soin, et de la réunir par des sutures. Je crus d'ailleurs devoir préparer l'enfant avec des purgatifs huileux et des lavements.

» Enfin, le 27 février, l'enfant étant située comme pour l'opération de la taille, et maintenue ainsi par deux aides, j'introduisis d'abord dans l'anus le doigt indicateur gauche, en le poussant légèrement et en portant la pulpe près des bords de la fistule. Je pris de la main droite des ciseaux mousses, et en dirigeant la pointe sur le bout du doigt introduit dans l'anus qui me servait de conducteur, j'avivai les bords de la fistule ; ensuite prenant une aiguille courbe armée d'un fil de soie, je plaçai un point de suture de haut en bas, sans déranger mon doigt, je repris une autre aiguille et pratiquai deux autres points de suture sur le côté (1), de manière que les quatre fils

---

(1) Nous traduisons ici littéralement, mais il paraît, d'après le texte qui suit, qu'il y a eu en tout quatre points de suture dont la disposition n'est pas bien exactement déterminée. (*Note du Journal.*)

réunis formaient une espèce de croix, et je fis serrer les·nœuds par un des assistants sans retirer mon doigt de l'anus. Je ne le retirai que quand tout fut fini ; j'assujettis les bouts des fils sur l'aine droite à l'aide d'une petite bandelette de sparadrap ; j'appliquai, par-dessus la suture, de la charpie et des compresses, le tout soutenu par un bandage en T.

» L'enfant fut reportée au lit, on lui lia ensemble les genoux et les malléoles pour tenir les cuisses rapprochées ; et l'on prescrivit un simple julep de guimauve étendu d'eau. Quelques heures après, elle urina avec un sentiment de brûlure et de picotement à la plaie. Le premier et le deuxième jour se passèrent sans fièvre. La fièvre survint le troisième jour, mais légère ; et le soir même, les urines ayant coulé abondamment, elle diminua : en examinant les parties génitales, je ne trouvai qu'un petit gonflement aux grandes lèvres. Dans la nuit du quatrième jour, elle fut prise de toux et de vomissement, avec un sentiment de brûlure intense à la plaie. Le lendemain matin j'ôtai l'appareil, et examinant les choses de près, je trouvai que le point de suture latéral avait déchiré les parties qu'il devait maintenir, et que les parties voisines étaient un peu enflammées : je fis, en conséquence, fomenter la plaie avec une décoction tiède de guimauve, et appliquer par-dessus des plumasseaux enduits de cérat. L'irritation se calma. Les urines étaient si abondantes qu'à la boisson prescrite je substituai l'hydrogale.

» Le cinquième jour eurent lieu pour la première
fois des selles très liquides, dont aucune partie
ne traversa la plaie ou ne dérangea les autres points
de suture. Le sixième jour, la malade fut tranquille.
Le septième, sans cause connue, le point de suture
de la partie supérieure se trouva déchiré, en sorte
qu'avec la déchirure du premier, ils laissaient béant
presque un tiers de la plaie. Mais, malgré cet accident, les selles passèrent toutes par l'anus quoique
plus consistantes que les premières.

» Les deux autres points de suture se maintinrent
bien : la lymphe plastique tenait les bords de la plaie
rapprochés l'un de l'autre. Plusieurs jours se passèrent sans fièvre; je permis un peu d'aliments. Cependant, la plaie des points de suture déchirés rendait
une matière assez abondante qui obligeait à la fomenter plusieurs fois par jour. Comme j'étais convaincu que ces divers inconvénients pouvaient faire
manquer l'opération, avant de faire d'autres points
de suture, ce que l'indocilité de l'enfant aurait rendu
très difficile, je voulus essayer de cautériser, avec le
nitrate d'argent, les déchirures qui offraient comme
une petite frange assez semblable aux caroncules
myrtiformes : je répétai cette cautérisation sept fois,
et, contre toute attente, j'observai qu'insensiblement
la plaie allait en se rétrécissant et en contractant des
adhérences, en sorte que, dans l'espace de soixante-
dix-sept jours l'enfant fut guérie, bien que, malgré
les lavements et les purgatifs huileux dont je ne lui

faisais pas faute , elle eût eu plusieurs retours de constipation.

» L'auteur fait observer, en outre, qu'il ne s'est servi ni du spéculum vaginal, ni du gorgeret de Saucerotte, à raison de l'étroitesse du vagin, qui permettait à peine aux doigts de pénétrer et d'exécuter les manœuvres indispensables pour une aussi diffi-cile opération (1). »

Le fait suivant trouve sa place naturellement après l'observation de Saucerotte.

Trente-sixième observation (2). — Le 4 décem-bre 1834, madame D..., âgée de vingt-neuf ans, d'une taille élevée, d'une bonne santé, raconte que le 22 mars 1833, elle accoucha, par le forceps, d'un en-fant mort, après être restée trois jours en travail ; que le second jour elle eut de la fièvre, des douleurs très vives, et qu'elle n'urina que dans l'après-midi du 23, à l'aide d'une sonde qui fut employée dix-huit jours ; les intestins furent évacués ce jour avec beaucoup de peine et de difficultés, et la garde aperçut comme des débris de matière morte fixés aux environs des par-ties. Elle prit encore un purgatif le 27, mais elle s'a-perçut avec douleur qu'elle avait perdu la faculté de retenir ses matières fécales, qui s'écoulaient invo-lontairement dans le lit. Depuis, la vessie reprit sa contractilité, et la malade recouvra sa santé et ses forces. Mais, depuis le 27 jusqu'à présent, elle n'a

(1) *Gazette médicale de Paris*, année 1835, p. 696.
(2) *London medical Gazette*, t. XVIII, p. 49.

jamais pu retenir les matières (excepté quand elle était très constipée), qui passaient en tout temps et dans toutes les positions. Beaucoup de remèdes avaient été proposés et tentés, entre autres des éponges et des pessaires, mais sans succès. En l'examinant, je ne trouvai plus de vestige du périnée; une cicatrice, étendue de la commissure postérieure des lèvres, le long du bord interne de chaque tubérosité ischiatique, allait se perdre dans l'anus. En dilatant les parties largement, je découvris, à la partie postérieure du vagin, une ouverture semi-lunaire de plus d'un demi-pouce en profondeur, et d'à peu près autant en largeur. Le doigt passait aisément à travers cette ouverture dans le rectum. Les parois postérieures et latérales du rectum paraissaient entières. Cette ouverture semi-lunaire comprenait une partie de la cloison postérieure du vagin, une portion de la paroi antérieure du rectum, et le sphincter qui y adhère.

De là l'impossibilité de retenir les matières dans le cul-de-sac du rectum, et de là aussi on pouvait conclure qu'il y avait eu une déchirure du périnée, de la paroi postérieure du vagin et de la portion correspondante du rectum et du sphincter. Dans de telles circonstances, il fallait être réservé dans ses promesses; cependant je proposai l'opération suivante dans la vue de rétablir, s'il était possible, l'usage du sphincter, afin de rendre la malade capable de retenir ses matières, ce qui était d'une grande importance

pour cette personne, qui était d'une extrême propreté.
Le 10 décembre, après les préparatifs convenables,
j'avivai les bords de chaque côté de l'ouverture semi-
lunaire, depuis la base de l'involucre du sphincter
jusqu'à son sommet, comme cela se pratique habituellement dans le bec-de-lièvre. L'incision ressemblait alors à un V renversé. Les lèvres furent soigneusement réunies par deux sutures, l'une à travers
le sphincter, et l'autre au-dessus. Aucun pansement
ne fut fait. Repos, diète, eau d'orge, thé. La seule
incommodité qui suivit cette opération fut une douleur dans la direction du coccyx et des reins pendant
ce jour et la nuit suivante, mais sans symptômes fébriles, et une rétention d'urine pendant neuf jours
pour laquelle le cathéter fut employé. Le 13, les fils,
étant relâchés, furent coupés avec soin et retirés ; il
y avait une union partielle dans un point du sphincter, avec des granulations de bonne nature en avant
et en arrière. Les granulations furent légèrement
touchées avec le nitrate d'argent, le 16 et les jours
suivants. Le 17, rien n'ayant traversé les intestins
depuis l'opération, j'ordonnai l'huile de ricin. Le 18,
une évacuation alvine liquide. La malade ne se croit
pas beaucoup mieux ; mais il est clair que les granulations remplissent l'ouverture de plus en plus. Une
grosse bougie de cire est introduite, à deux ou trois
pouces dans le rectum, tous les jours, et y séjourne
quelque temps. Le 21, huile de ricin, dans le but d'ex-

citer les intestins. Le 22, le matin, aussitôt que j'arrivai près de la malade, elle me dit avec une joie indicible : « J'ai le plaisir de vous apprendre que quand l'huile fit son effet, ce matin, je fus assez maîtresse de moi pour passer de cette chambre dans l'escalier sans aucun embarras : c'est la première fois depuis mon accident. » 20 mai. Même traitement, un peu moins de diète.

Le 25, les intestins ont agi naturellement. Une fois aujourd'hui la malade n'a point eu de difficulté à retenir ses matières. Les parties ne présentent plus maintenant qu'une ligne irrégulière, au lieu d'une profonde ouverture ; les granulations ne sont pas entièrement cicatrisées. Promenade en voiture.

Le 24 janvier 1835, j'ai vu madame D..., deux fois depuis le mois dernier, et touché avec le caustique les parties qui sont maintenant tout à fait cicatrisées. A la place de la vaste déchirure, on ne voit plus qu'une lame irrégulière. Madame D... me répète que, depuis le 22, elle a toujours parfaitement gardé ses matières, et que quelquefois même elle est obligée de se purger.

Janvier 1836, madame D... a donné naissance à un enfant vivant, sans que son état ait changé.

4° *Séton.*—Le séton n'est cité ici que comme histoire, il ne peut convenir que dans des cas exceptionnels, et lorsqu'il sera possible de détourner le cours des matières, afin d'obtenir l'oblitération de l'orifice vaginal ou vulvaire, comme dans le fait suivant :

M. Barton, de Philadelphie, traita de cette manière une fistule vulvo-rectale survenue à la suite d'un abcès. On ne dit pas s'il reconnaissait pour cause une affection syphilitique.

Toujours est-il que l'orifice vulvaire s'ouvrait à trois quarts de pouce de la grande lèvre droite, et que l'orifice rectal commençait à trois ou quatre pouces au-dessus de l'orifice du vagin. Voici comment s'exprime l'auteur de l'observation en parlant du procédé qu'il a suivi.

« On introduisit une tente pendant plusieurs jours, dans le but de dilater le sinus et d'en rendre le cours moins tortueux. Un séton fut ensuite placé avec une sonde dans le sinus par le vagin ; il traversa toute la fistule, pénétra dans le rectum et fut ensuite ramené par l'anus. Craignant qu'il ne vînt à sortir, on en lia les deux extrémités. Quelques jours après l'anse fut coupée, et le bout du séton qui traversait le vagin fut passé dans l'œil d'une sonde préalablement courbée à son autre extrémité. On introduisit alors cette sonde par l'orifice du vagin, jusqu'à un pouce et demi environ dans le sinus ; la pointe en fut ramenée vers le périnée, précisément au dehors du sphincter de l'anus. Là, une incision petite et profonde fut pratiquée ; on passa au travers la sonde qui ramena avec elle l'extrémité du séton.

» Ainsi, au lieu de sortir par le vagin, comme auparavant, le séton venait de l'intestin, parcourait seulement une partie du sinus, et descendait par la nouvelle ouverture qui avait été faite pour lui. Les deux extrémités furent liées ensemble, formant ainsi une anse qui embrassait les parties comprises entre la surface extérieure du sphincter de l'anus et du rectum. De temps en temps on le resserra, afin de détruire par l'ulcération les parties, comme on le pratique dans la fistule à l'anus opérée par la ligature. Aussitôt que, par ces moyens, le conduit nouveau et direct fut fait, et eut atteint une étendue plus large que celui qui pénétrait dans le vagin, les matières du rectum abandonnèrent cette portion du trajet qui se rendait dans le vagin, pour suivre la voie tracée par le séton. C'était exactement le but que je me proposais par cette opération, pensant bien que, si je pouvais établir un passage plus libre et plus direct pour l'écoulement des fluides du rectum que celui par le vagin, le sinus ouvrant dans cette cavité se refermerait naturellement et s'oblitérerait d'une manière permanente. Mes opinions furent justifiées ; car, bien avant que le séton eût coupé les parties, la portion vaginale du sinus était fermée, et l'intégrité de cet organe rétablie. Je n'avais plus maintenant qu'à poursuivre le traitement de ce cas, comme j'aurais à le faire, s'il s'agissait d'une simple fistule à l'anus, en serrant chaque jour la ligature que je coupai bientôt avec la petite portion de parties qu'elle embrassait. En peu de jours, la guérison fut complète, et aujourd'hui j'ai le plaisir de voir cette malade guérie sans difformité d'une fistule recto-vaginale existant à une période peu avancée de la vie, et avec un ensemble de circonstances que l'on rencontre rarement. »

Quelquefois la fistule, sans offrir l'obliquité du trajet dont il est fait mention dans la précédente observation, observe cependant des coudes, des angles, qui font douter de son véritable mode de terminaison dans le rectum. Ce n'est qu'après avoir effacé les coudes par des pressions douces, exercées le long du trajet, que l'on peut découvrir l'orifice intestinal. On est quelquefois même obligé d'inciser une partie de la fistule avant d'arriver à un diagnostic sûr. Une femme qui, autrefois, avait été affectée d'une maladie syphilitique consistant dans une blennorrhagie grave et dans des chancres, offrit, au bout d'un certain temps, tous les symptômes d'une fistule vulvo-rectale. Constamment la malade avait la vulve baignée par une matière purulente sanieuse, et, lorsque j'examinai la surface muqueuse, je ne rencontrai d'abord que quelques orifices qui se terminaient en cul-de-sac, et qui fournissaient du pus à la pression. Parmi ces orifices, il y en avait un qui permettait de pénétrer assez profondément, c'était une véritable fistule : j'incisai ce trajet sur un stylet cannelé, j'en cautérisai la surface, et j'excisai latéralement ses rebords. Je crus que j'avais assez fait pour la malade et que la guérison deviendrait par là tout à fait complète. Malheureusement il en fut autrement. Cette fois la malade s'aperçut que des gaz passaient par ce qui demeurait du trajet de la fistule. Dès lors, j'en recherchai l'orifice dans le point d'où sortait un pus jaunâtre, et je finis, après bien des tâtonnements, et après avoir effacé quelques angles, par parvenir dans l'anus, en traversant l'épaisseur du sphincter. Je promenai alors un bistouri dans toute l'étendue de la fistule, dont je divisai les parois. Le périnée fut sillonné, l'orifice anal incisé, une cautérisation fut pratiquée, et une petite mèche fut placée pendant quelques jours dans l'anus et dans le trajet de la fistule. Une hémorrhagie abondante, due à la division d'artérioles hémorrhoïdales, suivit cette opération. L'écoulement de sang fut arrêté à l'aide d'un tamponnement exercé avec l'amadou, qui s'étendait dans le rectum et le vagin.

TRENTE-SEPTIÈME OBSERVATION. — *Fistule recto-vaginale; — séton,* par le docteur Valentine Moth.

« Mademoiselle R....., de Virginie, âgée de vingt-deux ans, éprouva, peu de temps après un voyage de Philadelphie à New-York, tous les symptômes d'un abcès dans la région recto-vaginale. L'abcès se vida par deux ouvertures, dont l'une, située à l'extérieur, guérit spontanément, et l'autre, située dans le vagin, devint fistuleuse, et résista pendant quatre ans à tout traitement local ou général, à l'emploi des injections et des tentes de charpie, de la cautérisation, des incisions et des excisions. La malade vint à Philadelphie se confier à mes soins en mars 1839. Je trouvai alors que la fistule s'ouvrait sur le côté droit du vagin, à 13 millimètres de son orifice. Un stylet introduit par cette fistule pénétrait dans un conduit irrégulier, qui remontait d'abord obliquement en dehors, puis s'inclinait du côté du rectum, et allait déboucher dans sa cavité, à 81 ou 108 millimètres au-dessus de l'anus. La fistule vaginale donnait quelquefois passage à des gaz, et à une quantité de liquides stercoraux assez grande pour humecter les parties génitales externes.

»Il était facile de comprendre qu'une pareille infirmité devait être traitée d'après les principes qui dirigent le traitement de la fistule à l'anus. Il s'agissait, en effet, d'un cas analogue, modifié seulement par une disposition particulière, à savoir : l'ouverture de la fistule dans le vagin. Cependant, on ne pouvait songer à appliquer ici, dans toute sa rigueur, le traitement ordinaire de la fistule à l'anus ; car, en déterminant par l'emploi d'un séton, ou en divisant avec l'instrument tranchant les parties molles comprises entre les deux ouvertures fistuleuses, on eût détruit une partie du périnée, on eût établi une large communication entre le rectum et le vagin, et l'on eût ainsi augmenté le mal, loin d'y remédier. Il fallait donc ou conseiller à la malade de se résigner à son infirmité, ou introduire dans l'opération de la fistule des modifications relatives au cas particulier qui se présentait. Je pris ce dernier parti, et voici comment l'opération fut pratiquée.

» Après avoir, pendant quelques jours, introduit par le vagin une forte tente de charpie dans la fistule, pour la dilater, et en même temps redresser son trajet, j'y fis passer, au moyen d'une sonde trouée, un séton que je conduisis ainsi de bas en haut dans toute la longueur du trajet fistuleux jusqu'à ce qu'il eût pénétré dans le rectum, et que je retirai ensuite par l'anus. J'attachai lâchement les deux bouts du séton pour les empêcher de se déranger, et je le laissai en place pendant quelques jours. Après quoi, je coupai ce nœud, et, passant l'extrémité vaginale du séton dans le trou d'une sonde courbe, j'introduisis l'extrémité de cette sonde dans l'orifice vaginal de la fistule : je la fis d'abord remonter dans le trajet fistuleux jusqu'à la hauteur de 40 millimètres environ, puis, par un mouvement de bascule, je la dirigeai contre le plancher du périnée, en dehors du sphincter de l'anus. Alors je pratiquai, à ce niveau, une petite, mais profonde incision, à travers laquelle j'amenai l'extrémité de la sonde, et avec elle le bout du séton passé dans son ouverture.

» De cette manière, le séton, au lieu de communiquer par une extrémité avec l'intérieur du rectum, et par l'autre avec la cavité vaginale, en suivant dans son trajet toute la longueur du conduit fistuleux, forma une anse qui embrassa comme dans une fistule anale ordinaire la portion inférieure de la paroi externe du rectum, et toutes les parties molles comprises entre cette paroi et le niveau de l'incision pratiquée à l'extérieur. Je n'eus plus qu'à attacher ensemble les deux extrémités de cette anse, et à les serrer graduellement, et de jour en jour, pour déterminer l'étranglement, l'ulcération et la destruction progressive des parties molles comprises dans la ligature. Avant que cette destruction fût complète, et dès que le nouveau trajet établi entre l'orifice rectal de la fistule et l'incision extérieure fut un peu élargi par le travail d'ulcération suppurative entretenue par le séton, les matières intestinales liquides commencèrent à prendre cette voie, et l'ouverture fistuleuse du vagin s'oblitéra spontanément. Je continuai à serrer tous les deux ou trois jours la ligature, jusqu'à ce qu'enfin ce qui restait des parties molles comprises dans l'anse du séton fût réduit à un pont très étroit que je coupai avec des ciseaux. A partir de ce moment, la guérison fut complète en quelques jours et se fit de la même manière que dans la fistule ordinaire. La malade se trouva ainsi débarrassée à la fois d'une double infirmité, c'est-à-dire de la fistule du rectum et de celle du vagin.

» La guérison date maintenant d'un an à peu près, et des nouvelles récentes m'apprennent qu'elle s'est parfaitement maintenue (1). »

(1) *Gazette médicale de Paris*, p. 283, année 1841.

L'observation suivante se rapproche tellement des observations précédentes, que j'ai cru devoir la faire figurer ici. D'ailleurs je n'aurais pu méthodiquement la placer dans un autre lieu.

TRENTE-HUITIÈME OBSERVATION. — *Fistule recto-vaginale traitée par la ligature et l'incision,* par M. Barton.

« Mademoiselle *** âgée de vingt-deux ans, eut, en 1835, un abcès saillant à la fois dans le rectum et dans le vagin. Ouvert avec le bistouri dans le premier de ces organes, il s'ouvrit de lui-même dans le second. Depuis cette époque jusqu'en 1839, les deux ouvertures restèrent fistuleuses et résistèrent à tous les traitements employés. Injections, mèches, sétons, incisions, excisions, furent impuissants. Quand la jeune malade vint consulter le docteur Barton, l'ouverture fistuleuse du vagin était à 27 millimètres sur le côté droit, et le canal, se dirigeant en arrière, traversait le périnée pour remonter sur la face antérieure du rectum, qui était percé à 95 millimètres de l'anus.

» L'opération qui guérit cette fistule fut la suivante : On y passa d'abord un séton qui, entrant par le vagin, vint sortir par le rectum. A quelques jours de là, on fit au périnée une incision qui pénétra jusqu'à la fistule : l'extrémité vaginale du séton, conduite à travers cette incision, laissa libre l'ouverture de la fistule au vagin. La fistule recto-vaginale était ainsi convertie en fistule anale, qu'on traita par la ligature Celle-ci fut serrée chaque jour. Avant qu'elle eût complétement détruit la fistule anale, celle du vagin était tout à fait guérie (1). »

§ IV. — Autoplastie vagino-rectale.

Voilà où en était la science, ainsi que l'exposition minutieuse des faits le démontre, lorsque j'ai publié de nouvelles recherches sur l'anatomie pathologique, la thérapeutique et le mécanisme des fistules recto-vaginales. (2) Ainsi que l'on peut en juger, les chirurgiens avaient varié les essais et les tentatives pour arriver à des résultats satisfaisants, et, il faut l'avouer, ils sont parvenus quelquefois à réussir au delà de leurs espérances par l'emploi des moyens qui ont échoué dans beaucoup d'autres circonstances. Mais on ne s'était pas rendu compte du mode d'action des procédés ; on avait marché sans guide et sans connaissances positives préliminaires. On avait voulu, si l'on me permet cette expression triviale, *boucher un trou* d'une manière quelconque, intention, certes, très bonne, mais ne se rattachant à aucune doctrine, et dont l'exécution ne pouvait être accompagnée de la confiance et de l'assurance nécessaires aux chirurgiens qui doivent s'occuper d'un pareil accident. C'est ainsi que l'on voyait mettre en pratique la cautérisa-

(1) *Gazette médicale de Paris*, p. 666, année 1840.
(2) *Traité de chirurgie plastique*. Paris, 1849, t. II, p. 245.

tion sans trop savoir où cela conduirait, ou faire usage du séton sans être plus sûr des résultats définitifs.

Établissons en fait que l'on ne peut obtenir la guérison d'une fistule recto-vaginale que par la réparation de la perte de substance et par la destruction de la membrane de nouvelle formation qui tapisse le trajet organisé. Cela étant posé, il est évident que les moyens mis en usage qui ne rempliront pas ces conditions deviendront nuisibles ou insuffisants.

Il s'agit donc, dans le traitement de ces lésions, de forcer la nature à fournir les moyens de réparation par elle-même. C'est le bourgeonnement qui, seul alors, peut combler l'espace, et, sous ce rapport, le séton, les cautérisations superficielles peuvent le provoquer, quand ils n'agissent pas au delà de certaines limites ; car on sait que le séton trop prolongé tend à organiser davantage le trajet qu'il parcourt, et qu'une cautérisation portée au delà de certaines limites détermine une perte de substance, laquelle ne permet plus aux parties de s'agglutiner et de se réunir. Il est vrai que ces agents peuvent par eux-mêmes favoriser le développement d'un dépôt de lymphe qui comblera l'espace par bourgeonnement.

Cette manière de faire ne peut plus être approuvée lorsqu'il s'agit d'une ouverture large, et il ne faut même espérer qu'exceptionnellement la cure radicale par la suture et le ravivement. C'est pourquoi il convient de réparer la perte de substance momentanément par le déplacement organique des tissus qui

entourent la fistule, afin d'arriver à la fusion des lèvres
de la plaie sans difficulté.

Dans aucun cas je n'ai réussi.

Tout, dans une science bien faite, se lie et s'en-
chaîne, et les principes, une fois bien établis, servent
de guides dans la recherche de la vérité ; mais on ne
trouve rien de semblable dans ce qui a rapport à
l'histoire et à la thérapeutique des fistules recto-vaginales. De là aussi tous les procédés vagues et incer-
tains dont je ne ferai pas la critique, et qu'il me suffit
d'avoir brièvement passés en revue.

Le premier principe à poser pour entrer dans une
voie plus certaine, c'est que l'on doit agir contre la
cause qui a produit l'altération.

C'est ainsi qu'il faudra diriger ses moyens d'action
contre la cause syphilitique, si la fistule recto-vaginale a été produite par le virus vénérien. Sans cette
précaution préliminaire, on ne peut pas espérer obtenir l'oblitération de la fistule, quel que soit le procédé
auquel on ait recours.

Dans le cas d'ouverture congéniale du rectum dans
le vagin, on cherchera à rétablir la voie naturelle avant
de songer à fermer la fistule rectale. C'est ainsi que
Dieffenbach a pu, dans un cas pareil, rétablir l'anus
normal absent et fermer la fistule chez une petite fille
de trois mois.

Etablissons de même en principe, que lorsque la
fistule recto-vaginale est sans complication, et qu'il
n'existe plus que les effets de la cause qui a produit

l'altération, il convient de diriger contre elle le traitement qui peut en obtenir l'oblitération.

Il reste à discuter quelle est la méthode que l'on doit préférer pour arriver à ce but ; exposons auparavant, sous forme de propositions, les indications principales.

L'étendue de la lésion indique l'insuffisance de certains moyens et la possibilité de leur action salutaire dans d'autres circonstances.

Il est facile de comprendre que les cautérisations seraient insuffisantes pour les fistules qui représentent un véritable trou, pour les fistules directes et qui offrent un certain diamètre.

Ce serait abuser de la confiance des malades que de les soumettre, dans ces circonstances, à l'application incommode et douloureuse de la compression, et de les forcer à accepter l'infructueux séjour d'un séton contre une maladie qui doit résister à un pareil moyen.

Si l'on a vu quelquefois des petites fistules obliques guérir après un temps très long, par la cautérisation, il est positif que le plus souvent elle a échoué contre d'aussi faibles lésions en apparence.

En résumé, les *fistulettes* recto-vaginales peuvent être guéries par des cautérisations successives, qui doivent comprendre une grande partie ou la totalité du trajet fistuleux, afin de provoquer la destruction de la membrane de nouvelle formation, et d'exciter le développement de bourgeons celluleux et vasculaires qui seront le germe de la cicatrice. Toutefois il ne faut pas compter aveuglément sur ce moyen, dont l'expérience a souvent démontré l'infidélité.

Les petites fistules qui ont résisté à une médication rationnelle réclament le traitement des fistules avec perte de substance. Sans craindre d'être démenti par les faits, je poserai en règle que toute fistule recto-vaginale, avec perte de substance, large ou longue, doit être traitée par la suture, aidée du déplacement des parois du vagin, mobilisées par des sections longitudinales ou transversales.

Quoique certaines de ces fistules aient guéri par le ravivement et la suture, il n'en est pas moins vrai qu'il a été impossible d'arriver à de pareils résultats lorsque la perte de substance était considérable.

Ce que je viens de dire est d'autant plus important à noter que, dans les cas où l'on a guéri des fistules recto-vaginales par la suture, il n'existait pas, suivant nous, de perte de substance, mais bien une fente longue de 2 centimètres à 2 centimètres 1/2. Ainsi, dans le fait rapporté par Saucerotte, il n'existait qu'une espèce de déchirure de la cloison recto-vaginale. Et cependant Saucerotte n'a pu obtenir un résultat satisfaisant par la première application de la suture, car ce n'est qu'à la seconde qu'il a réussi.

La fistule avec perte de substance réclame donc autre chose que la suture, qui seule ne peut suffire. Il convient de réparer l'altération, en effet, non à l'aide d'un lambeau emprunté au vagin ou aux parties environnantes, mais du déplacement de l'organe vulvo-utérin : c'est sur cette doctrine que je fonde le procédé que je vais exposer.

On ne peut donc réellement croire à la guérison que par le déplacement partiel et le relâchement des lèvres de la plaie. C'est, par conséquent, dans cette méthode que se trouvent toutes nos espérances. Nous allons donc exposer ce point de doctrine avec soin et précision. Les observations que je rapporterai serviront, je crois, à le démontrer d'une manière péremptoire.

Par ce qui vient d'être dit, on peut comprendre que la méthode que je propose, et que l'expérience a déjà sanctionnée, consiste dans une réparation ou dans l'anaplastie vagino-rectale.

Tous les organes, jusqu'ici, avaient subi des réparations au moyen des viscères environnants ou de la trame qui les compose, et l'on n'avait pas encore songé à faire éprouver un changement de position à la cloison recto-vaginale ou à y transporter une greffe animale, lorsque j'ai entrepris une série de recherches qui seront successivement exposées.

Les beaux résultats obtenus dans toutes les régions du corps par l'autoplastie ont dû éveiller mon attention en ce qui est relatif aux altérations graves de la cloison recto-vaginale, si sujette à des inflammations contagieuses ou non contagieuses, à la formation de foyers purulents, à supporter des pressions violentes qui conduisent à la gangrène, à être le siége de déchirures et de ruptures à des degrés différents.

C'est donc aux difformités qui sont l'inévitable conséquence des pertes de substance éprouvées par ce diaphragme, ou de la cicatrisation isolée des lèvres d'une plaie survenue par accident, que sont applicables les données fournies par l'anaplastie.

Les insuccès qui avaient suivi les opérations de diverses espèces pratiquées par moi dans le but d'effacer une difformité pénible et dégoûtante m'ont conduit à tenter la réparation de la cloison recto-vaginale déformée.

D'abord j'avais cru qu'il était possible de remédier à ces accidents de la nature par des lambeaux empruntés çà et là, avec ou sans torsion du pédicule. Mais j'avoue que j'ai été trompé dans mon attente et que la pratique n'a pas répondu aux vues théoriques qui m'avaient d'abord souri à un haut degré. Cela prouve que toutes les méthodes et tous les procédés ne sont pas également applicables aux divers points graphiques du corps divisé en régions.

Dès lors, j'ai dû me diriger dans un autre sens, et j'en ai appelé à l'autoplastie faite avec l'organe lui-même. C'est, sans contredit, la meilleure forme de réparation et la plus simple parmi celles qui servent à réparer le corps humain. De la sorte, on entreprend la confection de l'organe avec lui-même, et l'on évite de pratiquer plusieurs opérations, toujours douloureuses et qui portent avec elles un caractère de gravité telle qu'on ne peut pas trop faire son possible pour l'éviter. On voit qu'il s'agit ici de l'*autoplastie par glissement,* ou, si l'on aime mieux, *par locomotion.*

Des recherches nombreuses faites sur le cadavre m'ont bientôt appris que non seulement la région se prêtait à cette forme de réparation, mais encore qu'il était permis de compter sur le succès.

Des dissections intéressantes m'ont toutefois appris qu'on ne pouvait pas porter l'instrument tranchant avec la même audace dans toute l'étendue de la cloison recto-vaginale que sur le diaphragme vésico-vaginal, à cause de la disposition du péritoine qui n'est pas la même.

On verra, en répétant mes expériences, qu'il est facile de faire glisser la paroi postérieure du vagin sur la partie antérieure du rectum, et, partant, rien n'est plus facile que de déplacer ces deux portions contiguës de la cloison en exerçant des tiraillements ou à l'aide d'incisions qui ne doivent intéresser que l'épaisseur du vagin.

L'anaplastie recto-vaginale est donc basée entièrement sur la structure organique de cette région. En partant de ce fait anatomique, il est facile d'admettre *à priori* comme possible la réparation dont il s'agit; les faits ont bientôt confirmé les données puisées dans l'anatomie.

Les procédés que j'ai mis en usage ont donc pour but de déplacer le vagin qui seul offre de la résistance, puisque le rectum cède de lui-même avec une facilité surprenante.

Tous ces procédés ont ceci de commun qu'ils se composent : 1° du ravivement des lèvres de la fistule ; 2° de la suture entrecoupée ou de la suture entortillée ; 3° de leur relâchement par des incisions dont la longueur et le nombre sont en rapport avec l'étendue de la lésion ; 4° d'un régime approprié à l'état de la malade.

Toutes les méthodes autoplastiques ont été à peu près essayées par moi pour réparer la perte de substance recto-vaginale. C'est ainsi que j'ai eu recours à la méthode indienne, en empruntant un lambeau aux grandes lèvres, à l'orifice vulvaire, à la fesse ou au pli de la cuisse, et qu'il a été transporté par torsion du pédicule à la cloison déformée.

Toutes les fois que je pratique une semblable opération, je prépare la malade afin d'enlever toute cause d'irritation. C'est surtout lorsqu'il existe de la suppuration dans les tissus qui doivent supporter l'opération, que je mets plus de temps à préparer la malade. Si l'on ne procède pas avec cette mesure et cette prudence, on coupe des tissus qui, ramollis, n'offrent plus aucune résistance, et l'on s'expose par là à un insuccès.

Quoi qu'il en soit, dès que le moment favorable de pratiquer l'opération est arrivé, on ravive la fistule, on la maintient en contact par la suture, et l'on établit un relâchement dans les lèvres de la plaie par un débridement dont je vais parler tout à l'heure.

La position de la malade sera telle que le siége

reposera sur des alèzes, des coussins solides, et que les jambes seront fléchies sur les cuisses et celles-ci sur le bassin. L'opérateur dominera de toute la tête les organes génitaux de la malade, afin de pouvoir les voir et les regarder facilement pendant le temps que durera l'opération.

Plusieurs aides sont indispensables pour l'exécution de cette opération : deux soutiennent les membres fléchis, tandis qu'ils écartent les grandes lèvres avec une main ; un troisième relève avec un spéculum à une valve introduit dans le vagin la paroi supérieure de ce conduit, la vessie et son col. Quelquefois il est convenable d'introduire des leviers dans le vagin pour écarter les grandes lèvres.

Tous ces préparatifs ont pour but de mettre à découvert l'endroit sur lequel l'opération doit être faite, et de protéger les organes voisins.

Tout étant disposé, et la lumière du jour ou une lumière artificielle éclairant vivement les parties qui sont le théâtre de l'opération, le chirurgien procède au ravivement, à la suture, et au débridement des parois du vagin.

1° *Ravivement.* — Si l'ouverture fistuleuse est très apparente, le chirurgien saisit avec des pinces à dents la circonférence de la fistule, dont il enlève toute la cicatrice, en portant le ravivement à une certaine distance sur le rectum et le vagin.

Quelquefois la manœuvre ne s'exécute pas aussi facilement, et le chirurgien est obligé de faire tirer

la cloison recto-vaginale à l'extérieur, avec des érignes, des pinces, ou, ce qui est préférable, avec le
doigt d'un aide introduit dans le rectum. Celui-ci
s'occupe alors de renverser la cloison et de la porter
avec son doigt dirigé en crochet et courbé légèrement
à l'ouverture vulvaire.

Lorsque le ravivement est bien fait, il s'échappe
une certaine quantité de sang par le rectum et par le
vagin; ce liquide est ordinairement fourni par des
vaisseaux capillaires, et quelquefois par des artérioles. Toujours est-il qu'on l'arrête sans difficulté
par la suture.

2º *Suture.* — Je me sers toujours, dans ces opérations, de la suture entrecoupée, qui me paraît remplir toutes les conditions désirables. Sans avoir besoin
de multiplier beaucoup les points de suture qui pro-
voquent une inflammation suppurative, quand ils sont
trop rapprochés, il est à désirer qu'ils soient assez
près les uns des autres pour ne pas laisser d'intervalles qui permettent aux matières et aux gaz
de s'échapper par là. Pour deux pouces de fistule, il
convient d'appliquer trois ou quatre points de suture.

Pour passer les fils, je me sers de liens bien cirés,
un peu larges, afin de ne pas couper les tissus trop
tôt. Pour les mettre en place sans accidents, j'intro-
duis les doigts dans le rectum, et, avec une aiguille
courbe, je traverse les lèvres de la fistule, du rectum
vers le vagin. Cette manœuvre exige que le même fil
ait à ses extrémités deux aiguilles courbes. Je me

sers quelquefois d'une seule aiguille, mais alors je traverse la première lèvre du vagin vers le rectum, et la seconde, du rectum vers le vagin. Les fils en place représentent des espèces d'anses à convexités rectales. Ce premier temps de la suture étant fait, il s'agit de nouer les nœuds, et c'est ce que je pratique après avoir débarrassé les parties du sang qu'elles contiennent, avec des injections d'eau froide.

Je rapproche assez les lèvres de la plaie pour qu'elles soient bien en contact, et la constriction se fait de manière à les maintenir fixement dans cette position par un double nœud. Avant de serrer d'une manière définitive la ligature, je surveille le premier nœud, car il arrive souvent qu'il se relâche, et alors les lèvres ravivées de la fistule cessent d'être en contact. Plusieurs fois j'ai vu ainsi l'anse du fil se desserrer, et, si je n'y avais fait attention, mon second nœud aurait été fait inutilement. Pour parvenir à consolider le fil d'une manière solide, un aide intelligent appuie obliquement sur le premier nœud avec un pinceau, une sonde de femme, le bout du doigt ou une pince, afin de s'opposer à l'inconvénient que je signale.

3° *Troisième temps.* — Ce troisième temps est consacré au *relâchement* des tissus, et au déplacement, par conséquent, d'une partie de l'épaisseur de la cloison, qui peut être ainsi mobilisée dans une certaine étendue.

Que la fistule soit transversale ou longitudinale,

le chirurgien pratiquera une ou plusieurs incisions, suivant que l'altération se présentera avec une petite ou une grande perte de substance.

Le relâchement du vagin peut être obtenu par des incisions parallèles à son axe, ou par une incision transversale à sa longueur.

Toujours est-il que l'opérateur, avant de pratiquer ce temps de l'opération, doit se rappeler que le vagin, dans ses parois postérieure et latérales, est mince, et qu'à son extrémité vulvaire, il offre une épaisseur remarquable. J'ajouterai que le vagin est accolé au rectum dans les trois quarts de la cloison, et qu'il ne lui est que médiat dans le quart supérieur. Rappelons que celui-ci forme des saillies, des bosselures chez quelques individus, et que faute de ces connaissances, on pourrait, pendant la manœuvre, léser des parties qui ont besoin d'être respectées.

C'est donc sur les parois du vagin que doit principalement porter le relâchement de la cloison recto-vaginale ; et c'est, en effet, ce que je propose pour obtenir la cure radicale des fistules recto-vaginales.

Avant de formuler le procédé opératoire, j'ai fait un assez grand nombre d'expériences sur le cadavre, et il m'est permis maintenant d'établir sur des règles fixes l'opération que je conseille pour rendre la suture efficace et sûre.

Sans m'arrêter de nouveau sur les dispositions anatomiques, je vais rendre compte en peu de mots de mes études faites sur le cadavre.

J'ai essayé diverses coupes sur le bassin, recouvert de ses parties molles, afin de mettre parfaitement à nu les parties sur lesquelles j'ai proposé d'opérer. Aucune ne m'a aussi bien réussi que la préparation suivante, qui permet admirablement d'étudier les organes sur lesquels on doit porter l'instrument tranchant.

1° Je divise sur la ligne médiane toutes les parties molles placées au-devant de la symphyse des pubis.

2° Je glisse le bistouri entre les os qui composent cette articulation.

3° L'os des iles est scié obliquement en dehors du trou obturateur.

4° La vessie et la paroi antérieure du vagin sont fendues dans toute leur hauteur.

5° Le couteau divise le col de l'utérus dans l'épaisseur de sa lèvre antérieure, jusqu'à son corps, tout en ayant soin de respecter la paroi postérieure du vagin, et dans sa surface et dans ses attaches.

Cette coupe donne une libre action sur la paroi postérieure du vagin, que l'on peut voir partout, ainsi que son insertion demi-circulaire et élevée en arrière du col de l'utérus. C'est alors qu'il est aisé de pratiquer certaines coupes transversales et parallèles à l'axe du vagin, et d'arriver à reconnaître les organes qu'il faut éviter, et ceux que le bistouri peut intéresser sans inconvénient. C'est ainsi que l'incision transversale, pratiquée à l'extrémité supérieure du vagin, démontre son union lâche avec le rectum et son *peu d'épaisseur*. Cette incision fait reconnaître la position du péritoine qui descend plus ou moins bas, suivant les âges, et suivant que la femme a eu ou n'a pas eu d'enfants. Chez les femmes qui ont eu des enfants et qui ont le col de l'utérus gros et long, le péritoine descend moins bas, et ne m'a jamais paru s'avancer au-dessous de la portion libre du museau de tanche. On aura toujours à l'esprit, lorsqu'on pratiquera une semblable opération, les rapports du péritoine à l'égard de la face postérieure du vagin. Cette membrane séreuse, en sautant de celui-ci sur le rectum, décrit une espèce de demi-courbe à concavité supérieure et à convexité inclinée en avant et en bas. C'est ce qu'une incision transversale, faite au-dessous du museau de tanche, permet de reconnaître. Cette même coupe fait voir quelques artérioles fines qui se répandent dans cette portion du péritoine et dans le tissu cellulaire de la cloison.

Des coupes faites en bas, ou tout à fait à l'extrémité inférieure du vagin, rencontrent des parois plus épaisses et un tissu érectile plus abondant; mais on ne retrouve pas la même vascularité qu'en avant. D'ailleurs, la paroi postérieure du vagin n'offre pas, comme les côtés de l'orifice vaginal, les racines du corps caverneux; et, sous ce rapport, [leur lésion n'est pas à redouter.

Cela posé, il s'agit de dire comment on pratique cette opération :

1° L'opérateur commence par élever contre les pubis, le plus possible, avec un spéculum à une valve, les parties qui s'y rencontrent.

2° Il fixe et abaisse la paroi postérieure du vagin avec une érigne, lorsqu'il veut inciser transversalement le conduit vulvo-utérin ; et, lorsqu'il pratique des incisions longitudinales, il porte alternativement à droite et à gauche la paroi postérieure du vagin, afin de distendre ce conduit pour pouvoir l'inciser plus aisément.

a. Incision transversale. — Comme le péritoine, chez certaines personnes, descend plus bas que chez d'autres ; comme d'ailleurs il peut exister des adhérences, et que la membrane séreuse peut être refoulée en bas par des causes diverses, il convient de détacher le vagin demi-circulairement, non au niveau de la partie inférieure de la lèvre postérieure du museau de tanche, mais un peu au-dessous et toujours en portant le bistouri de *haut en bas* et non de *bas en haut*. Le chirurgien, en promenant son bistouri sur la paroi vaginale, se rappellera que son incision ne doit pas pénétrer plus avant que **2** millimètres environ. L'incision peut dépasser l'étendue du museau de tanche, mais il est inutile de l'avancer trop latéralement à cause des lacis veineux assez abondants et des ligaments larges. Cette division étant pratiquée, on aperçoit la partie antérieure du rectum. Il se produit alors un écartement entre les lèvres de la plaie, que l'on peut augmenter à volonté en exerçant des tractions sur la cloison recto-vaginale. L'union lâche du vagin au rectum permet d'obtenir faci-

lement un déplacement plus ou moins considérable.
La partie supérieure du vagin tend donc à descendre
vers la partie inférieure de ce canal.

  b. Incisions latérales. — Ces incisions doivent être un

Fig. 10 (1).

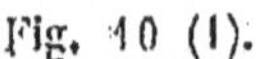

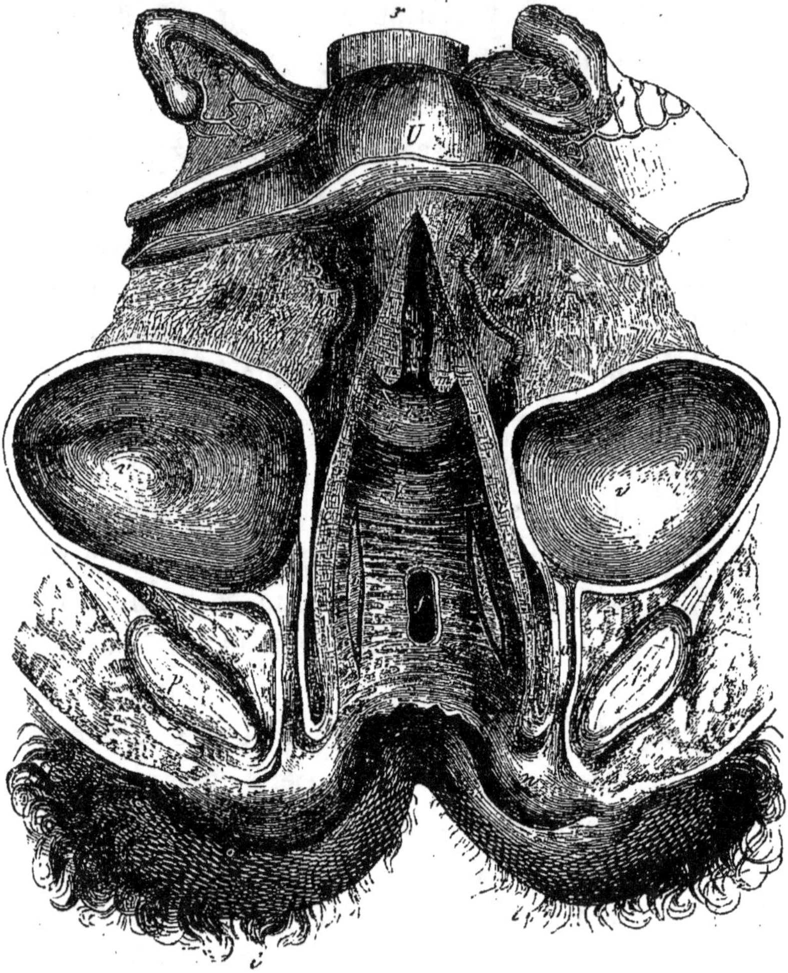

(1) La figure 10 représente une fistule recto-vaginale avec les in-

peu plus longues que la fistule elle-même. Elles doivent se diriger obliquement de dedans en dehors, de manière à éviter le rectum et les bosselures qu'il peut offrir par suite de dilatation anormale. L'opérateur aura sans cesse présente à l'esprit l'épaisseur du vagin, qui va en diminuant de l'extrémité vulvaire vers l'extrémité utérine du conduit vulvo-utérin. Le tissu érectile du vagin, plus abondant en bas qu'en haut, ne doit pas arrêter le chirurgien non plus que quelques petites artérioles vaginales ou hémorrhoïdaires, qui traversent la cloison. Je n'ai, en effet, après ces incisions, vu que des petites artères qui fournissaient du sang en quantité variable. On peut facilement les lier ou les tordre.

L'opération étant terminée, on procède au pansement qui consiste à nettoyer la surface du vagin par des injections froides, et à introduire un tampon d'agaric, afin de prévenir tout écoulement de sang veineux ou artériel. Le lendemain, le tampon est retiré, des injections dégourdies sont faites, et un linge enduit de cérat est glissé dans le vagin.

On aura soin de sonder la malade plusieurs fois par jour, ou de laisser une sonde de gomme élastique dans la vessie, afin d'éviter que l'urine baigne la plaie.

cisions transversales et latérales qui servent à relâcher les lèvres de la fistule. — La lettre f représente la fistule. — v, v, vessie. — p, p, pubis. — u, u, urètre, — U, utérus. — r, rectum, — a, artère utérine. — m, m_1 museau de tanche. — i, i, incisions longitudinales, — V, vagin. — c, c, cloison vésico-vaginale.

4° *Régime*.—En ce qui regarde les organes digestifs, la conduite des chirurgiens a été loin d'être la même : les uns, en effet, conseillent de constiper les malades jusqu'à la certitude du succès, et les autres, au contraire, désirent que le ventre soit maintenu libre.

Pour mon compte, je suis loin de partager l'opinion de ces derniers, et de Saucerotte en particulier. Tout ce qui tend à exciter les mouvements du rectum et les contractions des muscles environnants me paraît dangereux.

Ma doctrine est essentiellement différente sous ce rapport, puisque je regarde la constipation comme indispensable pendant que les fils sont en place.

Voici quelle est la règle que j'ai adoptée : avant de pratiquer l'opération, je purge plusieurs fois la malade, et je fais administrer alors, à dater de la veille de l'opération, des pilules d'extrait aqueux d'opium, fractionnées à la dose de un vingtième de grain, jusqu'à celle de 4 ou 5 centigrammes par jour.

Le sixième jour, les points de suture sont enlevés les uns après les autres.

Chaque matin, on devra nettoyer les parties par des injections émollientes doucement faites dans le vagin.

Lorsque la cicatrice sera établie, on provoquera quelques évacuations alvines au moyen d'un purgatif approprié à la constitution du sujet.

ARTICLE IX.

DES LOIS QUI PRÉSIDENT A LA CICATRISATION ET DU TISSU CICA-
TRICIEL DANS LES FISTULES RECTO-VAGINALES.

L'oblitération des fistules dont il s'agit, en rétablissant la fin des voies digestives interrompues dans
leur continuité, remédie à un trouble local organique
et fonctionnel. Il s'agit de savoir comment et en vertu
de quelles lois la réparation a lieu.

Deux grands caractères anatomiques dessinent le
travail réparateur : 1º le dépôt de la lymphe, et 2º son
organisation et les diverses métamorphoses qu'elle
subit.

Le dépôt de la lymphe se fait ici avec plus de facilité qu'à la cloison vésico-vaginale où les tissus sont
plus denses, et le liquide plastique y est versé par
conséquent en plus grande abondance, en raison
d'abord de la riche vascularité de la région, et de
la quantité de tissu cellulaire qui s'y trouve.

Deux choses peuvent se passer après la réunion :

1º Les lèvres de la plaie étant maintenues en contact, le fluide plastique versé entre elles étant de
bonne nature, les mêmes changements réguliers ont
lieu dans sa structure que dans les autres régions du
corps.

2º Si, en vertu de causes diverses, les lèvres de

la plaie s'écartent et s'éloignent, le produit plastique versé sur les surfaces fournit alors une suppuration et un bourgeonnement qui conduit à une guérison par seconde intention.

Ces deux formes de cicatrices me portent donc à admettre une cicatrisation directe et une cicatrisation secondaire. Ces deux modes de guérison expriment donc des faits qui rendent compte des théories différentes à l'aide desquelles on peut expliquer les changements opérés dans le travail de vitalité et de reproduction.

Il sera patent pour tout le monde que cette différence dans la marche des phénomènes doit faire supposer une différence réelle, soit dans la forme, soit dans la structure de la cicatrice. C'est, en effet, ce qui a lieu.

La première espèce de cicatrice offre plus d'épaisseur que la seconde, sans doute parce que les lèvres de la plaie mises immédiatement en contact ont subi entre elles une véritable fusion. On sait que la seconde forme, au contraire, est représentée par l'écartement des bords de la plaie et par un produit ou une addition organique qui leur est intermédiaire. Ici le tissu cicatriciel ou de nouvelle formation est le résultat d'un bourgeonnement qui, s'élevant des lèvres de la plaie, finit par fermer l'ouverture en se solidifiant.

La première forme représente une cicatrice linéaire, tandis que la seconde représente un tissu cicatriciel blanc, étendu, et présentant çà et là des dépressions et des saillies, et quelquefois des sortes de plissements circonférentiels à la cicatrice.

La première forme ne présente aucun relief ni aucune irrégularité dans ses bords, et ceux-ci, au contraire, sont saillants dans la cicatrisation par bourgeonnement.

Quelquefois le vagin présente des cicatrices dures, irrégulières, ondulées; mais alors ce sont des cicatrices qui sont le résultat d'une suppuration prolongée et qui sont faites après la destruction d'adhérences plus ou moins profondes, plus ou moins étendues.

La première forme de cicatrice ne présente pas de dissemblance marquée, quant à l'épaisseur, avec l'état normal proprement dit, et même on pourrait croire qu'elle est plus grande dans le point cicatrisé. Il en est tout autrement pour la seconde forme qui, bien que très solide et résistante, offre cependant moins d'épaisseur que dans la première.

A la fin de ma première observation, il est dit que la cloison recto-vaginale représente, soulevée par le doigt, une véritable voûte ferme et résistante, et que sur ce plancher on apercevait une cicatrice médiane linéaire dans le point où existait la fistule, et deux cicatrices latérales également linéaires et parallèles à la première.

Dans la deuxième observation, il est fait mention d'une cicatrice à peu près linéaire, et je me rappelle qu'en se rapprochant de la vulve, il existait une dépression légère avec un amincissement plus grand que dans le reste de la cicatrice.

Enfin, dans la troisième observation, j'ai relaté l'état anatomique de la cloison vésico-vaginale et recto-vaginale : ici j'indiquerai seulement ce qui a rapport à la seconde.

L'examen définitif me fit reconnaître :

1° L'existence d'une cicatrice molle, de l'épaisseur de la cloison, située sur la ligne médiane ;

2° En avant de cette cicatrice, ou entre elle et la fourchette, on rencontre un relief assez considérable dû au retrait du vagin vers le col de l'utérus, après l'incision demi-circulaire pratiquée pour relâcher la suture ;

3° Deux cicatrices sur les côtés de la paroi postérieure du vagin ;

4° Enfin en avant où le vagin a subi une grangrène profonde et une suppuration abondante, il offre un tissu cicatriciel dur et résistant qui rend son calibre moindre en cet endroit que dans le reste de son étendue, où il a conservé sa longueur et ses diamètres normaux.

Quoique la perte de substance se trouve ainsi réparée avec l'organe lui-même, et que la fistule recto-vaginale soit remplacée par une cicatrice solide, laquelle rétablit la continuité de l'organe partiellement détruit, il n'en est pas moins vrai que le vagin et le rectum ont éprouvé une sorte de fusion au moyen d'un produit nouveau qui ne permet plus, dans ce point, aux deux parois qui composent la cloison de glisser l'une sur l'autre. Ce nouvel ordre de choses n'en laisse pas moins subsister les usages et les fonctions qui avaient cessé pendant tout le temps de l'existence de la fistule. Désormais les éléments constitutifs de la cloison ne pourront plus isolément se déplacer en totalité.

En conséquence, cette réflexion a pour but d'indiquer seulement un fait, et de constater le glissement du rectum sur le vagin partout, excepté dans l'endroit où se trouve la cicatrice.

L'importance de l'autoplastie appliquée aux lésions du rectum et du vagin deviendra encore bien mieux démontrée par trois observations qui vont successivement être exposées.

J'ai cru qu'il valait mieux placer ici les observations de fistules recto-vaginales et vésico-rectales, que de leur assigner une autre place dans le courant de ce travail. La lecture de ces faits viendra confirmer ce que j'ai dit en parlant de l'étiologie, de la symptomatologie, de l'anatomie pathologique de ces graves lésions, et de l'espèce de traitement qui leur convient. En procédant de la sorte, je donne au lecteur la possibilité de vérifier mes assertions et principalement en ce qui a rapport à l'autoplastie. La meilleure manière, suivant moi, de convaincre, c'est d'exposer le fait lui-même sans détours et sans ajouter aucuns commentaires pendant la narration.

N'est-il pas remarquable de voir un résultat satisfaisant et complet, de l'autoplastie recto-vaginale, sur trois femmes affectées de fistule recto-vaginale? Nous voyons même cette autoplastie être couronnée de succès, quoique, sur une de nos malades, nous nous soyons trouvé forcé dans le même moment de réparer la perte de substance vésico-vaginale et recto-vaginale.

Ces observations démontreront encore les dangers de la pneumatose intestinale et les tristes effets de l'abstinence après les opérations pratiquées sur les cloisons vésico et recto-vaginales.

Tᴿᴱɴᵀᴱ-ɴᴱᵁᵛɪᴱᴹᴱ OBSERVATION. — *Fistule recto-vaginale*. — *Perte de substance.* — *Suture entrecoupée.* — *Rhumatisme aigu.* — *Altération du col de l'utérus.* — *Guérison.*

Une jeune femme de vingt-trois ans, madame ***, demeurant à Paris, est traitée au mois de décembre 1849 pour une fistule recto-vaginale déterminée par un accouchement. Madame *** est d'un tempérament lymphatique, elle est blonde ; elle a les chairs molles, elle est peu colorée et ses formes sont arrondies.

Jamais elle n'a été sujette à des engorgements ganglionnaires ni à des suppurations abondantes pour la moindre cause. La santé est habituellement très bonne. Dans son enfance, elle a été atteinte d'une fièvre scarlatine, et à dix-sept ans, d'une fluxion de poitrine.

Réglée à onze ans et demi, elle l'a toujours été

très régulièrement depuis. Cette précocité de la menstruation s'explique chez elle par la circonstance que son grand-père du côté de sa mère était créole. Mariée à vingt et un ans, elle devint enceinte presque tout de suite, c'est-à-dire que, mariée au mois d'août, elle accoucha au mois de juillet suivant. L'accouchement fut long, difficile, et nécessita l'application des fers. L'enfant se présentait bien, mais les contractions utérines étaient presque nulles, et seize heures après le commencement du travail, le forceps fut appliqué.

L'accouchement eut lieu sans accidents.

Quelques mois après ce premier accouchement, madame *** devint enceinte pour la deuxième fois.

Pendant tout le temps de cette deuxième grossesse, elle fut tourmentée d'un écoulement blanc vaginal.

Le deuxième accouchement arriva un an juste après le premier, c'est-à-dire au mois d'août 1849. A l'inverse de ce qui s'était passé dans la première grossesse, les contractions utérines furent, cette fois, d'une énergie et d'une fréquence extrêmes. L'enfant se présentait également bien. Une sage-femme présidait à l'accouchement, qu'elle voulut précipiter par des attouchements répétés. Trois heures environ après les premières douleurs, l'enfant vint au monde naturellement. C'était une fille, qui mourut dix-sept jours après sa naissance.

L'accouchement était à peine terminé, que, sans

laisser à la malade un instant de repos, la sage-femme exerça de nouvelles manœuvres pour la délivrer. Le placenta fut amené au dehors : mais immédiatement il survint une hémorrhagie interne considérable, qui dura quatre ou cinq heures, et pour laquelle madame *** fut couverte de compresses imprégnées d'eau froide et d'eau vinaigrée. Cet accident calmé, la malade ne s'aperçut de rien. Pendant une douzaine de jours, elle conserva une constipation opiniâtre, et, au bout de ce temps, sans qu'elle eût remarqué la chute de débris de lambeaux organisés, elle s'aperçut avec effroi que les matières fécales ne pouvaient plus être retenues dans l'intestin, passaient dans le vagin, et s'écoulaient involontairement au dehors. Il en était de même des gaz intestinaux : les lavements revenaient également par le vagin, sans pouvoir pénétrer dans l'intestin. A tous ces signes on pouvait soupçonner l'existence d'une communication anormale entre le rectum et le vagin, une fistule recto-vaginale. Cette crainte devint malheureusement bientôt une certitude, lorsque la malade eut été examinée par un médecin.

Lorsque je fus appelé auprès de la malade, je constatai un état d'irritation remarquable des voies génito-urinaires. Il existait, en effet, une vaginite suppurative, une cystite et une uréthrite caractérisées par des symptômes qui ne permettaient pas de douter de l'inflammation de la membrane muqueuse des voies urinaires. La sonde, par son introduction dans la vessie, causait des douleurs vives, et les urines déposaient une matière purulente qui se laissait dissoudre par l'ammoniaque liquide.

L'examen du vagin par le spéculum fait reconnaître une vaginite avec suppuration. Le col de l'utérus était gros, injecté, couvert de petites saillies et suppurant. La muqueuse vaginale offrait des saillies apparentes, représentées par le développement anormal des follicules. C'était cette suppuration qui formait les flueurs blanches assez abondantes chez cette malade.

Au pourtour de l'anus, se trouvaient un assez grand nombre d'hémorrhoïdes ; elles étaient douloureuses à la pression. La muqueuse rectale était elle-même enflammée.

Je constatai, en outre, l'existence d'une fistule recto-vaginale verticale, allongée et affectant la direction, par conséquent, de l'axe du vagin. Elle avait à peu près 2 pouces de longueur et plus de 5 centimètres après le ravivement. Elle commençait à un peu plus d'un centimètre et demi au-dessus de l'orifice anal. La fistule était un peu moins large que longue. La perte de substance était donc considérable.

Je prévins la malade qu'une opération était indispensable, et je l'avertis que c'était la seule ressource que nous pussions objecter à une semblable lésion. Madame *** se décida tout de suite, et manifesta le désir d'être opérée le plus tôt possible. Je fis remarquer

à cette courageuse malade qu'elle devait, avant tout,
subir des préparations indispensables pour la réussite
de l'opération. L'espèce de suppuration abondante
qui baignait les parties génitales, et l'inflammation
réelle des organes génito-urinaires réclamaient sérieusement une préparation, qui consista dans des
bains locaux et généraux, dans l'emploi des purgatifs
et des boissons délayantes et diurétiques.

Enfin, le 29 décembre 1849, jugeant la malade
suffisamment préparée, je pratiquai l'opération de la
manière suivante :

La malade fut placée le siége élevé, les jambes et
les cuisses fléchies sur l'abdomen, afin de pouvoir
manœuvrer facilement et de manière à éviter le plus
possible les douleurs inutiles. Des aides maintinrent
ainsi les membres dans une position invariable, tandis que le ventre, la poitrine et la tête étaient placés
horizontalement sur des coussins.

Un aide fut chargé d'élever avec un spéculum
univalve la paroi antérieure du vagin. C'est alors
qu'il me fut permis, après avoir fait écarter les grandes lèvres, d'apercevoir toute l'étendue de la fistule,
que je ravivai aussi bien en superficie qu'en profondeur. Cela veut dire qu'à l'aide de pinces à dents, je
saisis la circonférence de la fistule, et qu'à l'aide
d'un bistouri pointu et de ciseaux, j'ébarbai tout le
pourtour de l'ouverture anormale. J'eus soin ensuite
de raviver vers le vagin et le rectum, dans une certaine étendue, les lèvres de la fistule qui furent ainsi

rendues saignantes et mises en état d'être rapprochées et de permettre leur agglutination.

L'introduction d'un ou de plusieurs doigts dans le rectum rendit le ravivement beaucoup plus facile. En distendant la cloison recto-vaginale, et en faisant saillir les points non suffisamment ravivés, je pouvais aisément faire agir l'instrument sur des tissus qui en avaient besoin.

Le ravivement étant terminé, plusieurs injections froides furent successivement faites afin d'arrêter ou de modérer l'écoulement du sang.

Il me fut alors permis de pratiquer la suture entre-coupée. Les lèvres de la plaie furent maintenues en contact à l'aide de trois points de suture entrecoupée exécutés au moyen de trois fils doubles en soie cirée. A l'aide d'un porte-aiguille, les fils furent placés transversalement à l'axe du vagin ; un double nœud consolida la suture. Ce temps de l'opération terminé, je fis cesser la distension des lèvres de la plaie par deux incisions latérales et verticales, pratiquées sur les côtés de la fistule et dans l'épaisseur des parois vaginales. Elles dépassèrent chacune les deux extré-mités de la fistule, et furent obliquement dirigées en dehors. C'est une sorte d'autoplastie par glissement. Ces incisions pénétraient, par conséquent, dans le tissu cellulaire filamenteux qui se trouve entre le vagin et le rectum, et sur les côtés de ces deux or-ganes.

Des injections d'eau froide furent faites dans le

rectum et le vagin, pour débarrasser ces organes du sang qu'ils contenaient. Cela fait, trois bandelettes d'agaric furent appliquées sur les plaies et la malade fut reportée à son lit.

Peu de sang s'était écoulé pendant l'opération, qui n'a pas duré moins de trente-cinq minutes. Aucune ligature d'artère n'a été faite, quoiqu'une seule artériole ait fourni du sang.

Pendant la journée qui a suivi l'opération, la malade est fréquemment sondée, pour éviter la chute de l'urine sur la plaie. Je préfère ainsi vider la vessie, plutôt que de laisser une sonde à demeure, qui ne ferait qu'irriter un organe qui est le siége d'une inflammation suppurative. Quelques tasses de bouillon de poulet sont seulement prescrites, et là se borne toute l'alimentation.

Deux pilules d'un centigramme d'extrait de thébaïque sont données à la malade afin d'entretenir la constipation, et de modérer le traumatisme qui a nécessairement dû être la suite d'une opération douloureuse.

Le lendemain et les jours suivants, le même régime, la même alimentation : des boissons délayantes et rafraîchissantes, et les opiacés sont continués.

Chaque jour des injections d'eau tiède sont faites pour enlever la suppuration âcre, fournie par les surfaces muqueuses, et en partie par le col de l'utérus.

Les urines déposent de la matière purulente, et

chaque fois que la sonde est introduite dans la vessie, la malade se plaint d'éprouver de violentes douleurs.

Le huitième jour après l'opération, j'enlève deux fils, après les avoir soulevés au-dessus de la plaie, qui est parfaitement réunie, et cela par une lymphe plastique organisée. Le troisième fil demeure donc en place.

Le 17 janvier la malade est tellement bien, que je lui accorde des côtelettes et de l'eau rougie.

Le 19 janvier, la troisième ligature est enlevée sans aucune difficulté. Le vagin, quoique offrant des traces de suppuration non douteuses, en fournit cependant moins.

Le 23 janvier, la malade, après s'être exposée à l'air pendant la nuit, éprouve tous les symptômes d'un lombago qui se compliquent de vomissements. Les douleurs qui existent dans l'hypochondre droit, la fièvre, les vomissements simulent complétement une péritonite partielle qui affecterait la région du foie. Ces vomissements continuent pendant deux jours avec assez de violence, et ils finissent par céder à l'emploi des sangsues, des fomentations émollientes et des boissons agréablement acidulées.

Ces accidents paraissent tenir à la saison régnante, pendant laquelle nous avons observé fréquemment un état douloureux des muscles des lombes et du bas-ventre, compliqué de vomissements spasmodiques. Ces accidents n'avaient aucun rapport avec l'opéra-tion qui était faite depuis 23 jours. Au reste, ils s'étaient déclarés pendant la nuit, lorsque la malade voulait satisfaire le besoin de la défécation, après avoir pris le soir de la magnésie en poudre dans de l'eau sucrée.

Le 4 février, je procédai à un nouvel examen. Il est facile de voir qu'il n'existe en aucun point de la paroi recto-vaginale de solution de continuité. Le doigt introduit dans le rectum soulève en totalité la cloison recto-vaginale qui représente une véritable voûte ferme et résistante ; sur ce plancher, on peut voir une cicatrice médiane linéaire, correspondant à l'endroit où existait la fistule, et deux cicatrices latérales également linéaires et parallèles à la première.

Le vagin n'a rien perdu de ses dimensions ; il en est de même du rectum.

Les cicatrices médiane et latérales ont 5 centimètres de longueur.

QUARANTIÈME OBSERVATION. — *Fistule recto-vaginale consécutive à un accouchement. — Perte de substance. — Pneumatose intestinale. — Opération quatre ans après l'accident. — Autoplastie. — Insuccès d'une première opération. — Guérison complète après une seconde.*

Madame X. X... demeurant à Paris, rue de M..., âgée de trente à trente-cinq ans environ, d'un tempérament nervoso-sanguin, d'une très bonne santé habituelle, n'ayant dans le courant de sa vie fait aucune maladie grave, était atteinte depuis quatre ans (1846) d'une fistule recto-vaginale produite par un accouchement.

La conformation de cette malade est parfaite, et il n'existe chez elle aucun vice originel qui puisse expliquer la nature de l'accident qu'elle porte. L'accouchement, qui a été suivi d'une infirmité si triste, paraissait être aussi l'origine d'une lésion du col de l'utérus, qui a exigé plusieurs cautérisations successives. Je me demandai tout naturellement si cette dernière altération n'était pas plutôt provoquée par le contact des matières fécales, lesquelles contiennent des principes irritants susceptibles de produire l'engorgement et l'inflammation ulcérative.

Madame X. X..., d'une nature très irritable et extrêmement nerveuse, a été réglée de très bonne heure, et, jusqu'à l'époque de ses grossesses, elle n'a éprouvé dans la menstruation aucune variation digne d'être notée.

Il y a douze ans que madame X. X... devint enceinte, et donna naissance à une fille qui se porte actuellement très bien. La grossesse fut bonne et l'accouchement se fit à terme et sans accident.

En 1846, notre malade donna naissance à un enfant fort, et dont les dimensions étaient disproportionnées avec les diamètres du détroit inférieur du bassin. L'excès de volume de l'enfant fut donc la cause de l'accident pour lequel madame X. X... a réclamé mes soins.

L'accouchement ne fut pas très long; mais les

douleurs furent vives et violentes. Les seuls efforts de la nature suffirent pour expulser l'enfant qui vint au monde sans l'emploi du forceps.

Immédiatement après la délivrance, la malade s'aperçut que les gaz passaient involontairement de l'intestin dans le vagin, et bientôt elle acquit la certitude qu'elle ne se trompait pas, lorsqu'elle reconnut que la totalité des lavements s'échappait par cette voie.

Un médecin distingué, M..., fut appelé pour donner des soins à notre malade ; il la cautérisa à plusieurs reprises. On ne sait pas bien si la cautérisation porta à la fois sur la fistule et sur le col de l'utérus, ou bien, si, comme le pense la malade, notre honorable confrère abandonna la première altération pour ne s'occuper que de la dernière.

Toujours est-il qu'aucun changement satisfaisant ne se passa dans l'état de madame X. X..., et qu'elle fut engagée à patienter et à avoir recours seulement à des moyens de propreté.

La malade était arrivée à un point de maigreur et d'agitation extrêmes, lorsqu'un médecin distingué m'appela dans le courant du mois de mai 1850, pour prendre mon avis sur l'état de madame X. X...

Voici quel était l'état de madame X. X... lorsque je la vis pour la première fois :

1° L'état général était peu satisfaisant, et indiquait un grand état de souffrance morale et physique. La malade était maigre, affaiblie, irritable, et la nutrition était languissante. L'amaigrissement était tel, qu'on ne rencontrait plus, pour ainsi dire, que la peau et les os. L'appareil de la nutrition s'exerçait donc faiblement, et cependant on ne pouvait croire à une lésion organique viscérale ou d'un organe contenu dans les cavités splanchniques. L'affaiblissement général paraissait donc tenir à l'état de tension dans lequel se trouvait le système nerveux. Ceci atteste, suivant moi, au plus haut degré, l'influence du moral sur le physique. Il est, en effet, impossible d'attribuer cette maigreur à la perforation du rectum et du vagin.

M. Roth avait parfaitement compris combien une infirmité aussi dégoûtante devait avoir d'influence sur une malade intelligente, habituée à la société. C'est à cela qu'il faut attribuer le spasme continuel dans lequel elle se trouvait, et la crispation particulière dont les traits de sa physionomie étaient empreints. Elle était habituellement tremblante, et se trouvait émue par la plus petite cause pendant le jour et pendant la nuit.

2° Les parties génitales externes étaient légèrement érythémateuses, et couvertes dans les environs de l'anus de petites saillies folliculaires.

3° Le vagin était rouge et suppurant.

4° En élevant le siége sur des coussins, il fut facile alors d'apprécier l'étendue et le siége de la fistule, qui était située sur la ligne médiane, à peu de distance de l'orifice anal (2 centimètres environ), arrondie, admettant le doigt médius porté dans le rectum. La fistule était beaucoup plus large, vue par le vagin, que lorsqu'on l'examinait par le rectum. La perte de substance était donc beaucoup plus grande du côté des parois vaginales qu'à la surface interne du rectum. Il est facile de se rendre compte de ces différences, si on réfléchit que la tête de l'enfant a dû presser davantage sur le conduit vulvo-utérin que sur celui que parcourent les matières fécales.

5° L'introduction du doigt fait tout de suite reconnaître un tissu cicatriciel dur, résistant, comme pourrait l'être une corde roulée en anneau et dont la circonférence serait mince, solide et *tranchante*.

6° Sur le pourtour de la fistule on observait un tissu blanchâtre, cicatriciel, et qui annonçait que l'ulcération ne s'était pas bornée à l'étendue du trou ; mais il attestait, au contraire, que la mortification avait occupé dans le principe une plus grande surface.

Cet examen constatait donc qu'il avait existé là une perte de substance dont on ne pouvait apprécier qu'approximativement l'étendue par l'examen simple de la fistule. Ce n'est, en conséquence, que par une approximation rétrospective que l'on pouvait apprécier l'étendue du désordre produit par l'accouchement.

Que faire, et comment combattre une pareille infirmité ? Fallait-il cautériser, comprimer, recourir à la suture, ou bien en appeler à l'autoplastie pour guérir une semblable altération ?

Il était évident que l'on ne pouvait pas espérer beaucoup des premières méthodes. Quant à la suture seule, nous avons déjà dit plus haut ce que nous en pensions.

Nous nous décidâmes donc à avoir recours à l'autoplastie et à la suture.

La malade fut, pendant plusieurs jours, soumise à des préparations qui me semblaient indispensables. C'est ainsi que le canal intestinal fut vidé ; que des injections vaginales furent faites, et que quelques bains furent pris.

La malade fut tous les jours habituée à l'idée de l'opération, et elle s'identifia tellement avec elle, qu'elle la supporta courageusement et avec résignation.

Ce fut le **17** mai, qu'en présence de MM. Roth, Vernois et de plusieurs élèves, je pratiquai l'opération.

La malade étant placée comme pour l'opération de la taille, le siége appuyé sur l'extrémité d'un lit de sangle, et soulevé par des alèses, les grandes lèvres écartées par la main de deux aides, il fut facile de voir quelles étaient la position et les dimensions de la fistule.

Les deux parois latérales du vagin furent écartées à l'aide des leviers, et je pus alors procéder à l'avivement de la solution de continuité.

Des pinces, des bistouris et des ciseaux servirent

à rendre saignante toute la circonférence de la fistule.

Le ravivement porta sur tous les points où il existait du tissu cicatriciel. Le bistouri enleva d'abord une bandelette qui formait la circonférence intérieure de la fistule.

Cette première partie importante de l'opération permit d'attaquer les endroits où le ravivement n'était pas assez complet.

A mesure que les surfaces étaient rendues saignantes, un aide absorbait le sang qui masquait les parties.

L'avivement terminé, je procédai à l'application des points de suture. Trois fils, dont des aiguilles courbes étaient armées, furent passés dans l'épaisseur des lèvres de la plaie, et celles-ci furent rapprochées de droite à gauche, si bien qu'une fois la réunion établie, la plaie suivait la longueur du vagin. Trois points de suture entrecoupée maintinrent donc surface saignante contre surface saignante.

Tout cela étant fait, je procédai au relâchement de la suture par une incision. Les deux incisions dépassaient les extrémités de la fistule. Bientôt les tissus furent relâchés. Le débridement portait sur l'épaisseur du vagin et sur l'extrémité vulvaire de ce conduit.

Il ne restait après cette opération, merveilleusement supportée, qu'un peu d'écoulement de sang, que j'arrêtai par des injections froides et une lamelle d'amadou posée sur chaque plaie.

24

Ce simple pansement permit de porter la malade dans son lit, et de placer sous les jarrets des traversins.

Je plaçai auprès de la malade un élève qui avait pour mission de la sonder lorsqu'elle en éprouverait le besoin, afin d'éviter que l'urine tombât sur la plaie.

Un peu de malaise survint, et un léger mouvement fébrile fut observé dans le courant du jour. La nuit fut calme, et il y eut du sommeil.

Le 18, la malade nous avoua que, depuis longtemps, elle n'avait été aussi calme; et ne s'était trouvée dans un état aussi satisfaisant. On comprend d'autant mieux cela que, dans l'esprit de notre malade, l'espérance l'avait remplie d'un avenir plus heureux.

Le 19, il ne se passa rien de nouveau chez madame X. X...

Le 20 mai, madame X. X... éprouvait le besoin d'une garde-robe, et était tourmentée par des gaz qu'elle s'efforçait de retenir. Vers les cinq heures du soir, tout à coup, elle sentit s'échapper avec bruit, par le vagin, des gaz nombreux, et elle éprouva en même temps la sensation d'un liquide qui s'écoule à l'extérieur. En examinant la couche de la malade, l'élève reconnut que les linges étaient salis par du sang, du pus et une petite quantité de matières fécales.

Cet accident plongea notre malade dans une agitation extrême, et dans une grande inquiétude.

Le 21 mai, je retirai un fil.

Le 22 mai, madame X. X.... ne peut douter du fâcheux accident survenu chez elle. Des gaz, en effet, s'échappaient sans cesse par un angle de la fistule.

Le 23, en examinant la malade au spéculum, je trouvai dans le vagin deux anses de fil flottantes : elles avaient coupé prématurément les lèvres de la plaie.

Des injections tièdes furent faites dans le vagin, et, pour tout pansement, j'introduisis dans ce conduit un petit linge cératé.

Le 24 mai, il survint des douleurs et du ténesme vésical. Des envies d'uriner se faisaient continuellement sentir. Je dus cesser l'introduction d'une algalie, qui, jusque-là, avait produit de vives douleurs et une irritation violente du col vésical, et je la fis remplacer par une éponge placée entre les cuisses de la malade, afin d'absorber le liquide urinaire à mesure qu'il serait expulsé.

Le 28 mai, nous nous décidâmes, M. Roth et moi, à purger la malade, ce qui se fit sans douleur et sans accident.

Le 30 mai, un nouvel examen nous apprit que la fistule persistait, mais elle était moins étendue.

La réunion existait à droite, et avait manqué seulement à gauche.

Les dimensions de la fistule étaient réduites au

point de ne plus admettre que le volume d'une sonde de femme.

Une nouvelle opération était donc devenue nécessaire, elle ne fut pratiquée que le 10 juin, c'est-à-dire vingt-quatre jours après la première, par la même méthode autoplastique.

La veille de l'opération, la malade fut purgée avec de l'eau de Sedlitz, et à dix heures du matin je la pratiquai de la manière suivante :

La malade étant placée horizontalement sur le bord d'un lit, deux aides furent chargés de soutenir les jambes et d'entr'ouvrir la vulve en appuyant la pulpe des doigts sur la fesse, au niveau de la commissure inférieure. Le doigt d'un troisième aide, introduit dans l'anus, servit à tendre la paroi recto-vaginale en l'attirant en avant. On put alors constater que la fistule avait perdu de ses dimensions depuis la première opération, que la cicatrisation partielle avait porté principalement sur sa moitié droite, que la portion non réunie siégeait à gauche, un peu en dehors de la ligne médiane.

Ayant ainsi disposé la malade et pris mes mesures, j'attaquai la solution de continuité sur toute la circonférence, en commençant le ravivement par la lèvre postérieure. Après l'avivement, la perte de substance située horizontalement avait un peu plus de 1 centimètre de longueur. La fistule étant rendue saignante, je procédai à la réunion. Cette fois, au lieu d'employer des aiguilles à courbure très prononcée, je me servis d'aiguilles droites, qui me permettent de prendre les tissus dans une plus grande étendue et de me mettre ainsi à l'abri d'une déchirure des lèvres de la plaie.

Deux points de suture entrecoupée furent d'abord appliqués aux angles de la plaie, et dans l'espace qui les séparait, je mis une épingle qui fut maintenue par la suture entortillée. Cette fois, la réunion fut faite d'avant en arrière, c'est-à-dire que les lèvres de la plaie furent rapprochées suivant le diamètre antéro-postérieur de la cloison recto-vaginale. De chaque côté de la suture, une incision commencée à l'angle supérieur, et abaissée sur les côtés de l'anus et dans l'épaisseur des parties molles de la fesse, pour prévenir la tension des tissus, fut faite.

Très peu de sang s'écoula pendant l'opération, et aucune ligature ne devint nécessaire.

La malade, convenablement lavée et essuyée, fut ensuite reportée à son lit sans autre pansement qu'une petite lamelle d'amadou introduite dans le vagin pour absorber le sang qui pourrait s'écouler et gêner le travail adhésif.

Un traversin fut placé sous les jarrets, pour maintenir les cuisses dans un état de demi-flexion sur le ventre.

Quelques tasses de bouillon de poulet furent seulement permises, et un aide laissé auprès de la malade, pour la sonder chaque fois que le besoin d'uriner se ferait sentir.

Rien de particulier ne survint le premier jour, si ce n'est un peu de malaise. Il n'y eut point de fièvre la nuit suivante, la malade fut calme et dormit.

Le 11, c'est-à-dire le lendemain de l'opération, le morceau d'agaric fut retiré et une injection tiède fut poussée dans le vagin.

Le 12, l'épingle fut retirée.

Le 13, cette même irritation du col de la vessie, qui s'était déjà montrée la première fois, apparaît de nouveau.

Dès lors, l'usage de la sonde est suspendu, et la malade urine sur une éponge placée entre les cuisses.

Madame X. X... est tranquille, et n'a pas cessé de dormir quelques heures chaque nuit.

Le 14, à deux heures de l'après-midi, quatre jours et quatre heures après l'opération, j'ai enlevé les deux fils.

Quelques petites tasses seulement de bouillon de poulet sont continuées pour reculer autant que possible le moment d'une garde-robe. Aucun accident ne survient.

Le 17, on permet un peu d'alimentation.

Le 20 juin, dix jours révolus après la seconde opération, la malade fut examinée avec beaucoup de soin et l'on put constater que la fistule, dans toute son étendue, avait cessé d'exister ; que la cicatrisation, à peu près linéaire, s'était faite sans aucun rétrécissement du vagin et de l'intestin.

Le doigt, porté dans le rectum, de manière à

presser sur la cloison recto-vaginale, ne laissait plus voir aucune solution de continuité, et soulevait de toutes pièces un plancher ferme et résistant.

Il ne pouvait pas y avoir le moindre doute sur la réalité d'une guérison complète.

Depuis ce moment, j'ai revu plusieurs fois madame X. X.... Notre malade avait complétement changé de physionomie ; et cette tristesse profonde qui existait chez elle avant l'opération avait été remplacée par de la gaieté et une satisfaction intérieure qu'elle ne dissimulait pas.

QUARANTE ET UNIÈME OBSERVATION. — *Fistule recto-vaginale et vésico-vaginale. — Oblitération du vagin. — Rétablissement de ce conduit. — Double opération autoplastique par glissement. — Pneumatose intestinale. — Guérison.*

Dans le mois de juin 1851, vint à Paris me consulter madame H... pour une double fistule, intéressant la cloison recto-vaginale et la cloison vésico-vaginale.

Agée de trente-cinq ans, cette femme annonce une bonne constitution, et elle a en effet toujours joui d'une excellente santé : aujourd'hui même son embonpoint, la régularité de toutes ses fonctions organiques prouvent qu'elle se porte bien. Réglée à quinze ans et demi, l'établissement de l'écoulement menstruel fut marqué par de violents maux de tête et d'abondants saignements de nez. A trente-trois ans elle se maria, et devint enceinte au bout de six mois environ. Cette première grossesse ne présenta rien de particulier et arriva sans accident à terme. C'est le 5 septembre 1850 que les premières douleurs annonçant le commencement du travail se firent sentir : elles étaient très fortes et avaient plus particulièrement leur siége dans les reins ; le soir même la poche des eaux se perça et il s'écoula une assez grande quantité de liquide amniotique. Malgré cela la journée du lendemain se passa sans que le travail fît beaucoup de progrès. Dès le soir de ce second jour la tête de l'enfant était au passage. Le 7, un second médecin fut appelé, la malade prit trois doses successives de seigle ergoté, mais elle les rendit immédiatement ; aussi les contractions utérines demeurèrent-elles dans le même état. Ce fut alors que les deux médecins qui assistaient dans ce moment la malade, se décidèrent à appliquer le forceps pour terminer l'accouchement. Cette opération ne présenta aucune difficulté. L'enfant, qui était mort depuis quarante-huit heures environ, avait la tête volumineuse. La délivrance n'offrit rien de particulier, si ce n'est toutefois qu'elle fut suivie d'une crise nerveuse qui heureusement ne dura que quelques instants.

Madame H..., au début du travail, urina et eut une garde-robe abondante ; mais elle ne sait pas si à partir de ce moment jusqu'à la délivrance elle urina. Tout ce qu'elle se rappelle, c'est qu'elle n'a pas été sondée et qu'on ne lui a pas administré de lavement. La malade resta vingt-quatre heures sans uriner et l'on fut obligé, pour vider la vessie, d'y introduire la sonde. Il survint des accidents inflammatoires assez graves pour nécessiter l'application d'une centaine de sangsues. Pendant quarante-cinq jours la malade eut une diarrhée abondante ; le surlendemain de l'accouchement, il se déclara une double ouverture anormale à la vessie et au rectum. Madame H... non seulement perdait involontairement ses urines qui inondaient sans cesse son lit, mais encore elle était constamment baignée par les matières fécales qui sortaient par le vagin.

Après plusieurs mois de l'usage d'un traitement et d'un régime sévère, la santé de madame H..... se rétablit. Alors, à l'aide de petites pilules d'opium, on obtint une constipation assez forte pour que les matières fécales, devenues très consistantes, pussent passer au niveau de l'ouverture anormale du rectum sans y pénétrer en grande quantité à la fois, au moment où la défécation s'accomplissait. Il n'en était pas de même du liquide urinaire ; il s'écoulait entièrement par le vagin, sans que la malade pût en retenir une seule goutte : aussi n'éprouvait-elle jamais le besoin d'uriner.

Pendant six mois, madame H..... ne suivit aucun traitement. Ce n'est qu'au mois d'avril 1851 qu'elle alla à Marseille consulter M. le docteur ***. Ce médecin, en constatant par le toucher la double lésion de la vessie et du rectum, conseilla à la malade de se faire opérer ; mais elle vint à Paris me consulter. Elle le fit avec d'autant plus d'empressement qu'elle connaissait une dame qui avait été guérie par moi d'une maladie de la même nature. Elle accepta l'opération que je lui proposai. Bien décidée à subir et à faire tout ce que je jugerais convenable, madame H..... entra dans la maison de santé de M. le docteur Ley, allée des Veuves, 45 : c'est là qu'elle fut opérée, en présence de plusieurs médecins, le 26 juin 1851. Elle était alors dans l'état suivant :

L'état général est satisfaisant, quoique la menstruation ne se soit pas rétablie depuis l'accident.

L'urine coule goutte à goutte, involontairement et d'une manière incessante par le vagin. Cependant, dans la position assise, la vessie conserve dans son intérieur une certaine quantité de liquide qui coule à flots au moindre mouvement que fait la malade.

Les matières fécales passent actuellement en grande partie par l'anus, grâce à la constipation qui existe ; car à peine se ramollissent-elles qu'aussitôt elles prennent une issue par le vagin. Les gaz, qui sont en grande abondance, sortent seulement par l'ouverture anormale.

Les grandes, les petites lèvres, ainsi que les parties internes des cuisses sont érythémateuses et sont le siége de cuissons, qui augmentent d'autant plus d'intensité que la constipation diminue. La muqueuse

vaginale est rouge, enflammée, et dans la région qui
sépare le méat urinaire de l'ouverture vésico-vaginale elle a une apparence fongueuse, boursouflée.
En déprimant la paroi postérieure du vagin avec un
spéculum univalve, on arrive promptement à l'extrémité du vagin, qui n'a pas plus de 5 à 6 centimètres
de profondeur, c'est-à-dire qu'il est rétréci et presque oblitéré. C'est précisément dans le point où existe
l'oblitération que l'on aperçoit deux ouvertures placées presque exactement l'une au-dessus de l'autre;
l'une pénètre dans la vessie et l'autre dans le rectum.
Il est facile de comprendre, d'après cela, que, dans
son ensemble, et vu au moment de l'écartement
des grandes et des petites lèvres, le vagin ressemble
assez bien à un entonnoir qui serait percé de deux
trous, dont j'ai indiqué la position. Ces communications établies avec le vagin constituent l'analogue de
certains animaux, un véritable cloaque. L'oblitération du vagin n'est pas complète; car à l'aide d'une
sonde cannelée je pénètre dans la partie située au-
delà des ouvertures fistuleuses, au-delà par conséquent de la fusion qui existe entre la paroi antérieure
et la paroi postérieure du vagin.

L'introduction successive d'une sonde de femme
dans la vessie et le rectum démontre la communication facile entre ces trois organes, la poche urinaire,
le réservoir rectal et le vagin. Dans l'un et l'autre
cas, l'extrémité de la sonde vient saillir dans le
vagin : on peut alors mieux apprécier la forme et

la véritable position des ouvertures anormales.

Ainsi que je l'ai dit, elles sont placées l'une au-dessus de l'autre et se correspondent en partie par conséquent. Cependant la fistule vésico-vaginale est située un peu plus en avant que la fistule recto-vaginale, dont on n'aperçoit qu'une partie. Elles sont plus étendues transversalement que d'avant en arrière, et il n'est guère possible de bien apprécier leurs dimensions, par la raison qu'il existe en arrière et sur les côtés une adhérence solide, résultat de l'union des deux parois du conduit vulvo-utérin. Cette réunion contre nature cache une partie de leur étendue dans tous les sens. Les tissus sont durs, formés par une trame inodulaire résistante.

En enfonçant le doigt dans le rectum on ne tarde pas à rencontrer la solution de continuité dans laquelle on engage facilement l'extrémité de l'indicateur.

Après avoir laissé la malade se reposer quelques jours, elle est purgée le 24 juin, et le 26 je pratique l'opération de la manière suivante :

1° A l'aide de deux incisions faites au niveau des deux commissures, je détruis les deux brides inodulaires qui s'étendent jusque sur les parties latérales des deux ouvertures fistuleuses qui se trouvent confondues par l'un des angles, si bien que ces fistules deviennent parfaitement indépendantes l'une de l'autre. Cette double incision, en rétablissant le vagin, permet d'enfoncer plus profondément le spéculum univalve, de séparer les deux fistules l'une de l'autre et d'apprécier plus exactement leur grandeur réelle. Il est facile de constater alors que la fistule vésico-vaginale a une étendue transversale de plusieurs centimètres, en d'autres termes, qu'elle occupe toute la largeur de la cloison vésico-vaginale. Les bords en sont durs, froncés par un tissu de cicatrice.

2° Les lèvres de la fistule vésico-vaginale sont ravivées dans une étendue circonférentielle d'un centimètre environ.

3° Trois points de suture entrecoupée sont appliqués, et je m'assure qu'ils suffisent pour mettre dans un contact parfait les bords rendus saignants. Exécuté avec des fils de soie plats, chaque point de suture est placé d'arrière en avant, c'est-à-dire que la lèvre postérieure est traversée la première par l'aiguille qui, en continuant le mouvement de bascule, qui lui est imprimé, traverse la lèvre antérieure. Dans la crainte que les tissus ne soient trop promptement coupés, je comprends dans chaque anse de fil une assez grande quantité de tissu. C'est au point que, sur la lèvre antérieure, la suture s'avance au-devant du col de la vessie, jusqu'au niveau de la paroi inférieure de l'urètre dont une partie se trouve comprise dans l'anse formée par le fil.

Cette première opération ne présenta rien de particulier, si ce n'est la rapidité avec laquelle elle fut exécutée : elle n'a pas, en effet, duré plus de 4 ou

5 minutes. Cela fait, et sans désemparer, je m'occupe immédiatement de la fistule recto-vaginale.

Comme la fistule dont je viens de parler, celle-ci est transversale et occupe la paroi postérieure du vagin et la partie antérieure du rectum. En introduisant le doigt dans le rectum, il est facile de l'engager dans la perte de substance et de le faire saillir dans le vagin.

1° La malade reste dans la même position, couchée sur le dos, les jambes écartées, fléchies sur les cuisses et celles-ci sur le bassin ; il n'y a rien de différent que la déviation donnée à l'instrument dilatateur.

Le spéculum univalve est, en effet, retourné de manière à refouler en haut la paroi antérieure du vagin, et il se trouve enfoncé au delà de la suture qui vient d'être pratiquée, et qui par conséquent est entièrement cachée par l'instrument.

2° Les bords de la fistule sont ravivés dans une étendue d'un centimètre environ. Ce temps de l'opération ne présenta rien de particulier, si ce n'est qu'il s'écoula une certaine quantité de sang : une petite artériole fut liée.

° Un point de suture entrecoupée est appliqué au milieu de la perte de substance et réunit les deux lèvres de la fistule ravivée. Un fil de soie bleue consolidé par un double nœud est vite fait.

4° Deux points de suture entortillée sont appliqués de chaque côté au moyen de quatre épingles longues et fines. Chaque épingle est enfoncée d'avant en arrière au milieu des chairs en traversant les deux lèvres de la fistule. La tête de l'épingle est dirigée du côté de la vulve, la pointe regarde nécessairement le fond du vagin. Ces points de suture laissent entre eux un centimètre environ d'intervalle. Les fils qui, en passant autour des épingles, rapprochent les lèvres de la fistule, sont serrés, noués et coupés au ras du nœud. Plusieurs injections d'eau froide sont poussées ensuite dans le vagin.

5° En avant de la fistule et en arrière de la fourchette, c'est-à-dire, entre la suture qui vient d'être pratiquée et la fourchette, je fais sur la paroi recto-vaginale une incision transversale profonde demi-circulaire, qui fait que la partie du vagin comprise entre la fistule et l'incision se porte en arrière et répare la perte de substance (en détruisant le tiraillement qui existait entre les lèvres réunies de la solution de continuité). Cette incision courbe, dont la concavité est utérine et la convexité vulvaire, a au moins 4 centimètres d'étendue.

6° Sur les côtés de la fistule recto-vaginale, deux autres incisions longitudinales sont faites et s'étendent presque jusqu'au niveau de la vulve.

7° Après avoir fait plusieurs injections d'eau froide, et m'être assuré que les lèvres de la fistule recto-vaginale sont réunies et nullement tiraillées, j'examine de nouveau la suture de la fistule vésico-vaginale. Je pratique sur les côtés de cette dernière deux incisions longitudinales, lesquelles sont prolongées jusque sur les côtés du bulbe de l'urètre. Elles suffisent pour mettre dans le relâchement le plus complet les lèvres de la fistule qui étaient encore tiraillées. J'ai dû remettre le débridement à ce moment pour prévenir un écoulement du sang qui m'eût gêné pendant le ravivement de la fistule recto-vaginale.

8° Plusieurs lamelles d'agaric sont mises sur les parties saignantes.

9° Une sonde est placée à demeure dans la vessie. Cette sonde doit être dirigée bien horizontalement, sans quoi son extrémité vésicale vient heurter contre un des points de suture. Convenablement enfoncée, elle pénètre cependant sans obstacle.

10° Enfin la malade est reportée dans son lit où elle est couchée sur le dos; les jambes et les cuisses écartées sont soutenues au moyen de coussins placés sous les jarrets. Un petit vase est mis sous la sonde pour recevoir l'urine.

La première journée s'est assez bien passée. Il ne s'est écoulé qu'une petite quantité de sang; mais, pendant la nuit, il survient des nausées et des vomissements.

27 juin. — Les vomissements continuent : le ventre est ballonné sans présenter aucune sensibilité à la pression. Le pouls est peu fébrile, la peau n'offre pas de chaleur âcre. La sonde donne issue à une urine fortement colorée ; elle contient quelques caillots sanguins ; deux fois dans la journée on est obligé de la changer.

28. — Les vomissements ont continué. Le ventre, quoique fortement ballonné, n'est pas plus sensible qu'hier. Le pouls est fréquent et plein ; la langue est blanche au centre, rouge sur les bords et à la pointe. La sonde marche parfaitement et livre passage à de l'urine claire et limpide. Limonade citrique. — Glace. — Cataplasme sur le ventre. — Diète absolue.

29. — A midi une nouvelle sonde donne issue à une assez grande quantité d'urine claire. Les dernières gouttes qui s'écoulent sont seules colorées et bourbeuses. La nuit a été meilleure ; cependant la malade a eu un vomissement, et le ventre est encore ballonné. Le soir, la sonde fonctionne bien. On continue le même traitement.

30. — Il y a eu, pendant la nuit, un seul vomissement, et l'état général est meilleur. Le pouls, quoique fréquent, est plus fort ; la langue est plus humide. La sonde livre passage à l'urine, qui est parfaitement limpide.

1er juillet. — La suppuration est abondante, la sonde laisse toujours l'urine couler ; cependant la malade croit avoir senti passer par le vagin des gaz intestinaux par l'ouverture anormale du rectum, ce qu'elle attribue à des efforts de vomissement.

2. — Il survient encore des nausées fréquentes. L'urine est épaisse et floconneuse, ce qui nécessite le changement de la sonde plusieurs fois par jour.

3. — Madame H... est examinée. Après avoir lavé les parties baignées par le pus, je coupe deux fils de la suture : les lèvres sont parfaitement en contact, et l'on ne voit pas suinter une seule goutte d'urine. Il n'en est pas de même de l'ouverture du rectum. L'épingle placée dans l'angle gauche de la fistule est tombée, et par là il sort une quantité considérable de gaz accompagnés de quelques matières liquides. Les autres épingles sont retirées ; mais le point de suture entrecoupée est laissé en place. Toute la partie droite de la suture est dans un état satisfaisant. La malade est aussitôt reportée dans son lit et la sonde est remise à demeure.

4. — Madame H... a parfaitement dormi ; le ventre est beaucoup moins volumineux. La suppuration continue. Tous les jours les parties sont lavées et nettoyées deux fois.

5. — Des gaz ne cessent pas de s'échapper par le vagin. Il en est de même les jours suivants. J'accorde à la malade un peu de bouillon de poulet.

10. — Madame H... est de nouveau examinée : j'enlève le dernier point de suture de la fistule vésico-vaginale. Les lèvres sont parfaitement réunies. On aperçoit la cicatrice recouverte de bourgeons charnus que je touche légèrement avec la pierre infernale.

Le point de suture entrecoupée, appliqué à la fistule recto-vaginale, est enlevé. En introduisant le doigt dans le rectum, je ne sens plus de solution de continuité, malgré les assertions de la malade qui assure que les gaz intestinaux passent encore par là.

11. — L'urine est claire et limpide et coule en totalité par la sonde. La suppuration diminue.

13. — Je constate que la fistule vésico-vaginale est guérie. Au niveau de la cicatrice on aperçoit un petit tubercule. Voici dans quel état se trouve la fistule recto-vaginale : il n'y a plus de solution de continuité, et il existe, au niveau de l'incision pratiquée, des bourgeons charnus que je cautérise avec la pierre infernale.

14. — Dans la journée, la malade rend des gaz et les sent sortir par l'anus.

15. — A neuf heures du matin, la sonde est retirée. A onze heures, la malade n'a pas encore uriné ; elle s'est plusieurs fois retournée dans son lit, et n'a pas perdu une seule goutte d'urine.

16. — Madame H... a une garderobe naturelle.

17. — Elle se lève pour la première fois et conserve ses urines pendant sept à huit heures.

19. — Madame H... a une nouvelle selle.

Le 20, madame H... subit un examen qui permet de constater que :

1° L'urètre offre des dimensions normales. La vessie s'est agrandie.

2° A droite et à gauche il existe deux cicatrices qui s'étendent jusque sur les côtés du bulbe urétral.

3° Au col de la vessie on aperçoit une cicatrice demi-circulaire qui a perdu sa couleur rosée.

4° Le vagin est *refait*, et il présente une largeur de 3 centimètres et une longueur de 8 centimètres

5° La vulve est libre.

6° La paroi recto-vaginale n'offre plus aucune trace de plaie. La fistule est guérie. La cicatrice est encore un peu rosée, et en dessous d'elle on aperçoit une espèce de saillie qui constitue une sorte de relief transversal, situé derrière la fourchette. Ce relief n'est autre chose que le retrait du vagin en arrière.

Le 5 septembre 1851, j'ai de nouveau examiné madame H... avant son départ pour Marseille. Par cette exploration je voulais m'assurer des changements nouveaux qui auraient pu survenir dans les voies urinaires, et principalement dans la vessie et le vagin.

Voici ce que cet examen définitif m'a appris :

1° Les organes génitaux sont sains et exempts de tout érythème. La sonde livre issue à une certaine quantité d'urine.

2° L'urètre est libre et la sonde s'introduit sans rencontrer d'obstacle.

3° Un peu en arrière du col de la vessie on rencontre une cicatrice molle, un peu rosée.

4° Sur les côtés du bulbe, de petits tubercules charnus, qui ne sont en aucune manière des altérations.

5° Le vagin est parfaitement rétabli dans toute sa longueur, et le doigt a même de la peine à en atteindre la profondeur.

6° Ce conduit offre la même largeur dans ses diamètres latéraux, excepté en avant, endroit où a existé la gangrène qui nécessairement a amené la formation de tissus inodulaires.

7° Sur la paroi postérieure du vagin on rencontre une cicatrice qui indique le siége de la fistule recto-vaginale ; elle est molle et son épaisseur est celle de toute la cloison.

8° En avant de cette cicatrice, ou, si l'on aime mieux, entre celle-ci et la fourchette, on rencontre un relief saillant qui n'est autre chose que le retrait du vagin qui a eu lieu au moment où l'incision demi-circulaire a été faite pour relâcher la suture.

9° Sur les côtés du méat urinaire et sur ceux de la paroi postérieure du vagin, on aperçoit les cicatrices qui indiquent les incisions pratiquées lors de l'opération.

10° Le col de l'utérus ne paraît pas avoir subi de changement dans sa direction.

11° La vessie conserve parfaitement les urines ; mais après être demeurée une demi-heure debout, la malade en perd quelques gouttes.

12° Tous les deux ou trois jours la malade va à la garderobe sans difficultés, et il ne passe par le vagin ni gaz ni matière fécale.

Ce fait a une importance incontestable. Il prouve, en effet, que si la perforation simultanée des cloisons vaginales doit être considérée comme une complication fâcheuse, elle est loin d'être au-dessus des ressources de l'art. Il ne faut pas cependant se le dissimuler : c'est là, au point de vue de la thérapeutique et de la médecine opératoire, le cas le plus difficile de la chirurgie plastique.

SEPTIÈME PARTIE.

IDÉES GÉNÉRALES SUR CERTAINES INDICATIONS A REMPLIR AVANT ET APRÈS LES OPÉRATIONS PRATIQUÉES SUR LES ORGANES GÉNITO-URINAIRES.

J'ai cru convenable d'insister, en terminant, sur quelques points importants de pratique , et de jeter un coup d'œil général sur les accidents qui peuvent se développer à la suite des opérations faites simultanément sur le double diaphragme complexe du rectum avec le vagin, et de ce dernier avec la vessie. Peu de mots suffiront pour mettre les praticiens à même de comprendre les nouvelles règles que l'expérience m'a suggérées. Je ne suis pas éloigné de croire que mon opinion pourra être admise, parce qu'elle est basée sur des faits et sur un examen attentif de ce qui se passe après les opérations délicates et minutieuses dont j'ai donné la description dans le courant de cet ouvrage.

De la conduite à tenir dans le cas d'une double fistule vésico et recto-vaginale.

Dans le principe, et lorsque la doctrine n'avait pas encore l'appui des faits, j'admettais comme possible seulement la réussite d'une opération de fistule vésico-vaginale et recto-vaginale. Tout me semblait limité en faveur d'une pareille tentative.

Je ne croyais à un résultat favorable qu'autant que le bistouri avait porté sur une des cloisons. Quoique peu fondé en pratique, mon raisonnement n'en paraissait pas moins admissible en théorie, et je m'appuyais sur une série de considérations que je désire exposer ici. D'abord il me semblait évident que le traumatisme devait être moins grave après une seule opération, l'inflammation devant être limitée, et le travail morbide local et général étant nécessairement moins à craindre. La fièvre et le trouble fonctionnel devaient être d'ailleurs, en agissant ainsi, plus faciles à prévenir. Les opérations que j'ai tentées n'ont pas été favorables à cette opinion, et l'expérience, juge souverain en pareille matière, est venue prononcer en dernier ressort. La théorie qui précède le fait est donc souvent réprouvée par lui.

J'ai été conduit ainsi forcément à admettre que le travail qui a lieu à la fois sur les deux parois opposées du vagin n'est pas plus grave que celui qui se produit sur une seule. Ce fait bien établi, il est aisé de comprendre que la double opération a plus de chances de succès que deux autoplasties faites séparément sur les régions vésico et recto-vaginales.

Sans doute si les deux opérations dont il s'agit étaient exécutées sur la même paroi, il n'y a aucune espèce de doute que le résultat serait bien différent de celui que je viens d'indiquer ; car l'inflammation tendrait, dans cette circonstance, à se communiquer rapidement d'un point à un autre, et à établir ainsi un *travail de suppuration* et *non de plasticité.* L'insuccès serait presque inévitable alors.

Mais les conditions ne sont pas du tout les mêmes quand il s'agit d'opérer en même temps sur les deux cloisons.

Ici, en effet, l'éloignement des deux parties et les rapports différents de chacune avec les organes qui l'avoisinent permettent de rendre compte du succès de la double opération dont il s'agit.

Il est encore d'autres raisons qui viennent militer en faveur de l'opération simultanée sur les deux cloisons.

Ainsi il est certain que si l'on bouche seulement une des ouvertures de communication, il en restera une qui sera une cause incessante d'irritation par le contact des matières liquides ou solides qu'elle fournit, et l'inflammation entretenue par cette source s'opposera au travail adhésif.

Heureusement nous n'en sommes plus à l'argumentation, puisque l'expérience est venue confirmer les assertions précitées.

La double opération de fistule recto et vésico-vaginale doit donc être pratiquée le même jour et sans hésitation.

Du cathétérisme dans les fistules recto et vésico-vaginales.

Le cathétérisme pratiqué chaque fois que la malade en a besoin est préférable à la sonde à de-

meure après les opérations pratiquées sur la cloison
recto-vaginale. Il n'en est pas du rectum comme
de la vessie : on peut se dispenser d'introduire dans
le premier une canule pour donner issue aux gaz,
et même on peut suspendre les évacuations alvines.
On ne fait par conséquent qu'éloigner la défécation
en provoquant une constipation qui peut durer pendant un temps plus ou moins long.

Le chirurgien met donc à profit l'intermittence dans
les évacuations, et l'on sait que rien de semblable ne
peut exister pour la vessie, puisque celle-ci sert de
réservoir à un liquide qui, continuellement apporté
dans son intérieur, doit être expulsé aussitôt que
cette poche membraneuse et contractile en contient
une quantité assez considérable.

Le cathétérisme vésical devient cependant indispensable pour éviter que l'urine se répande sur la
cloison recto-vaginale. Il suffira de sonder la femme
plusieurs fois par jour, afin de prévenir une nouvelle
cause d'irritation déterminée par le contact de ce
fluide. Le séjour de la sonde devient inutile, par
conséquent, lorsque l'opération est exécutée sur la
cloison recto-vaginale; mais lorsque la double cloison
a été entamée, et qu'une double opération est devenue nécessaire, le cathétérisme seul ne peut pas
convenir, et le chirurgien se trouve dans la nécessité d'introduire à demeure une algalie, pour diminuer les contractions de la vessie ou les prévenir autant que possible. On parviendra de la sorte à diriger

l'urine dans un vase, et par conséquent à l'éloigner du siége de l'opération. Néanmoins il est des circonstances dans lesquelles le chirurgien doit se trouver obligé de renoncer à la permanence de la sonde à cause du spasme violent dont la vessie est quelquefois saisie. On obéit alors à la nécessité, et, en de pareilles occurrences, on est dans l'obligation de pratiquer le plus souvent possible cette opération évacuatrice.

Il est bon d'observer encore qu'il convient de ne sonder les femmes que pendant les premiers jours. J'ai remarqué qu'en voulant les sonder plus longtemps et trop fréquemment, on les exposait à un ténesme du col de la vessie, qui finit par devenir horriblement douloureux.

Il suffit, dans ces circonstances exceptionnelles, de placer une grosse éponge entre les cuisses pour absorber l'urine, et pour prévenir tous les mouvements que nécessite la miction ordinaire.

De la pneumatose intestinale dans les fistules recto et vésico-vaginales.

Rien de plus commun que de voir le ventre prendre des dimensions énormes à la suite d'opérations pratiquées sur les cloisons recto et vésico-vaginales, et nous ajouterons même que c'est une complication fâcheuse, puisqu'elle tend à jeter de l'inquiétude dans l'esprit des malades et de l'incertitude dans les actes du chirurgien. La pneumatose intestinale peut arriver à compromettre le succès de l'opération ; cela est vrai, surtout pour l'autoplastie recto-vaginale, dont les points de suture tendent à être rompus par la distension extrême qu'éprouvent les parois du rectum, et partant la cloison recto-vaginale, laquelle est d'abord tiraillée, distendue, et bientôt déchirée dans les endroits où ont été placés les liens constricteurs. Le chirurgien doit tout faire pour éviter un résultat aussi affligeant pour les malades.

On sait d'ailleurs que la pneumatose intestinale, si commune chez les femmes, a encore l'immense désavantage de causer de violentes douleurs de distension dans les intestins, et les effets de cette compression gazeuse sont quelquefois si violents, qu'un trouble fonctionnel grave peut survenir, et qu'un changement organique local sérieux peut se déclarer.

La pneumatose intestinale est un accident qu'il n'est pas rare d'observer chez les femmes qui ont subi l'opération de l'autoplastie rectale. La position couchée sur le dos, en effet, et la nécessité indispensable de ne faire aucun effort, sont deux causes qui ne peuvent que contribuer à l'accumulation de gaz dans l'intérieur des intestins. Quelle qu'en soit la cause, c'est un phénomène qui doit toujours éveiller la sollicitude, j'allais presque dire l'inquiétude du chirurgien. Les gaz, en s'accumulant dans les intestins, et surtout le spasme du rectum, qui quelquefois empêche les gaz de circuler librement, déterminent, comme nous l'avons vu, des nausées, des vomissements ; et ces efforts, en retentissant sur les parois du bassin, peuvent occasionner quelque rupture ou quelque déchirure dans la plaie. N'observe-t-on pas cette rupture dans l'état d'intégrité de l'intestin sur les animaux herbivores, si l'on ne pratique à temps une opération pour donner issue au gaz.

Si l'on doit craindre cet accident alors qu'il ne s'agit que d'une fistule vésico-vaginale, à plus forte raison lorsqu'il a été pratiqué une suture dans la continuité du rectum. On comprend aisément ce qui arrive en de semblables circonstances, quand on se rend compte de l'action toute mécanique des gaz sur les parois intes-tinales. Ces produits gazeux parviennent à distendre la partie inférieure des voies digestives, et, en agissant alors directement sur les lèvres réunies de la plaie, finissent par les désunir en déchirant les tissus. C'est précisément ce qui est arrivé chez une malade dont j'ai rapporté l'observation. Un des points de suture placés à gauche fut rompu par l'effet de l'excessive dis-tension de l'organe; il est incontestable que la plaie aurait guéri complétement par première intention sans cette fâcheuse complication. Du reste, cet acci-dent, qui n'a eu aucune suite, n'a servi qu'à montrer bien mieux l'avantage des débridements et de la lo-comotion du vagin.

Les gaz qui forment la pneumatose intestinale ont différentes origines. Ils appartiennent tantôt à l'air atmosphérique introduit pendant la déglutition, ou mêlé aux aliments; ils proviennent encore d'une action chimique des aliments ou des matières contenues dans l'appareil digestif; tantôt enfin ils sont dus à une exhalation purement et simplement, qui se fait d'une manière constante dans le tube digestif. On sait d'ailleurs que ces gaz sont produits en plus grande abondance chez certaines femmes que chez d'autres, et en particulier chez les hystériques. Tout cela doit être pris en sérieuse considération par le médecin, quand il s'agit d'opérations aussi délicates.

« On observe souvent, dit M. de Blainville (1), des accumulations plus ou moins considérables de gaz dans le canal alimentaire, parce que la forme tubulée de cette partie, sa disposition flexueuse à partir de l'estomac jusqu'à l'anus, l'occlusion de ce dernier par son sphincter, et enfin les replis assez nombreux que forme la membrane muqueuse de l'intestin grêle, facilitent la rétention de ces fluides. Les gaz intestinaux ont été tous, jusqu'à présent, confondus dans un même cadre, et sans distinction d'origine. Il y a cependant des distinctions très importantes à faire entre eux sous ce point de vue.

» Ces gaz proviennent de plusieurs sources différentes.

» 1° Toutes les fois que nous exerçons un mouvement de déglutition, soit pour faire passer des aliments de la bouche dans l'œsophage, soit même sans cela, nous avalons une certaine quantité d'air qui

____

(1) De Blainville, *Cours de physiologie*, t. II, p. 28 et suiv.

passe dans le tube digestif. On voit des personnes qui peuvent, par ce moyen, introduire assez d'air dans leur estomac, et même jusque dans leurs intestins, pour donner lieu à une tympanite, et simuler ainsi un état morbide.

» 2° Nos aliments emportent ainsi avec eux une certaine quantité d'air atmosphérique, qui leur adhère en quelque sorte, ou qui les pénètre pendant la mastication.

» 3° Quelques aliments contiennent ainsi naturellement des fluides aériformes dans leurs interstices : les haricots, par exemple, et en général les fruits des plantes légumineuses sont dans ce cas.

» Le parenchyme des graines, et quelquefois l'enveloppe générale de celles-ci, se trouvent remplis d'air. Aussi n'est-ce pas sans raison que ces fruits et quelques autres sont généralement considérés comme *venteux*. Quand vous introduisez ces substances dans votre estomac, il en sort une quantité souvent très considérable. C'est ce qui arrive dans ces dangereuses tympanites qu'on observe si fréquemment chez les vaches, chez les moutons, et généralement chez tous les animaux pourvus d'un vaste estomac dans lequel ils accumulent beaucoup de nourriture. Il s'échappe de celle-ci, lorsqu'elle se compose de certains végétaux, une telle abondance de fluide gazeux que son accumulation dans le sac gastrique ne tarde pas à entraîner la mort par la gêne qu'elle apporte à la respiration.

» 4° Dans certains cas, les gaz intestinaux proviennent de la réaction chimique que les substances ingérées dans le canal alimentaire exercent les uns sur les autres.

» 5° Ils peuvent également provenir des mouvements de décomposition et de recomposition qui résultent du mélange des fluides muqueux, gastrique, pancréatique, hépatique, etc., versés dans ce même conduit.

» Mais les gaz qui reconnaissent ces diverses sources ne méritent pas le nom de *produits organiques*, puisque l'économie ne prend aucune part à leur apparition dans le canal intestinal. Les seuls fluides aériformes qui le méritent, et dont nous ayons à nous occuper, sont ceux qu'exhale la membrane interne de ce dernier.

» Cette exhalation est mise hors de toute contestation par un grand nombre de faits. Prenez, par exemple, un fragment d'intestin compris entre deux ligatures, et vidé préalablement de tout ce qu'il pouvait contenir, vous le verrez au bout d'un certain temps se remplir d'un air qui distend ses parois outre mesure.

» Dans certaines maladies du fœtus, le canal intestinal se trouve ainsi gonflé par des gaz qui, selon toute vraisemblance, y sont exhalés. La même chose arrive dans beaucoup de cas pathologiques, à toutes les époques de la vie.

» Quant à déterminer quels sont les gaz intestinaux qu'on peut mettre au rang des produits, c'est ce que nous ne pouvons faire jusqu'à présent avec quelque certitude ; car les analyses que les chimistes nous ont données de ces fluides ont été faites sans distinction des circonstances dans lesquelles ils ont été recueillis. Nous ne savons pas si tel gaz, trouvé dans l'estomac ou l'intestin, ne provenait pas de la décomposition alimentaire ou de toute autre source extérieure, plutôt que d'une exhalation. Ces corps sont très rarement uniques ; on en trouve presque constamment deux ou plusieurs mélangés ensemble. Les gaz élémentaires qui les composent sont : l'oxygène, l'hydrogène, l'azote et l'acide carbonique.

» Quelquefois l'hydrogène s'y trouve à l'état d'hydrogène carboné ou d'hydrogène sulfuré. »

Lorsque la pneumatose intestinale existe, le chirurgien doit s'efforcer de la combattre par tous les moyens qui sont en son pouvoir ; c'est alors que l'administration de la glace à l'intérieur, que l'introduction d'une canule de gomme élastique dans le rectum pour donner issue aux gaz, que les fomentations réfrigérantes sur le ventre conviennent.

Mais il est bien préférable, lorsque cela est possible, de prévenir l'apparition de la pneumatose intestinale et ses effets.

Le régime seul me paraît devoir remplir toutes les indications, et c'est de lui que je vais m'occuper dans ce premier paragraphe.

De l'alimentation dans les fistules recto et vésico-vaginales.

Je n'ai pour but ici que de parler de ce qui a rapport à l'alimentation et au régime à suivre pour prévenir la pneumatose intestinale, si à craindre toutes les fois qu'une opération est pratiquée dans le but de rétablir la continuité du rectum et de la vessie, et de rendre à l'un sa forme régulière et à l'autre son caractère de réservoir.

Autrefois on abusait trop de l'abstinence d'aliments, et maintenant encore on se préoccupe beaucoup trop de prévenir le traumatisme et le mouvement fébrile par la suspension de la nourriture.

Le traumatisme et la fièvre ne sont pas, quoi qu'on en ait dit, entretenus et provoqués par l'administration intérieure d'une nourriture légère et d'aliments liquides, ainsi que l'expérience me semble l'avoir démontré ; lorsque l'estomac peut supporter les aliments, et qu'il fonctionne bien, il est convenable de ne pas les supprimer entièrement aux malades.

J'ai remarqué que l'abstinence et la sévérité du régime, loin de prévenir les inflammations sérieuses, semblaient provoquer leur apparition, sans doute par la débilité et l'affaiblissement dans lesquels les malades étaient tombées. Ne sait-on pas d'ailleurs que les déplétions sanguines, que l'absence d'aliments, exposent davantage la malade à l'absorption des miasmes, et la rendent plus accessible à toutes les causes extérieures et débilitantes.

Si, dans les opérations que l'on pratique sur d'autres régions du corps, l'alimentation ne doit pas être complétement rejetée, à plus forte raison devient-elle une nécessité après les opérations que l'on pratique sur les voies génito-urinaires.

Pendant longtemps j'ai soumis mes malades à un régime diététique sévère, afin de prévenir d'une part les évacuations alvines, et de l'autre la pneumatose intestinale. J'ai dû voir que les choses se passaient tout autrement que je ne l'avais cru d'abord, l'expérience m'ayant prouvé que les gaz se développaient en d'autant plus grande quantité que les malades étaient soumises à une abstinence plus complète. Il semble alors que l'intestin se laisse distendre sans résistance par les gaz à la manière d'une poche inerte. Il est à croire que, pour continuer ses fonctions, il a besoin d'agir sur une substance alimentaire solide ou liquide.

La quantité de gaz exhalés par la muqueuse intestinale est ainsi, en quelque sorte, en proportion de l'état de vacuité du tube digestif. On ne peut donc trop insister sur les inconvénients de l'abstinence d'aliments.

L'observation m'a appris qu'on devait, dès les premiers instants qui suivent une opération et les jours suivants, permettre aux malades une alimentation demi-liquide et substantielle. Si on lit avec soin la dernière observation de fistule vésico et recto-vaginale, on sera convaincu de la nécessité de nourrir les malades pour prévenir la pneumatose intestinale.

Quelques remarques deviennent nécessaires, par rapport au choix des aliments dont la malade doit faire usage quelques jours avant ou immédiatement après l'opération.

Le choix des aliments n'est pas pour moi une chose indifférente, et l'expérience m'a appris qu'il fallait chercher la réussite non seulement dans un manuel opératoire heureusement exécuté, mais encore dans le régime suivi avant l'entreprise toujours hardie d'une opération faite sur des organes aussi délicats.

La diète, et nous entendons ce mot dans son véritable sens, ne doit pas dater seulement du jour de l'opération ; j'ai soin de faire remonter plus haut la salutaire précaution de faire usage d'aliments appropriés à la nature de la maladie et à l'espèce d'opération qu'il convient d'entreprendre. C'est pour cette raison que, plusieurs jours avant d'opérer, je conseille une alimentation substantielle et animale. Tous les légumes sont supprimés et sérieusement interdits aux malades qui sont portées d'elles-mêmes à en faire usage. Il m'a paru clairement démontré que les substances herbacées, même cuites, disposaient à la pneumatose intestinale. Or, comme tout ce qui peut produire un semblable résultat est entouré de graves écueils et même de dangers, il est bon de prévenir leurs fâcheux effets par la suppression de la diète végétale et même lactée. Les boissons un peu excitantes, et les vins qui contiennent des principes amers et même du tannin, conviennent surtout avant et après l'opération.

Bien plus, je dirai que le médecin doit être encore plus libéral en fait d'alimentation, lorsqu'il s'agit de personnes qui ont des organes digestifs très actifs, et qui réclament des aliments. Lorsqu'il n'existe pas de fièvre, on est bien forcé d'obéir à de certaines habitudes en prescrivant des potages et même des matières animales de facile digestion. Le trouble déterminé par l'abstinence, dans ces cas surtout, ne peut-il pas être plus sérieux que celui que produit l'opération? Je le pense; néanmoins je ne veux rien dire d'absolu, car c'est au lit du malade que sur des questions semblables on peut poser la règle et les exceptions.

Il ne suffit pas de démontrer les avantages de l'alimentation après l'opération et de prouver l'utilité de s'abstenir de l'usage de certaines substances nutritives pendant les quelques semaines qui précèdent la mise en action de la chirurgie; mais il importe encore de s'efforcer de mettre au jour toute son importance pratique. C'est au point de vue de la durée du régime alimentaire, comme modificateur puissant de la constitution affaiblie par la maladie et les privations, qu'il s'agit d'examiner ici cette question. Rien, à mon avis, n'est plus commun que l'anémie, que la faiblesse corporelle, dépendant d'une nutrition mauvaise et d'une nourriture insuffisante. De ce mauvais état de l'économie découlent diverses conséquences pratiques et théoriques dont le chirurgien doit faire son profit dans l'intérêt de ses malades et de l'art.

Lorsque le sang a perdu ses *principes plastiques*, qu'il est défibriné, il y a peu d'espoir pour les réunions par première et même par seconde intention. Le produit fourni par la plaie n'est plus un liquide facilement coagulable et spontanément solidifiable ; ce n'est autre chose qu'un pus ou une matière purulente qui ne peut en aucune manière servir à la cicatrisation. Combien de fois ne voit-on pas des plaies demeurer ouvertes sur des personnes qui se trouvent dans des conditions aussi défavorables ?

L'état misérable de la constitution est une contre-indication aux opérations dont il s'agit, puisqu'on ne peut espérer la réunion sans suppuration. La première pensée qui se présente au chirurgien doit être de modifier l'état général, en faisant subir aux liquides et aux solides de puissantes et profondes modifications. En d'autres termes, il s'agit de donner au sang et aux tissus la vitalité dont ils manquent. C'est surtout sur le premier qu'il faut agir, par cela même qu'il fournit les matériaux qui servent à nourrir les organes. Par l'administration du fer, des boissons vineuses, et d'une bonne nourriture, on parvient à donner au sang la plasticité dont il a besoin pour que l'agglutination des lèvres de la plaie s'opère.

L'anémie réclame des soins préliminaires, avant de songer à pratiquer une opération quelconque sur les cloisons vésico et recto-vaginales : si l'on ne se conforme pas à ces préceptes, on peut être sûr qu'on arrivera à un résultat négatif et qu'une opération pénible et douloureuse aura été faite en vain. Les soins les plus minutieux et le plus méthodiquement appliqués, et toute l'habileté du chirurgien, ne suffiront pas pour assurer le succès. Le liquide versé entre les lèvres de la plaie est en effet sans consistance et sans puissance vitale. Les fluides fournis par un sang altéré ne peuvent-ils pas se trouver eux-mêmes dans de meilleures conditions? On ne retrouve en eux aucune des propriétés qui leur permettent de subir les métamorphoses en vertu desquelles ils passent de l'état demi-liquide à l'état solide. L'agglutination est dès lors impossible, et voilà pourquoi on ne doit entreprendre aucune opération autoplastique jusqu'à ce que la constitution soit devenue meilleure.

Je pourrais rapporter ici des observations qui toutes confirment ce que j'avance et démontrent en même temps combien il est utile de fixer sérieusement son attention sur l'ensemble de la constitution. Des opérations en assez grand nombre, tentées sous d'aussi misérables influences et toujours avec insuccès, prouvent que lorsque le sang a perdu sa plasticité, la résignation et la patience de la malade, le courage et l'habileté du chirurgien ne peuvent prévenir un échec. La vitalité de l'organisme et des tissus doit donc entrer pour beaucoup dans les considérations qui portent le chirurgien à entreprendre une opération. Des femmes sur lesquelles j'avais pratiqué plusieurs fois la même opération sans succès ont vu avec bonheur la guérison s'accomplir, la constitution ayant été puissamment modifiée par un bon régime.

C'est de l'expérience, c'est de l'observation que sont nées les idées qui viennent d'être exposées, et c'est à elles que je dois d'avoir remplacé une fausse théorie par une doctrine qui n'est elle-même que la représentation des faits : doctrine durable, j'espère, puisqu'elle repousse l'erreur pour laisser subsister la vérité dans toute sa force.

APPENDICE.

ATRÉSIE COMPLÈTE DE LA VULVE PAR UNE CICATRICE VICIEUSE.

OPÉRATION AUTOPLASTIQUE PAR *RENVERSEMENT*. GUÉRISON.

Depuis la publication du *Traité de chirurgie plastique*, j'ai eu l'occasion d'observer plusieurs cas d'atrésie des organes génitaux de la femme ; mais aucun ne m'a paru mériter à un si haut degré l'attention des médecins, et c'est pour cela que j'ai cru devoir publier cette observation.

Les cas d'atrésie de la vulve, sans être excessivement rares, ne sont pas cependant assez fréquents pour que tous les praticiens aient pu apprécier la valeur relative des différentes méthodes proposées pour y remédier. On ne lira donc pas sans intérêt, je le pense du moins, la relation du fait suivant, qui s'est présenté récemment dans mon service, à l'Hôtel-Dieu : son exposition, que je vais faire succinctement, donnera une idée des organes avant l'opération, et fera connaître leur état après la guérison.

Le 14 mars 1850, il entre à l'Hôtel-Dieu, salle Saint-Roch, n° 10, une petite fille nommée Marie Jeuseun, âgée de sept ans. Elle se porte bien habituellement ; elle est forte, elle a de l'embonpoint, mais elle offre un gonflement des extrémités articulaires avec incurvation des os.

Il y a trois ans, pendant qu'elle était en nourrice, elle tomba dans un grand vase rempli de soupe bouillante, au milieu de laquelle, à ce qu'il paraît, elle demeura quelques secondes.

Une vaste brûlure couvrit le siége et les reins, ainsi que la face interne des cuisses. Une abondante suppuration s'établit.

L'enfant fut laissée sans soins, les brûlures se guérirent, laissant après elles une difformité considérable, pour laquelle elle vient se faire soigner. Cette difformité est produite par une cicatrice qui offre les caractères suivants :

Examinée par sa face antérieure, la cicatrice forme une bride sur laquelle viennent tomber les deux plis de l'aine. Cette bride a une étendue transversale de 2 centimètres et demi; son bord est distant de 2 centimètres de la cicatrice vulvaire, de sorte que, regardée par sa face antérieure, cette cicatrice forme une espèce de tablier quadrilatère qui prolonge par en bas la surface des organes génitaux externes, et dont les quatre côtés sont formés de la manière suivante : *côtés latéraux*, adhérents à la face interne des cuisses, 2 centimètres ; *côté inférieur*, libre, 2 centimètres et demi ; *côté supérieur*, continu avec la surface de la vulve, qu'il croise, 2 centimètres et demi.

Si, la malade étant placée sur le dos, on relève fortement les cuisses, on voit que la bride cicatricielle a une plus grande étendue en arrière qu'en avant ; elle forme là un bord saillant de 5 centimètres, qui, au delà, se perd dans les cicatrices qui existent à la face postérieure des cuisses. Examinée dans cette position, la bride ou bord libre de la cicatrice se trouve distant de 2 centimètres de la marge de l'anus. Ce bord libre a une épaisseur de 3 millimètres.

A quels moyens fallait-il avoir recours pour remédier d'une manière efficace à cette cicatrice vicieuse si solide, qui pouvait avoir plus tard de si graves inconvénients, non seulement au point de vue des rapports sexuels, mais encore au point de vue de la régularité de la fonction menstruelle?

On sait que plusieurs procédés ont été conseillés pour remédier aux atrésies buccales : ce sont ceux de Dieffenbach et de Serre, de Montpellier, qui se présentent en première ligne. Cette opération consistait à déplacer la membrane muqueuse

labiale pour remédier au rétrécissement, une fois le vice
de conformation détruit. Le procédé de Dieffenbach, qui appartient réellement à Werneck, consiste à exciser une portion de
la commissure labiale, en ayant soin de respecter la muqueuse ;
cette portion de la lèvre, ou plutôt de la joue, enlevée, il incise
la membrane muqueuse respectée jusque-là ; l'incision est pratiquée horizontalement d'avant en arrière, si bien que la membrane muqueuse forme deux lambeaux, lesquels sont rabattus
en haut et en bas pour recouvrir les surfaces saignantes, puis
ils sont maintenus par un nombre suffisant de points de suture.
Comme on le voit, ce procédé offre de nombreuses difficultés,
et peut facilement échouer.

M. Velpeau a proposé de passer une double rangée de fils
avant de couper la membrane muqueuse.

La modification du savant professeur doit offrir quelques
avantages sous le point de vue de la rapidité, et surtout de la
régularité de l'opération.

Le procédé de M. Serre consiste à disséquer la membrane
muqueuse dans une assez grande étendue pour ourler le bord
libre de la nouvelle lèvre ; mais, comme il est facile de le comprendre, outre qu'il n'est pas toujours applicable, par la raison
que souvent la membrane muqueuse elle-même est altérée, ce
procédé est douloureux et long.

Dupuytren dit (1) :

« Ce vice de conformation peut être congénital ou accidentel,
» c'est-à-dire le résultat d'une réunion des parties molles par
» suite de brûlure, de déchirure occasionnée, par exemple, par
» un accouchement antérieur, de plaies quelconques. Il est évi-
» dent que le seul moyen d'y remédier est de fendre cette cloi -
» son dans une étendue convenable, d'ordonner le repos, et de
» veiller surtout à ce que la cicatrisation se complète sans adhé-
» sion nouvelle entre les bords libres de la plaie. On devrait

(1) *Leçons orales de clinique chirurgicale* de Dupuytren, par Marx
et Brierre de Boismont, t. IV, pag. 249.

» spécialement avoir recours à ce moyen chez une femme en-
»·ceinte pour la première fois, qui en serait affectée, si l'on en
» avait connaissance à une époque à laquelle la cicatrice pour-
» rait encore acquérir une solidité parfaite avant l'accouche-
» ment; il ne faudrait même pas hésiter de pratiquer cette in-
» cision pendant le travail de l'accouchement, si l'on prévoyait
» qu'il ne pût se terminer sans déchirure grave ou sans perfo-
» ration du centre du périnée. »

La science chirurgicale en était là lorsque j'imaginai une
nouvelle méthode autoplastique par renversement. Je suis forcé
d'entrer dans quelques considérations sur ce procédé pour donner une idée de l'opération que j'ai pratiquée sur notre jeune
fille. On y distingue deux temps : 1° *Ravivement;* 2° *suture.*

Premier temps. — Lorsque les lèvres de la plaie ou de l'ouverture accidentellement rétrécie ont été élargies, il faut tailler
les surfaces de la manière suivante pour pouvoir les mettre en
contact et les maintenir en rapport par la suture.

On doit toujours tailler en biseau un point ou toute la circonférence d'une ouverture naturelle aux dépens de la surface
cutanée sans toucher aux parties molles qui soutiennent la
membrane muqueuse. Ce premier temps peut se faire avec le
bistouri ou des ciseaux. Il résulte de là une saillie correspondant à l'ouverture naturelle, et une dépression excentrique plus
ou moins profonde.

Deuxième temps. — Cette perte de substance étant opérée,
et l'ouverture naturelle agrandie, il suffit, pour maintenir les
parties en cet état, de renverser en dehors le bord saillant, et
de le fixer sur le bord concave, c'est-à-dire surface saignante
contre surface saignante. Ce temps de l'opération s'exécute
avec les doigts, avec une épingle ou avec une aiguille armée
d'un fil. Cela veut dire que tout est maintenu en place par la
suture entortillée ou entrecoupée.

La suture étant terminée, on a un rebord arrondi formé par
le roulement de l'ouverture que l'on veut dilater. Par ce mode

opératoire, la muqueuse devient apparente et d'interne externe, et seule elle forme la circonférence d'une ouverture par son renversement.

Les fils doivent être coupés au bout de trois ou quatre jours. On n'est jamais exposé, par cette méthode, à la gangrène ou à des insuccès, puisque la réunion s'obtient sans difficulté, un excès d'inflammation n'étant pas à craindre, des fusées de pus ne pouvant avoir lieu, et toutes les conditions de vitalité se rencontrant au plus haut degré dans les surfaces saignantes.

Quant à l'inflammation, on parvient toujours ou presque toujours à la maintenir dans de justes limites, en ayant la sage précaution de prescrire l'emploi de la glace.

Après avoir exposé ces principes de médecine opératoire, je vais dire comment, ayant laissé pendant quelques jours la malade s'acclimater à l'hôpital, je procédai à l'opération.

La malade étant soumise à l'influence du chloroforme, et plongée dans une anesthésie complète, elle est placée comme pour l'opération de la taille.

Une sonde cannelée est introduite dans le petit orifice qui existe en haut de la vulve, et appuyée contre la face profonde de la cicatrice. La cicatrice est alors incisée sur sa partie médiane directement d'avant en arrière et de haut en bas, et la lame du bistouri arrive dans la cannelure de la sonde. Quelques sections faites avec précaution du côté de l'anus permettent aux cuisses un écartement normal. On voit alors clairement que, du côté de la vulve, la cicatrice était superficielle; le canal vaginal est conservé. Il résulte de cette section médiane et du retrait considérable des tissus qui la suit une plaie en forme d'U, reposant sur une branche transversale. Les deux branches de l'U remontent dans la direction des grandes lèvres. La branche transversale s'étend de la partie interne d'une cuisse à la partie interne de l'autre.

De chaque côté j'enlève avec les ciseaux coudés le bord externe de la plaie, qui était constituée par un tissu de cicatrice comme corné ; puis je procède à la réunion en attirant la muqueuse vaginale et en la fixant :

1° Par deux points de suture de chaque côté aux bords externes des branches de l'U ;

2° Par deux points de suture au bord inférieur de la branche transversale dans sa portion médiane ; enfin par deux points de suture de chaque côté affrontant les bords des extrémités de la plaie transversale.

La malade est reportée dans son lit ; des compresses d'eau froide forment tout le pansement.

Il n'y a pas eu d'écoulement de sang ni pendant ni après l'opération.

Les 30 et 31 mars, l'état de la malade est satisfaisant. Même pansement.

Le 1er avril, la plaie a un aspect excellent ; il ne paraît pas qu'elle soit tiraillée dans aucun sens. On enlève les points de suture ; puis un linge cératé, introduit dans le vagin et se rabattant de chaque côté sur la plaie, forme tout le pansement.

Les 2, 3 et 4 avril, la cicatrisation est complète dans la moitié supérieure des branches ascendantes de la plaie et elle commence aux extrémités de la branche transversale. Même pansement.

Le 5, l'application d'une vessie pleine de glace pilée et souvent renouvelée est mise sur les points de la plaie où le travail inflammatoire est encore sérieux.

Du 6 au 15, aucun accident ne vient troubler la situation de l'opérée. Aujourd'hui les branches verticales de la plaie étant cicatrisées, les grandes lèvres sont reconstituées, présentant une cicatrice linéaire à peine apparente. La cicatrisation a également marché dans la plaie transversale. La portion médiane, constituant le sommet de l'U, est seule à cicatriser ; elle a, du reste, un bon aspect.

Le 25, l'enfant a un peu de dévoiement. Je supprime la glace, qui n'a plus d'ailleurs une grande utilité, car la plaie est cicatrisée dans presque toute son étendue.

Le 6 mai, la cicatrisation est terminée et la malade sort de l'hôpital.

Là se termine l'observation d'atrésie à laquelle j'aurais pu facilement donner de plus grands détails qui m'ont semblé d'autant plus inutiles que ce fait vient augmenter le nombre d'autres exemples, et corroborer des recherches publiées il y a plusieurs années. Il suffisait donc, suivant moi, de rapporter l'observation dont il s'agit en quelques mots pour donner une nouvelle importance à la méthode par renversement.

Mes réflexions auraient pu avoir trait aux nombreux points de suture appliqués sur la surface de la plaie, dans l'intention de prévenir la suppuration qui ne tend à rien moins qu'à rétablir le vice de conformation. Et nécessairement alors j'aurais insisté sur la nécessité d'appliquer de la glace pilée et contenue dans des vessies sur la plus grande partie du trajet parcouru par le bistouri. C'est certainement le meilleur moyen pour prévenir le ramollissement de la lymphe qui trop fréquemment se déclare par la présence des points de suture trop nombreux et trop rapprochés. La glace est mise en usage alors pour maintenir l'inflammation dans de justes limites et pour que la lymphe conserve tous ses caractères de plasticité.

Ferai-je remarquer qu'aucune opération ne peut être comparable, par sa simplicité, par la promptitude de l'exécution et l'absence d'accidents, au mode opératoire décrit à propos de cette observation ? On n'a pas à redouter en effet d'hémorrhagie, d'écoulement de sang, de dissection attentive et laborieuse, de douleurs vives et répétées, puisque tous les temps de l'opération se résument presque en une incision et en la réunion isolée des lèvres de la plaie. Il est enfin inutile de faire remarquer que la gangrène ne peut pas être la suite de cette opération, puisqu'elle ne peut nuire à la nutrition des

parties qui ne subissent aucun amincissement et qui conservent intégralement tous les éléments vasculaires destinés à les
nourrir.

FIN.

TABLE DES MATIÈRES

PREMIÈRE PARTIE.

DES FISTULES VÉSICO-UTÉRINES.

DEUXIÈME PARTIE.

FISTULES VÉSICO-UTÉRO-VAGINALES.

TROISIÈME PARTIE.

FISTULES VÉSICO-UTÉRO-VAGINALES SUPERFICIELLES.

QUATRIÈME PARTIE.

DES PROCÉDÉS DE GUÉRISON DE CES DIVERSES FISTULES, ET DU RÉTABLISSEMENT DES FONCTIONS DES ORGANES URINAIRES QUI ONT SUBI DES OPÉRATIONS AUTOPLASTIQUES.

CINQUIÈME PARTIE.

DES FISTULES INTESTINO-VAGINALES, OU DE LA COMMUNICATION DU VAGIN AVEC L'INTESTIN GRÊLE.

SIXIÈME PARTIE.

DES FISTULES RECTO-VAGINALES.

SEPTIÈME PARTIE.

IDÉES GÉNÉRALES SUR CERTAINES INDICATIONS A REMPLIR AVANT
ET APRÈS L'OPÉRATION PRATIQUÉE SUR LES ORGANES GÉNITO-
URINAIRES.